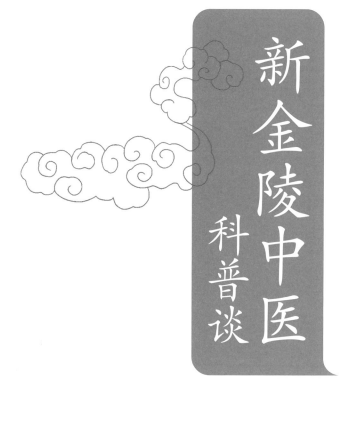

新金陵中医
科普谈

主编 朱垚

陆明 杨涛

U0126629

东南大学出版社
SOUTHEAST UNIVERSITY PRESS

图书在版编目（CIP）数据

新金陵中医科普谈 / 朱垚，陆明，杨涛主编 . -- 南京：东南大学出版社，2022.12
　ISBN 978-7-5766-0319-4

Ⅰ . ①新… Ⅱ . ①朱… ②陆… ③杨… Ⅲ . ①中国医药学 – 普及读物 Ⅳ . ① R2-49

中国版本图书馆 CIP 数据核字（2022）第 209459 号

责任编辑：杨　凡　　责任校对：子雪莲　　装帧设计：有品堂　　责任印制：周荣虎

新金陵中医科普谈
Xin Jinling Zhongyi Kepu Tan

主　　编	朱　垚　陆　明　杨　涛
出版发行	东南大学出版社
社　　址	南京四牌楼 2 号　邮编：210096
网　　址	http://www.seupress.com
经　　销	全国各地新华书店
印　　刷	南京凯德印刷有限公司
开　　本	787 mm × 1092 mm　1/16
印　　张	19.5
字　　数	568 千
版　　次	2022 年 12 月第 1 版
印　　次	2022 年 12 月第 1 次印刷
书　　号	ISBN 978-7-5766-0319-4
定　　价	69.00 元

（本社图书若有印装质量问题，请直接与营销部调换。电话（传真）：025-83791830）

基金资助

2022 江苏科普创作出版扶持计划项目

江苏省六大人才高峰项目 [RJFW-40]

江苏省 333 高层次人才培养工程 [2018III-0121]

国家级非物质文化遗产代表性项目 [205IX-2]

南京市非物质文化遗产代表性项目 [NJVIII-20]

南京市浦口区非物质文化遗产代表性项目 [PKIX-4]

本书编委会

主　编：朱　垚　　陆　明　　杨　涛

副主编：金　路　　李　柳　　冯　哲　　朱敏为　　姜荣荣　　董莹莹

编　委：苏克雷　　邹立思　　王　庆　　孙　琳　　郭　茗　　赵延华

　　　　滕钰昊　　涂　玥　　沃冠群　　倪菲菲　　赵海燕　　王　鑫

　　　　魏晓曼　　周子译　　厉　励　　毛昕菁　　刘力嘉　　沈丽璇

　　　　刘思嘉　　杜梦月　　徐子缘　　唐心怡　　薛羽白　　范小利

　　　　赵一帆　　马　凌　　朱韵博　　陶雨菡　　陶雨苔　　陈政宇

　　　　冯新宇　　孙文正　　陈凯婷　　李佳慧　　潘羽欣　　邱玺瑞

　　　　孔凯申　　姚　奕　　张井怡　　陈婧芊　　恽嘉琳　　袁荧影

　　　　许思妍　　邢艺缤　　彭弈菲　　赵嘉琪　　韩书杰　　弥仔涵

　　　　陈璐瑶　　幸享玲　　郭佳晨　　仲涛立　　杨欣宇　　湛武逸

　　　　居　禧　　徐嘉艺　　卢子遇　　吴鑫鑫　　朱文婧

金陵城里话中医

（编者序）

金陵城，从春秋时期筑起，至今已有 2500 余年的悠久历史。公元前 495 年，吴王夫差设立"冶城"，铸造兵器。越王勾践灭吴，公元前 472 年，越国大夫范蠡修筑"越城"。楚威王败越，在石头山筑城，称为"金陵邑"。公元前 210 年，秦始皇南巡，改金陵为"秣陵"。东汉始称"丹阳"，东汉末年称为"扬州"。三国东吴孙权称为"建业"，寓意"建功立业"。西晋灭东吴，晋武帝改建业为"建邺"，后南巡夜宿临江县，慨叹"江外无事，宁静若此"，设"江宁县"。晋愍帝司马邺，避讳"邺"字而改为"建康"。在西晋灭亡以后，司马睿以"建康"为都城，建立了东晋，建康也从此成为正统中华文化的中心。南朝宋设城隍于白石山下，故名"白下城"。隋朝政府平定江南，设名"蒋州"，后隋炀帝设置"丹阳郡"。到唐朝天宝年间改为"润州"，后易为"江宁"。唐朝武德年间，改称"归化"，后易为"升州"，意为"升平之地"。唐朝"安史之乱"后，因地理位置重要，改为"南京"。唐朝上元年间，改名为"上元县"。北宋第三个皇帝宋真宗封皇子赵祯为升王，进为"江宁府"。赵祯即位后为宋仁宗，江宁作为他的发迹之地，又称"升国"。元朝天历年间，改建康为"集庆"，寓意"汇集喜庆"。元朝末年，朱元璋攻下集庆，改名"应天府"，寓意"应天命所召"。后朱元璋建国大明，于应天府称帝，以应天府为"南京"，后改南京为"京师"。明成祖迁都北京，以南京为"留都"。明朝末年，李自成攻陷北京，崇祯帝自杀，福王朱由崧在南京称帝，即"南明陪都"。南京被清兵攻陷后，降为"江宁"。清朝太平天国时期，洪秀全定都南京，改名为"天京"。中华民国定南京为"首府"。

纵揽金陵千年历史，三国东吴，两晋东晋，南朝的宋、齐、梁、陈，均定都南京，故称"六朝古都"，加之明朝的留都，南明的陪都、太平天国的天京、中华民国的首府，是为"十朝都会"。漫漫的历史长河，厚重的文化底蕴，也成就了金陵城里中医药学的不断发展。

中医药学是中国古代科学的瑰宝。南京这座千年古城，历代名医辈出。秦汉时期，金陵医药早已闻名遐迩。汉代葛玄精通医术，著有医书《济急方》《杂方》，是金陵医药最早的传播者。三国时的东吴太医令吕博，著有医书《难经注》，是《难经》最早的注释医家。东晋葛洪是金陵著名医家，著有医书《抱朴子》。南北朝时期的陶弘景精修医术，著有医书《本草经集注》，是《神农本草经》问世后的第一次系统性的总结与提高。南朝名医徐之才，一代名医，出身世医家庭，善调孕产，留有《雷公药对》《徐王八世家传效验方》《徐氏家秘方》《徐王方》等医著。隋代的诸葛颖通于医术，又兼诗文，编撰《淮南王食经》诸卷。南唐太医吴延绍善断疑难病症，用药独到。宋代的陈自明精于妇科、外科，著有《妇人大全良方》《外科精要》等。元代的戴启宗钻研医理，精深脉学，撰有《脉诀刊误》《活人书辨》。明代的南京太医院院使薛立斋，治疾多奇中，儿科外科见长，编撰有《内科摘要》《保婴金镜录》《外科发挥》《妇科撮要》等著作，其中《内科摘要》是我国第一次以内科命名学科及书名的专著。明代的李时珍编写的《本草纲目》，也是几经波折，在南京付梓印刷，得以传世。清代上元名医戴天章，擅治瘟疫，活人无数，是我国医学史上著名的瘟疫学家，著有《广瘟疫论》《疟论注》《咳论注》等医书。后世金陵名医辈出，清末民初的济世名医"三卿一石"——随仲卿、朱子卿、武俊卿、王筱石，多为世医，善治内妇儿，精通伤寒温病。民国金陵四大名医——"当代医宗"张简斋、"国医泰斗"张栋梁、"名门之后"随翰英、"医理高明"杨伯雅，诸多名家，医星璀璨。新中国成立之后，组建南京中医药大学的承淡安校长和"建校八老"时逸人、周筱斋、樊天徒、宋爱人、朱襄君、孙晏如、李春熙、吴考槃等教授，组建江苏省中医院的叶橘泉院长和"创院十老"马泽人、张泽生、邹云翔、曹鸣高、邹良材、邱茂良、许履和、江育仁、施和生、童葆麟等医学专家，组建南京市中医院的张仲梁院长和濮青宇、傅宗翰、汪六皆、姚伯藩、丁泽民、谢昌仁、陈寿春、曹光普等医学专家，均是活跃在南京的名医，为新中国成立初期南京乃至整个江苏地区的中医临床、教学、科研做出了不可磨灭的巨大群体贡献。千禧年之后，自2009年，国家先后评定了四届国医大师和两届全国名中医，南京地区也是大师、名医众多，以中医内科急难症大师周仲瑛、中医内科脾胃病大师徐景藩、中医耳鼻喉科大师干祖望、中医妇科大师夏桂成、中医内科肾病大师邹燕勤为杰出代表的医学教授、专家群体，也体现了南京中医文化与人才发展的深厚底蕴。南京的医学流派众多，丁氏痔科、澄江针派、傅氏内科、谢氏内科、周氏内科、邹氏肾科、胥氏妇科、梁氏骨科、张氏骨科、洪氏眼科、徐氏外科、陈氏瘿科……薪火相传，人才辈出，医理丰富，积累深厚，学术深远。

一个学科的发展，不但需要专业学术精进，也需要大众科普宣传。好的科普，可以激发孩子的兴趣，让青少年及早了解专业领域，及早立志，做到"少年强则国强"，培养未来的学科专家，更好地发展学科；好的科普，可以一扫大众的迷雾，让更多的人客观、科学、理性地认知一个学科，不会把一门学科神秘化、玄学化、伪科学化；好的科普，会为学科引入更多的优秀人员，不断充实发展学科；好的科普，是专业人员与普罗大众沟通的桥梁，让每一个人都更加亲近科学，了解自身，认知自我，不断提升。科普，与你，与我，与每个人，都息息相关，密不可分。

自 2019 年开始，江苏省中医药管理局、南京中医药大学和江苏电视台、南京电视台、新华网等多家媒体联合开展中医科普宣讲工作，本书编者有幸能够参与其中，并于 2022 年入选江苏省中医药管理局组织的江苏省中医药文化建设专家库成员，更加感到中医药文化宣传、中医科普的责任重大。随着 2022 年江苏科普创作出版扶持计划项目立项，将出版中医科普专著、开设线下科学本草咖啡馆、开展线上中医科普 MCN 直播、开发微信中医科普文创小程序等形式融合的中医文化多模态综合创新科普形式落地，也是江苏中医药文化科普的重要创新。希望以新带新，新的形式带来新的科普，新的形式带动新的受众，新的形式带动新的探索，促进中医药文化发展的内容、受众、形式不断地创新。在繁忙的临床、教学、科研、传承工作之余，能够参与中医文化创新科普活动我倍感荣幸，同时也想尽自己所能，为江苏中医科普与中医文化发展尽一份绵薄之力！

因编者学识水平有限，在科普视频录制过程与科普著作编撰工作中，尚有诸多不足之处，部分学术观点亦属一家之言，望科普专著刊行之后，广大同道不吝指教！

朱　垚

2022 年 9 月 22 日于尚古书房

目录

甲状腺疾病

中医科普谈

主持人1　今天请到现场的是南京中医药大学国医堂的专家、副教授朱垚老师。

朱垚老师　你好你好，我是南京中医药大学国医堂的朱垚。

主持人1　朱老师我想问您啊，这个春季养生是不是特别重要？

朱垚老师　按照我们中医传统《黄帝内经》理论，春季主升发，也就是我们现在讲的提高免疫力，春季这个时候注意养生，对很多流行病有有效的防控作用。

主持人1　那在3月份的第一个周末的第一天，我们要讲的这个病呢，是一个普遍性的而且是高发的疾病——甲状腺疾病。我问你，你对甲状腺疾病了解吗？

主持人2　是不是我们常说的大脖子病呀？

主持人1　噢，你觉得是大脖子病，你知道甲状腺在哪吗，就大脖子病？

主持人2　大脖子难道是胳膊吗？肯定是脖子呀。

主持人1　就在脖子这，包括这个比如说什么，咽喉肿痛，这个都属于甲状腺。

主持人2　就都属于甲状腺？！

主持人1　就颈子这边。

主持人2　这个我们肯定说得不正确呀。

主持人1　朱老师都笑了。

主持人2　对，都默默一笑嘛。

主持人1　接下来的时间我们给大家好好普及什么是甲状腺疾病，再次欢迎朱老师，请入座。

主持人2　哎呀，又回到熟悉的客厅了。

主持人1　是，就感觉回到家了，朱老师，这个客厅的感觉还温馨吗？

温馨的。 朱垚老师

主持人1 为什么会在第一天就和大家讲甲状腺的疾病呢？我们先请朱老师给我们讲讲甲状腺疾病的一些危害。

甲状腺疾病其实涉及的很多，但是主要是功能和结构的影响，在功能异常的情况下，患者有可能会出现怕热，出汗，情绪激动，然后包括凸眼、心慌，功能减退的时候甚至会出现肢体浮肿，然后再有会出现消化功能减退、吃饭胃口不好等等，严重一些的甲状腺疾病甚至会出现癌变。 朱垚老师

主持人1 所以还是有很多的危害，其实我对甲状腺的一个了解，就是在我怀孕期间会做甲状腺胞面检查，医生好像特别关注这个数值，因为我记得当时的这个数值是在正常范围之内的，但是偏高一点点，医生就让我随时监测而且进行不断的检查。

主持人2 孕妇的发病率会高吗？这个甲状腺疾病。

主持人1 我不太懂，问一下朱老师。

是这样，妊娠期间有妊娠的甲亢和妊娠的甲减，所以过高过低都会对胎儿有一定影响。 朱垚老师

主持人1 会对胎儿有影响？

尤其是甲状腺激素偏低的话，有可能会导致发育不良。 朱垚老师

主持人1 会对胎儿？

对对对。 朱垚老师

主持人1 所以医生会特别关注这个数值，也就是说孕妇是甲状腺疾病的高发人群？

呃，也不是高发人群，而是在这个时候发生甲状腺异常要尤其关注。 朱垚老师

主持人2 有没有一些清晰的数据能够来表现一下现在甲状腺疾病在全国的一个发病状况？

现在甲状腺疾病引起的这个发病率是非常高的，然后像 Graves 病（弥漫性甲状腺肿伴甲状腺功能亢进症，常出现 Graves 眼病）是甲状腺功能亢进的一种，这个发病的男女比例大概是 1:(4~6)，就是讲这个病比较偏向女性，所以五个病人里面有一个男性，有四个可能就是女性。

朱垚老师

主持人 2

除了这个特征还有别的吗？有没有增长趋势或者年龄的趋势？

有，像以甲亢为例。20 ~ 40 岁这个年龄段，容易出现高发，有部分是生理性的，也有更多病理性的。再有像甲状腺癌，也是属于肿瘤里面新发率、增长率比较高的，接近 20%。

朱垚老师

主持人 1

这个也就是说，现在还是呈现一个上升的趋势。

对，是的。

朱垚老师

主持人 1

是什么原因导致的？会不会是因为大家都忽视它呢？

是的，本来内分泌科的病，像甲状腺就容易被忽视，不是专科医生可能对它关注得比较少。再一个，按现在我们中医学的角度，从它的发病成因来看很多情志。工作压力问题，以及现在物理、化学的刺激影响，都会导致甲状腺疾病的异常发作。

朱垚老师

主持人 1

有没有这样一个数据，现在的甲状腺发病率大概是多少？

目前国内甲状腺相关疾病患病率近 20%，甲亢 1.3%，甲减 6.5%，甲结 18.6%，其中甲癌约占人体恶性肿瘤的 0.2%。基本上像甲癌的话是 11.8 万左右。

朱垚老师

主持人 2

噢，11.8 万，但大家千万不要慌，别自己吓自己。根据我的经验，一整年做《非常周末》栏目，只要我参与进来的科室（节目）啊，我多多少少都有些问题。

主持人 1

我跟你讲，最怕的就是这样，这些疾病是容易被忽视的，但是它又是普遍存在而且是呈一个高发的趋势。

主持人 2

我们需要的就是大家看了我们的节目后重视起来。

主持人 1

是的，我们进行一个科普，今天我们就给大家科普甲状腺方面的疾病，我们会讲讲怎么去预防它。

主持人 1　　　我们先请朱老师给我们科普一下什么是甲状腺。

> 甲状腺是人体的内分泌腺体。为什么这么叫呢？因为它附着在
> 甲状软骨上，甲状软骨形状有点像希腊的盾甲，所以叫甲状软
> 骨。甲状腺是在上面长的腺体，腺体本身是对称型，两边都有，
> 看起来有点像蝴蝶状，在峡部连接在一起，这是正常的一个解
> 剖结构。
> 　　　　　　　　　　　　　　　　　　　　　　　　　　朱垚老师

主持人 2　　　腺体和血管也不一样哦。

> 腺体里面有丰富的血管，所以为什么很多甲状腺手术动不好的
> 对血管有影响，产生很多方面影响。
> 　　　　　　　　　　　　　　　　　　　　　　　　　　朱垚老师

主持人 1　　　在中医上有没有专业的术语，中医上就叫甲状腺吗？

> 中医传统不叫甲状腺，那是现代医学，中医传统叫瘿病。
> 　　　　　　　　　　　　　　　　　　　　　　　　　　朱垚老师

主持人 1　　　就是甲状腺在中医学上叫瘿病？诶，为什么叫瘿病，有什么说法吗？

> 中医对疾病的命名是音形义高度的统一，它的这个形和它的音
> 都是从它的意思引申出来的，所以它是一个"疒"字头，叫"nè"，
> 相当于床的意思，下面是生病的人，就是这个婴儿的"婴"。
> 　　　　　　　　　　　　　　　　　　　　　　　　　　朱垚老师

主持人 2　　　它是不是小孩得的病？

> 不是这个意思。它是和樱桃有关系，中医很多典籍里面讲这个
> 发病症状在颈部，累累串珠如樱桃，所以叫瘿病。
> 　　　　　　　　　　　　　　　　　　　　　　　　　　朱垚老师

主持人 2　　　为什么颈部有樱桃啊？

主持人 1　　　颈部的一些疾病（形状）就像樱桃一样，比如说甲状腺结节是不
　　　　　　　是就像一颗颗小樱桃一样？

> 一个肿大的甲状腺，形状有点像樱桃。
> 　　　　　　　　　　　　　　　　　　　　　　　　　　朱垚老师

主持人 1　　　而且我知道甲状腺不是说它从一出生到你最后变老都一样大，好
　　　　　　　像刚出生的时候才 1.5 cm。

> 对，比较小。
> 　　　　　　　　　　　　　　　　　　　　　　　　　　朱垚老师

主持人1 年纪大了会出现一些老化和萎缩，是吗？

其实人体所有的腺体随年龄增长后都会老化和萎缩，功能出现减退是很常见的。
朱垚老师

主持人1 那我们今天聊的甲状腺，算是一个很重要的器官。

主持人2 它扮演一个什么样的角色，在我们人体？

它作为一个内分泌的腺体，促进能量和物质代谢，讲白了在人体是一个产热的作用，然后管生长发育。
朱垚老师

主持人1 产热和生长发育？

对。
朱垚老师

主持人2 那我体内没有甲状腺。

主持人1 你怕冷，是不是？

主持人2 怕冷是一方面，不产热，而且我也不怎么生长发育。

体温的维持也是这样的。
朱垚老师

主持人1 他刚刚说不能生长发育，就是从他语言的简单描述，可不可以判断出他甲状腺有一些问题？

这个要经过体格检查来看，甲状腺的触诊等。
朱垚老师

主持人1 刚刚我们聊到甲状腺方面的疾病和作用，其实这个甲状腺是不是算我们内分泌的一部分？

对，内分泌的重要腺体。
朱垚老师

主持人1 那如果说内分泌出现了问题，是不是会产生很多的疾病？

对，是这样的，激素过高或者过低都会有很大的影响。
朱垚老师

主持人2 它应该也有一个区间吧。

主持人1　不能过高也不能过低。你们知道甲状腺激素水平过高是甲亢还是甲减？

对，是甲亢。　　　　　　　　　　　　朱垚老师

主持人2　那么我们听听朱老师说为什么。

因为甲状腺由甲状腺细胞大量分泌甲状腺激素，当它的功能亢进的时候，全称叫甲状腺功能亢进，简称甲亢。　　　　　　　　　　　　朱垚老师

主持人2　这是一道语文题，就根据字面意思答就好了，那为什么这个激素会分泌过多呢？

有很多原因，从病因学角度可能有一些理化因素，包括精神情志，生活起居都会有，都会对甲状腺功能造成一定的影响，出现功能的障碍，如果是这个分泌过多，就是亢进的表现。　　　　　　　　　　　　朱垚老师

主持人1　有的时候我们会经常开玩笑，你是不是甲亢哦，但是对于我来讲，我还真的不知道甲亢会呈现出哪些症状。

临床上比较多见的，最典型的就是，像专科医生经常看到有些人眼睛比较大，但并不是炯炯有神的，而是那种发怒的，怒目状。　　　　　　　　　　　　朱垚老师

主持人1　怒目状？就像张飞那种？

是的，这种就要高度怀疑，如果不只是怒目状，而且颈部也比较大，那去查，大概十个里面有七八个是了。　　　　　　　　　　　　朱垚老师

主持人2　两个症状啊，怒目和颈部肿大，还有别的吗？

再有就是功能亢进，前面说了甲状腺主要是维持体温和产热，所以呢当它亢进的时候，会表现出高代谢的症状，比如出汗、怕热、情绪激动、易激惹、皮肤比较黏。　　　　　　　　　　　　朱垚老师

主持人2　我们主持人？

主持人1　除了眼睛不太大，其他的好像都满足。

主持人2　多汗呀，亢奋呀，吃得多算症状吗？

观众　　哈哈哈哈哈哈。

> 高代谢也有多食易饥，有个术语，吃得多，还身体特别消瘦。
> 朱垚老师

主持人1　这种就有可能是甲亢，很多人包括一些明星说，哎呀，我怎么吃都不胖，就会觉得很自豪，结果一查是甲亢，这是一种疾病。

主持人2　出现这些症状的朋友，千万要注意了，不要为了保持身材，就觉得自己瘦瘦就挺好。还有一个原因，就是很多人觉得甲亢肯定就是盐多了嘛，跟我们平时吃的盐有没有关系呀？

> 加碘盐是我们现在在研究的一个问题，其实这个早年一些地方性甲状腺肿，一些山区因为不含碘，所以对碘缺乏，代偿性地出现肿大，但后来统一国家加碘盐以后，这个偏远山区的甲状腺肿发病率明显降低了很多，但是沿海地区本来就是高碘的地区，然后喜欢吃一些海鱼，这个时候再异常补充，我们发现在沿海地区这种碘过剩型的甲亢也比较多见。
> 朱垚老师

主持人1　这个不能缺，也不能没有。

主持人2　我们生活在这个高碘地区，其实我们正常的生活环境就已经不缺碘了，别吃碘盐了。

主持人1　有很多那种非碘盐，就适合我们吗？

> 它有很多种，大部分是含碘的，也有无碘盐。其实人体还是需要的，建议大家正常去补充，但是对于一些有甲状腺疾病的病人，建议食用无碘盐，对他的病情也有好处。
> 朱垚老师

主持人1　明白了，刚刚说的是甲亢。那如果说甲状腺激素分泌过少，是甲减，甲减的症状是什么？

> 甲减正好是相反的，因为他激素的分泌，按照中医基础理论（甲亢）有亢进的表现，（那甲减）一定会有反向的减退的表现。
> 朱垚老师

主持人1　刚刚讲甲亢就是眼睛发怒，那现在就是眼睛无神。

主持人2　眼睛凹进去。

主持人1　然后就是永远不发脾气，别人打他骂他都属于没有脾气那种，郁郁寡欢，可以这么说吗？

可以这么理解，但最典型的是肢体的浮肿、面部的浮肿，食欲的减退，表情的淡漠，提不起兴趣。

朱垚老师

主持人2 　我全满足诶，就是浮肿的原因我一直很好奇，因为我基本到了六点半，六点半是我上节目的黄金时间，如果我早上去录，我多多少少是很肿的，领导说你以后注意早点睡觉，我十点钟就睡了，但是我就是肿，这是甲减吗？

这种不一定是甲状腺疾病的病理性的肿，有很多像组织间液的渗出，按我们中医讲的，以水湿为主，可能是循环不好，我们讲"血不利则为水"，像是循环不好也可能，一晚上熬夜后，腿上面循环不好也会肿。

朱垚老师

主持人2 　手冷出汗这症状呢，您摸摸我这手的温度，是不是冰的？

主持人1 　比我还冷。

微循环不好，末梢循环不好。

朱垚老师

主持人2 　这是两个症状，对吧，还有别的吗？

甲状腺其实像这个功能的亢进和减退是一种，再有就是其他的一些，像结节性的或甲状腺癌的癌变，它表现出来的症状也会不一样，可能是局部的结构改变，就像刚刚讲到的像樱桃一样的增生物。

朱垚老师

主持人2 　那这种甲减发病的原因是什么？

甲减的发病其实也是甲状腺本身自身功能的障碍，不能正常产生激素。

朱垚老师

主持人2 　那我多吃点盐有用吗？

其实这个和我们讲贫血是一样的，铁是它的合成元素，碘盐含碘对它也有促进作用，但不是说吃了它就一定有促进代谢，不一定能够转换，还是功能，调节功能的问题。

朱垚老师

主持人1 　那这方面有没有什么易发的人群？还是都关爱我们女性？

甲状腺疾病的特点，其实，不管是现代医学的流行病调查，还是我们传统医学从它本身的经络归属来看都是偏重于女性，在女性中多见，因为甲状腺的位置，按中医说就在足厥阴肝经上，所以甚至从上到下乳腺结节的并发，肝囊肿，良性的血管瘤，包括子宫、卵巢、附件的一些病变，它们是一条经的病变。

朱垚老师

主持人1　其实我们会说一个病会有很多的症状呈现，你出现这样的症状但不是说一定是这个疾病，要引起重视和注意，那我们怎么样知道自己甲状腺的激素分泌有没有问题呢？

这个很简单，现在二级以上医院都能去查，首先一般我们建议去做甲状腺的B超，不管是功能性改变的甲亢甲减的颈部肿大，还是结构改变的结节，或者甲状腺癌，超声都能查出来，如果进一步的是弥漫性肿大，不能确定到底是什么样的问题，那就可能需要进一步抽血检查，查甲状腺功能。

朱垚老师

主持人1　我就记得我怀孕的时候抽血，出报告。

主持人2　聊到这，我们对甲状腺有一个基本的了解，我们也收到很多观众的留言，看看大家的问题是什么。有朋友问，哪种程度的手抖才是甲亢？

对，这个是甲状腺功能亢进的一个表现，一般是让患者眼睛闭上，双手平伸，五指分开，可以放一张纸上去，更明确一点。

朱垚老师

主持人1　其实大家在家里也可以做这样的检测。看到了吗，你真的没有在夸张吗？那你真的抖得蛮厉害的，所以说他有可能会是？

有可能，最好是系统查体看一下。

朱垚老师

主持人2　我都说我不想来，就是总是给我检查出一身的毛病。

春季是调养的好时机呀。

朱垚老师

主持人2　所以这就有可能是哈，我这种是什么程度？

首先要看好发年龄，年纪大的手抖，他这种情况可能是帕金森病，老龄性特发性震颤；在20~40岁这个年龄段的年轻女性，如果同时还有别的症状，要去考虑甲状腺的问题。

朱垚老师

主持人2　有朋友问，长期甲亢会引起免疫力的下降吗？

> 临床上讲这个甲亢和甲减虽然是内分泌系统问题，但病久了是有影响，但一般甲减影响更大，就是免疫力偏低。
>
> 朱垚老师

主持人2　还有朋友问，甲状腺疾病会遗传吗？

主持人1　有很多家长都会担心甲状腺疾病会遗传给下一代，但很多病都是有遗传性的，是不是？

> 准确地说，甲状腺疾病不是遗传性的疾病。有些疾病父母有孩子一定有，像色盲、色弱、血友病。甲状腺疾病呢，内分泌系统的很多病，它有遗传背景，父母亲有，子女这一代一般会高发，特别在同样的生活起居条件下。
>
> 朱垚老师

主持人2　这个概率高吗？

> 这个会比父母没有的高很多。
>
> 朱垚老师

主持人1　这个以前也有，比如父母近视眼，孩子近视眼的概率比父母大50%，只有一方有会比一方大30%，都是同一个道理。那我们还是要保证良好的生活习惯和饮食习惯，也希望大家持续关注向大家科普的甲状腺的疾病，有什么问题可以发送过来进行实时互动。

主持人2　除了刚刚聊到的甲亢甲减，还有什么甲状腺比较常见的高发的病？

> 有的，甲状腺除了刚刚讲的甲亢甲减以外呢，还有甲状腺炎、甲状腺结节、甲状腺癌等等。
>
> 朱垚老师

主持人2　一个一个了解一下。

> 甲状腺炎是一种炎性病变，这个就是我们内分泌系统的问题，还涉及自身免疫的问题，有的时候发病患者会忽视，因为很多甲状腺炎像亚甲炎，急性的这种，早期就是发烧，像普通感冒，但它又和普通感冒有区别。
>
> 朱垚老师

主持人1　有什么区别？就发烧吗？

> 最大的区别是颈部甲状腺这个部位会疼。
>
> 朱垚老师

主持人 2　可是发烧感冒的时候咽喉咽口水会疼。

这个疼像这个小朋友啦，急慢性扁桃体炎合并部位在咽部扁桃体，明显能看到扁桃体的肿大，而甲状腺呢，在下面颈部，有时候咽部颈部会出现疼痛，有的时候在急性期，甲状腺能看到增大，就能看到肿。

朱垚老师

主持人 2　尤其是女孩，就比如感觉项链变紧了，赶紧检查一下，诶，本来戴得挺好的。

主持人 1　你得买多小的项链，紧成什么样。

主持人 2　现在不是流行女孩戴那种一圈的，就突然有一天，啪，崩断啦，完了。

主持人 1　刚刚啊，朱老师说了一点，甲状腺方面的疾病会容易被我们忽视。您刚才说的甲状腺结节，在我的理解，好像我身边很多人都会有甲状腺结节，医生说不用管，没关系。

是这样的，结节呢，这两年在甲状腺结构的这种变化里面是比较多见的，体检很多查出来都有，在城市里面容易高发。

朱垚老师

主持人 1　这算是一种病，是吗？不然觉得像是一个小感冒一样，医生说不用管它，自己马上慢慢就会好，其实不是这样。

其实比较难，它不是自限性疾病，所以很难完全自愈，现在医学呢主要是用手术来处理，像大了以后压迫相关的邻近的血管啦，还有气管啦，往内伸的时候有一些不舒服，出现明确症状，大到一定程度以后，（就要）用手术处理。

朱垚老师

主持人 1　一定的程度，大概是多少？

一般正常在 1 cm 左右，1 cm 以上要具体去看，如果没有到达手术指征，一般不会去干预。出现比较严重的症状的时候，再来做处理。

朱垚老师

主持人 2　不干预这段时间会有什么表现，疼吗？

我们临床看见很多患者，自己平时没有症状，但是查完以后，人家告诉他有结节了，又告诉他暂时不用动手术，等大了再来切，反而会焦虑。

朱垚老师

主持人1 说到这儿我想到我同事的妈妈，她做过两次甲状腺结节切除的手术，一次是在2008年，当时因为有一些小的结节，但是到了2017年的时候又做了一次手术，为什么呢？因为当时小的变大了，但是现在做手术的时候，还是会有一些小的没有给她切除。

是这样的，外科治疗呢，结节切掉了，但是容易复发，复发率很高，所以这个也是现在我们在共同结合来解决的问题。

朱垚老师

主持人1 其实手术对人有伤害，老做手术，确实身体会受不了。

主持人2 不是还有我们中医吗？从中医的角度来说，怎么样是有效的治疗结节的方法呢？

中医讲的瘿病传统有很多药，软坚散结的，消瘿止痛的、活血化瘀的，它有一套思路，根据不同的性质特点，像甲结、甲癌等等，它的治疗方法是不一样的，要根据中医讲的病机分型进行治疗，辨证论治。

朱垚老师

主持人1 那我那位同事她妈妈两次甲状腺结节的手术后，还存在一些小的结节，她应该怎么办呢？

其实我们现在来看，临床遇到的甲状腺结节患者在没有达到手术指征的时候中药干预可以控制它的增长，部分患者用了之后还是有一定的缩减的。

朱垚老师

主持人2 比如说你选择去做手术，在达不到手术指标之前，应该选择中医干预，不是任其发展，我们干预反而会有减小。

在手术之后我们中药干预的主要目的是防止它复发。

朱垚老师

主持人2 应该结合一下。

主持人1 那我想如果出现了复发呢？像已经做了两次手术的，再复发呢？

如果再出现还是用这个诊疗的流程顺序，看有没有到手术指征，没到还是可以用中药干预。

朱垚老师

主持人2 这样吧，就先谋个福利吧，先来测测我吧。

> 首先是视检，看他吞咽的时候有没有明显的肿大。然后是触诊。这个是右边有一点肿，要去查一个B超。
>
> 朱垚老师

主持人1 有点肿？

> 触诊有点。
>
> 朱垚老师

主持人2 肿是甲亢甲减，还是结节？

> 不是结节，结节能摸到，肿要去查一下B超，还有就是甲状腺功能。
>
> 朱垚老师

主持人1 别着急，工作完成再去，也没有到这么严重。

主持人2 就真的有问题了。

> 触诊是稍微有点大。
>
> 朱垚老师

主持人1 所以说平时，甲状腺方面的疾病是很容易被我们忽视的，你有很好的方法，比如说去做做B超，去做做血象的检查，甲状腺功能的检查，如果说一旦出现了一些问题，会引发很严重的后果，像刚刚朱垚老师讲的，会产生甲状腺的癌变，下面这个题目就是和癌变有关系的。

主持人1 请问双侧甲结和单侧甲结哪个癌变的可能性更大呢？A是双侧，B是单侧。

> 正确答案是B，单侧。
>
> 朱垚老师

主持人2 为什么呀？

> 现在在临床上有很多病例报道，大部分是单侧的查出来是癌变的，双侧的反而是不大容易癌变的。
>
> 朱垚老师

主持人2 癌变的症状是什么样，会肿吗？

> 从外面来看包括触诊没有太大的区别，结节摸了，手上可能会有疙疙瘩瘩的感觉，但是在B超下面，其实比较明确，如果是良性的，包膜比较完整，没有什么血管分支，如果是恶性的，毛刺状的，周围血管长得比较紧密，超声下是比较明确的，还是要做B超检查。
>
> 朱垚老师

主持人 1　您今天带的这个模型有没有这方面的实例展示？

模型其实看这两个都是病理性的，像这边它是肿大，包括里面可能合并有结节，就比生理性的要大很多，另外一个像旁边颜色变的部位，有一些结节癌变啦，模拟这样的表现。　朱垚老师

主持人 2　这里面怎么都黑了？

是的，这里面的模型，就是切面的表示。　朱垚老师

主持人 1　我们平时也很容易忽视，就我们平时进行体检，会做 B 超来检查，这个时候，就知道有没有甲状腺方面的疾病，癌变的概率大吗？

现在甲状腺癌也是比较高发，甲状腺癌是新发肿瘤里增长最快的。　朱垚老师

主持人 1　那谈癌色变，甲状腺癌如果把它切掉，那它复发的可能性、癌变的可能性会变小吗？

如果确诊是甲状腺的癌变，切除的面积会比较大，也有可能会全切，终身是激素代替治疗。实际上个癌也不用太担心紧张，从它的恶性程度来讲，是排在后面的，恶性程度相对比较低，里面不管是乳头状的还是滤泡的，相对都占到甲状腺癌的百分之七八十左右，手术后生存周期十年二十年，也很正常，有的也不用去做放化疗，但是极少的一部分如髓样癌、未分化癌会出现严重的恶变。　朱垚老师

主持人 1　我记得甲状腺疾病里面有一种叫甲状腺囊肿。

有，但它这个也和结节一样是病理性的病变，不像甲癌恶性程度这么高，它是良性占位，按中医来讲，从病机上讲囊肿比结节要轻。　朱垚老师

主持人 1　如果有甲状腺囊肿，要切除或什么的吗？

这个不需要。　朱垚老师

主持人 1　或者是药物的控制？

除非是非常大的，专科来评估干预方案，用内服药来控制对它有作用。　朱垚老师

主持人2　　我们再看看大家的留言。去年我查出来甲状腺 0.3 cm，一定需要手术吗？

> 对的，现在一般按照现代医学，这个结节到 0.3 cm 一般建议去手术，但临床上也有一些患者主观上不愿意去做手术，经过观察和病理穿刺，分级不好的，可以从 B 超下面看到，结果发现是良性的嘛，就不用去手术。
>
> 朱垚老师

主持人1　　所以说要不要手术，还要根据情况来进行判断，希望你能抢到专家号。

主持人2　　甲状腺结节 3 cm，甲功正常，抗体高，怎么治疗？要不要手术？

主持人1　　先讲讲症状，甲状腺结节 3 cm，算大吗？

> 这个还是偏大。还有个问题，这个不仅仅是结节，甲功如果高，就是高功能结节，肯定要去看，怕不好；但是功能不高，抗体高，怀疑是自身免疫问题，桥本氏甲状腺炎之类的，就有可能是两种或者两种以上的合并病症，要进一步检查。
>
> 朱垚老师

主持人2　　甲状腺（结节）的位置它会不会有严重的？

> 本身腺体不是特别大，基本上出现结节以后，有几个位置，一种是在两边和中间喉结上会有甲腹，中间连接的部位，但从治疗方案来看，不管是中医还是西医，从治疗上都有一套比较成熟的（方案）。
>
> 朱垚老师

主持人2　　得了甲状腺炎，可以通过按摩的方式自己治疗吗？可以按摩哪些穴位呢？

> 这个甲状腺炎，前面讲到是自身免疫性疾病，还要具体区分，比如是桥本氏甲状腺炎，还是亚急性的亚急炎等等。老百姓认为是哪痛按哪，自己去按反而是加快变化，对应穴位按哪，业内专家还在做研究。
>
> 朱垚老师

主持人2　　我们把刚刚的第三个问题再看一下，我觉得很好，她妈妈有些情绪亢奋，有可能是甲亢，也有可能是更年期，有很多症状可以重合。

> 是的，从临床表现上看非常的像，尤其是甲亢的高代谢症状，要去做相关的检查，但是她妈妈这个年龄，要与更年期去鉴别。
>
> 朱垚老师

主持人2　作为女儿，要多听妈妈的话，不要惹她生气；作为老公，要爱妻子，在妻子处于这个年龄段时要多一些爱护、多一分包容，家庭才能和睦。

主持人1　我们今天科普的是甲状腺的疾病，说了这个疾病比较普遍且高发，容易被我们忽视。在最后请朱老师讲讲，如何预防甲状腺疾病？

> 甲状腺疾病，中医称之为瘿病，认为和肝有关系，中医传统上讲足厥阴肝经，起于大足趾，经大腿内侧，绕阴器，过两胁，一直到巅顶，（是）人体最长的经脉，多气多血之脏，所以女同志以肝为先天，以血为本，就是清代妇科专家傅青主讲的。女同志现在既要管家里，还要管工作，双重压力，可能出现肝经的情绪抑郁，痰气郁结，瘀在颈部。
>
> 朱垚老师

主持人2　天天现在就出现这样的状况，工作上兢兢业业，晚上回去还要照顾小孩，她已经三年没有睡好觉了。

主持人1　小孩真的很调皮，有的时候还要压着自己的火，脾气不好是在所难免的，刚刚朱老师讲的，女性真的很容易生气，肝气容易淤堵。

> 要调畅情志，就是要让心情比较舒畅一点。
>
> 朱垚老师

主持人1　怎么调畅自己的情志呢？比如我现在就要发火了。

主持人2　调整情志从中医角度应该帮助不了你吧。

> 中医上讲，女同志也有很多常用的药物，可以用来日常的保健。明确一点，比如甲状腺疾病，甲亢也好，结节也好，可以用一些逍遥丸之类的，有这样一个作用。
>
> 朱垚老师

主持人1　对，之前就有人推荐我吃逍遥丸，我一听这个名字，就乐逍遥了，他们真的推荐我吃这个逍遥丸。

主持人2　除了这个，还有什么需要注意的地方？

> 还有饮食上要注意相关的调制，像现在讲的甲亢，有些是不能吃的，比如包菜、萝卜，吃了后对这个病有一定影响。结节这一类的，不管是甲结还是甲状腺癌，良性的或恶性的，中医上讲传统发物不要吃。
>
> 朱垚老师

主持人2　海带算不算?

中医上讲海带是软坚散结的，还不算，海鲜除了海参大部分都是发的，公鸡、老鹅、猪头肉、狗肉这些大部分也是。
朱垚老师

主持人2　那就荤的基本上不能吃了?

猪牛羊肉传统上不是发物。
朱垚老师

主持人2　公鸡、老鹅（是），为什么母鸡、小鸡不是?

中医上讲公鸡是大发的嘛，包括老鹅，也是有典故的，明代大将徐达，吃了老鹅发大背而死。
朱垚老师

主持人1　所以这种发物尽量不要吃。

主持人2　还有一点，不管是任何身体状况，都需要注意的就是作息时间。

从中医调养角度看，人体的十二经络对应十二个时辰，十一点到一点是胆经，一点到三点是肝经，熬夜如果熬到很晚，一点到三点这个时间段，有可能对肝经的气血产生影响，我们现在也在研究对于甲状腺的调节作用。
朱垚老师

主持人1　是的，就发现晚睡之后脾气不好，身体最好的一段时间就是晚上十点，那段时间就感觉自己神清气爽，然后各方面都特别好，所以说生活作息的规律是非常重要的。刚刚也说了甲状腺疾病易发人群是女性，那我觉得大家对女性的关爱也是很重要的，这个话就是讲给男同胞听的，不知道我家先生有没有在看这个节目，这个话就是讲给你听的，不要老惹我生气。

主持人2　你回家发现他已经煲好了公鸡、老鹅大补汤给你。

主持人1　那些都是发物好不好。

主持人2　这边还有观众问，桥本结节抗体高怎么办?

桥本也是内分泌疾病，抗体是诊断的一个金指标，用中药干预呢，对于他的抗体免疫有调节作用，这个要具体到门诊来看，可以定制个体化的干预方案。
朱垚老师

主持人2　　甲状腺 B 超定级 4A，需要手术吗？

> 按现在医学的指标，4A 肯定要先做穿刺，明确了以后，4A、4B 都属于高危，穿刺结果出来确诊是甲状腺癌肯定要手术的。如果确诊出来是良性的，大小呢个体还能耐受住，也可以保守治疗，再用药物干预。
>
> 朱垚老师

主持人1　　因为时间的关系，今天我们的关键词就是甲状腺，非常感谢朱垚老师的到来。

主持人2　　最后我们和朱老师好好聊聊参与我们这样的节目有什么感受。

> 感触还是很深，希望通过这样的节目让更多的朋友认识到甲状腺，对自己有所认识，预防起来，保持心情愉悦，尤其是女性。
>
> 朱垚老师

主持人1　　听到了吗？尤其是女性。

主持人2　　那我们也要定期去做身体的检查，今天的节目到这里就要结束了，晚安，再见。

（2019 年 3 月 2 日在江苏电视台参与的甲状腺中医科普节目）

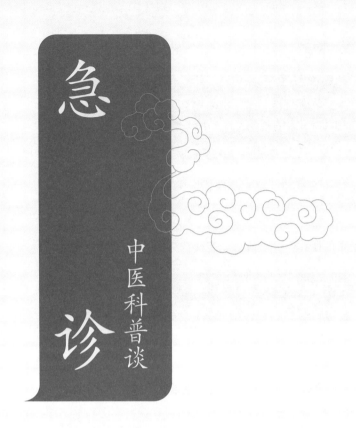

急诊

中医科普谈

主持人 让我们欢迎来自南京中医药大学国医大师周仲瑛工作室的朱垚副教授，欢迎您，朱老师。

> 主持人好，大家好！
>
> 朱垚老师

主持人 又见面了，刚刚开头嫚婉给咱们介绍了这些中医的方法，您觉得怎么样，靠谱吗？

> 这个要具体来看，有些确实有它的临床价值，但是有些呢还是要分人、分体质来运用。
>
> 朱垚老师

主持人 我看她有一个袜子，足底上标注了很多穴位，就是大家一般去做足疗的时候，（足疗师）会说"诶，你这个最近是不是胃不太好呀"，是按到了不同的穴位。

> 他那个严格意味上讲不是穴位。
>
> 朱垚老师

主持人 那是什么？

> 那是足底的反射区。足底的穴位最核心的是前三分之一脚掌的地方，一个涌泉穴，相应的是跟穴。
>
> 朱垚老师

主持人 其他的都叫反射区，它是跟内脏对应的。所以其实还是有一定的对应的治疗效果。

> 对，对，对。
>
> 朱垚老师

主持人 那很多人呢，尤其是很多年轻人啊，现在也慢慢地开始了解中医这个领域了，也开始注重养生了，但是很多人也会认为中医是一个更偏重养生和调养的过程，觉得它比较擅长治疗慢性病，是这样的吗？

> 其实这是大家对中医的一个误解，中医不但治慢性病，对急性病也是很有疗效的，因为自古老百姓也不是只得慢性病不得急性病的。传统呢，中医对于一些急症，就像夏天的腹泻、疟疾，然后包括这个秋冬季的中风、哮喘大发作，都是用中药治疗，效果还是很好的。
>
> 朱垚老师

主持人 嗯，是，刚刚提到夏天，我就想到如果我们长时间在户外作业的话，如果温度过高，有可能会出现中暑这样的症状，很多人面临这样的症状的时候都会选择休息一下或者喝口凉水，但是其实中暑是需要采取一些措施去应对的，对吧，那中医上我们需要怎样去做呢？

嗯，传统的中暑的病呢是属于中医急性病之一。因为夏季的时候冒着酷暑作业，导致这个现代医学讲散热不及或者出现中暑的情况，现代医学对它有一个明确的称呼，严重的称呼为热证病，特别严重的会出现休克这样的情况，所以还要及时地处理。 **朱垚老师**

主持人 在中暑的时候，人体主要会出现哪些不良的反应呢？

在中暑之初，有一个先兆中暑的症状，比如乏力、头昏，以及出汗减少等这类情况，严重的当时就会晕倒，是这样子的。 **朱垚老师**

主持人 所以应该针对性地做一些什么缓解措施？

如果出现这样的情况，先兆中暑症状，一定要去稍微阴凉的地方，除了我们讲的喝水以外，能有条件的话，最好喝一点金银花露，它本身就有清解暑热的作用，对中暑有预防作用。 **朱垚老师**

主持人 （除了）金银花露，有没有一些按摩的穴位？

对于中暑的穴位，如果出现先兆中暑的症状，患者可以自己按压一些穴位，比如像腕横纹下的四指讲的是三寸嘛，这个穴位的正中间，是内关穴，按压之后可以缓解恶心，对头晕有一定的帮助，其实不只是对中暑，其他比如晕车晕船都有用。 **朱垚老师**

主持人 噢，都是可以按压的穴位。

对。 **朱垚老师**

主持人 那刚刚讲到的是中暑，它是夏天的时候所特有的，因为它是一个高温情况下发生的急性表现症状。那可能是因为夏天的室内外温差比较大，很多人会出现感冒或者发烧的症状。

是的，我们中医上把风寒、风热感冒这些外来的病称为"疾"，就是老百姓讲的"疾病"两个字，这两个字是有区别的。所有外来病就称为"疾"，我们这边做了一个牌子，这上面讲了"疾"和"病"两个字，这两个字其实从字形上就有差异，我们古人是惜字如金的，如果这两个字完全是一个意思，他就不可能造两个字出来。而这个"疾"呢，它上面是一个病字头，但实际上这是一个独立的字，这个字念nè（疒）。疒字部在甲骨文里面是床的意思，这个床竖过来，这是床的背板，这是床腿，竖过来以后就是一个病字头，所以他用这样的意思表示什么呢？就是正常人和病人的区别，就是正常人白天应该是下地活动的，病人是长期卧床的，所以包括现在到医院去，有没有病床主要看床，他要卧床嘛。所以呢叫疒，所有带病字头的字其实就是疾病的意思。广泛的，而这两个字呢也有区别，像刚才主持人讲的，外感的风寒、风热感冒，现代医学讲的细菌性的、病毒性的，由外入侵人体的我们中医传统称之为"疾"，所以它在疒字部里面放一个"矢"。矢在古代是箭的意思，一个箭从外面射进人体，就表示由外而来的疾病，所以对它的病原学有个明确的判断，就是从外进入人体的，不是人体自发的，所以这类称之为疾。而且大部分外感病，好得快去得快，所以中国传统都认为是小疾。

朱垚老师

主持人 快速的。

对，快速的，很快能好转，不是什么大问题，很多古装戏里都有讲到皇帝第二天不上朝，都说"寡人有疾"，他没说寡人有病，对吧。所以"疾"严格意义上讲是外感，是小病，外感病。

朱垚老师

主持人 （中医）博大精深。

是的。

朱垚老师

主持人 这是疾，那我们通常讲的疾病，那另外一个病字（怎么解释）？

病字是这样的，它上面也是一个疒字部，大家已经认识了，它就是表示身体状态不好，而这里面放的是甲乙丙丁的丙，对吧，他为什么不放甲不放乙放的是丙，这个其实跟中国中医学以及中国的天干地支有一定关系。天干地支里面是甲乙丙丁午己……，然后呢这个跟中医理论里人体的脏腑相对应。这个丙对应的是心脏的搏动，中医讲心阳嘛。放这个（丙）是什么意思呢？就是只要是由内而生的病，它的病因是说不清楚的，就像现代医学很多内伤病，这个内科的病的病因不完全清楚。而中医传统也发现这个问题，所以很多内伤病并不知道他什么时候起的，但是知道他的终点在哪儿了，就是如果你不用药物干预，最后一定落实在什么，心脏上面，而且就在心脏的搏动上，这就是活人和死人的区别，他最后死亡嘛。是这样一个意思。所以他是把所有的内伤病用这个"病"字来概括。

朱垚老师

主持人

如果小朋友在学写字的时候能这么学的话，应该就不会忘了。

是的，而且这两个字呢，中国古人很有智慧的，从外感到内伤基本上囊括了所有的病症，所以用它来概括所有身体的不适，一种病理状态。

朱垚老师

主持人

我们刚刚一开头讲的，说中医不像我们认为的那样，主要是用来养生的，其实也是可以治疗一些急症或者一些比较紧急的状况。我就想到了如果家中有老人的话，其实会比较担心，比如出现一些脑出血这样的症状，因为其实出现这样的症状最早的时候，好像有一个黄金几分钟的时间。那这个时候对他的急救其实非常重要，那么在中医上，有什么样的方法呢？

刚刚讲到这个老年患者有脑梗病史，后边出现急性中风、脑卒中这些问题，中医传统叫中风，认为这个症状就像风邪侵入人体一样，轻的是头晕目眩，重的是完全昏迷，不省人事。大多数人对于中风、卒中第一反应是打120，去等急救的车辆来。但是在此之前，做一些有效的中医救治，对他的这个后期到了医院以后的系统治疗是有帮助的。

朱垚老师

主持人

更有利于他的恢复。

对的。比如讲我们中医传统的还有刺血疗法，针刺的刺，就是拿针刺破体表，在适当的穴位放血，来缓解症状。比如像中风这个病，那刺血疗法一般的像我们中医讲的十个指头、十宣穴，每个指尖的都有，还有呢，就是大椎穴，就是头低下来以后那个最高的骨头称为高骨，这个是大椎穴，大椎穴也有刺血的作用。

朱垚老师

主持人

十个指头都要刺？

不一定，刺一些，包括耳平尖这个穴位，跟耳背后的降压沟这些呢，把它刺破，刺破挤出血来对他这个症状有一定缓解作用，甚至对高血压有一定降压作用。而这个工具（包括）传统中医针灸针、三棱针呀的这些，在家里如果没有，甚至可以用缝衣服的针、大头针，都能起到作用。但同时肯定还是要打电话，请求120的急救医生过来支援。

朱垚老师

主持人

在等待支援的过程中，前提是这个穴位一定要找准啦。

对。

朱垚老师

主持人

我觉得这个对大多数老百姓来说是不难的。对于这个急救来讲，自己能够掌握一些，而且我觉得家中可能常备一些中医的器械，也是非常有好处的，尤其是家中有中老年人的。刚刚我们讲的中风是比较常见的，除了这些还有哪些症状（中医）可以应对的？

中医传统的能处理的急症还是很多的，比如我们刚才讲的这个外感疾病里的发热，按现在医学讲可能常规的细菌性感冒也会发烧，就有外感高热，还有就是病毒性感染的高热。这种可以用刮痧的方法，包括老百姓讲的岭痧，岭痧就是用手指在眉间或者天枢穴去捏，捏红了以后也有一些退热作用，但是最好是用刮痧的方法。

朱垚老师

主持人

在发高烧的时候可以去刮痧。

对。

朱垚老师

主持人

可以快速地降温吗？

有作用，包括刚才我们讨论的像夏天发的中暑，也可以通过刮痧的方式，有一定的（缓解）作用。

朱垚老师

主持人

中医药不仅仅是我们生活当中所说的一个保健领域，它其实是博大精深的。其实说到养生，现在我们身边很多人都普遍在做一件事，那就是祛湿，要么就是排毒。我就在想，怎么有那么多人都是多湿体质呢？都觉得自己挺湿的，比如说就会在身上比如腹部，要么就是足底贴那种祛湿的贴，说过一段时间拿下来就是黑色的。或者是泡茶的时候就加一些什么冬瓜呀，又是什么各种粉末，就说用来祛湿。我在想，不见得每个人都需要祛湿吧。

对，这个要具体看每个人的体质。其实按照现在国家的标准，人有九种体质。我们现在也在进一步研究，把它分得更细，有十三（种）体质。其中有湿性体质，但不全都是。有的时候，作为一个特殊的中医学的病理因素，它肯定跟别的病因夹杂，比如讲有的人偏寒湿，还有的人偏湿热。所以还是要具体来看，有的可能压根就不是湿的问题。

朱垚老师

主持人　那是一种从众的心思。

其实究竟体内有没有湿，最好请专业的中医师来对他进行判别。

朱垚老师

主持人　那如果真的是这个比较偏湿的体质的人，他究竟要通过什么正确的方法去调理呢？是不是通过贴、喝这些方法？

这个要具体看，但是以我们临床经验呢，就是饮食调理对这个体质的改善是有帮助的，比如像我们传统讲的这些祛湿的食物，冬瓜、海带、薏仁米、赤小豆这些，都有一定的祛湿作用。但是现在我们从临床角度观察了很多病例，发现这个吃，短时间不容易起效，必须要长时间吃，甚至要吃到一年以上才会有效。你说一天就吃一两顿，就指望湿气全部祛了，其实很难，因为人体还在不断有水湿水谷这些食物喝下去。包括主持人刚才讲的冬瓜排骨汤，冬瓜本身祛湿，单煮可以，如果加了油荤，那就是助湿的，对它还是有点儿影响。你煮汤排骨放得多，冬瓜放得很少，吃完了反而加重。

朱垚老师

主持人　是，所以你看有的时候光了解某一种成分或者是某一个食材其实是没有用的，做法搭配其实也很重要。就像刚刚开头嬿婉讲到的，大家现在经常去做的比如拔罐，很多时候说这个拔罐其实也可以祛湿可以排毒，是这样吗？

拔罐呢，是中医传统的治疗方法之一，外治法之一。通过罐体的这个负压的吸力，达成传统认为的祛风寒湿。但是这个不是完全祛湿。我记得几年前这个游泳名将菲尔普斯当时身上有中国印嘛，就因为他身上拔了很多罐，他那个是有作用的。为什么呢？他长期游泳，本身就容易湿，就算是恒温泳池跟体温还有10℃左右的差距，还是容易受寒湿，拔罐是有效的解决方式。但是刚才放的照片，上面的运动员还不一定是湿气，实际上拔罐有疏经通络的作用，改善他的肌肉疲劳，所以它的作用机理还不大一样，你刚才那个不能盲目地把它归为祛湿的机理。

朱垚老师

主持人　应该说拔罐基本上都是类似这样的手法，但是可能不同的体质，它对应的效果是不一样的。

> 还有不同的罐。
>
> 朱垚老师

主持人　有什么样的罐?

> 这个中医传统有陶罐，后来变成竹罐，竹罐用得比较多，比较广泛。后来进一步演化成玻璃罐，包括现在还有真空负压罐。
>
> 朱垚老师

主持人　今天找了一个这种电动加热火罐，我之前没有见过这个。是导演提供的，因为据他说，我们一般的拔罐好像主要集中在后背部，但是他用这个的习惯是哪里疼他就拔哪里。

> 有一个叫阿是穴，主要是哪儿不舒服就拔哪儿，或者针刺哪儿，然后缓解了，也就是这个经外奇穴嘛。
>
> 朱垚老师

主持人　而且这个在家里面来讲，操作应该还是比较安全的，它是一个电动加热的，但是如果真的是要用酒精和火的那种，在家里好像就……

> 额，没有经过培训的最好不要去弄，因为报道有当时被烧伤的，包括艺人。
>
> 朱垚老师

主持人　好像前段时间还有一个什么火疗?

> 对，火疗这个问题也是，很多人误认为火疗是中医，其实中医传统自古没有火疗，这个也是现在一些人自己发明的方法，但是它的安全性包括它的实际疗效还有待验证，所以不建议大家自己去做。
>
> 朱垚老师

主持人　是，那另外一个大家很关心的很流行的词汇，排毒。那这个毒又是怎么来的呢?

> 首先主持人讲的排毒，其实严格意义上来讲，在我们中医术语体系里面没有这个词。中医传统有清热解毒这样的提法，但不大提排毒，排毒现在可能民间讲得比较多，不是很严谨。而且对于毒的这个认识，也是有很大误区的。就从毒这个字的字源学上讲，其实大家一直对它有误解。如何理解"毒"这个字，毒的上面实际上是一个草字头，另外一种草字头。传统的草字头是一个正常往上长的草，它那往两边长是杂草丛生。然后呢它底下是一个"母"，其实这个是曲解，为什么? 因为底下这个字应该是"毋"，就是不要的意思，其实那一笔是拖下来了的。
>
> 朱垚老师

主持人 拖下来的。

是一个"毋"。所以古语《说文解字》都讲到这个毒最早的意思就是丛生的杂草，而这个杂草有什么特点呐，是毋，不要，就是不能吃的草。南京人喜欢吃草，这个九头一脑、七头一脑，实际上（作用）就是清热解毒。实际上不能吃的草，像这种就是毒草，最早是引申这种草里面有毒。到后面我们中医学讲有虫毒、酒毒，包括喝酒以后可能会酒精中毒，蛇虫鼠蚁咬伤也会中毒。以前有例子，就是同学到山上去游玩，给马蜂蜇了，这个就是虫毒。
朱垚老师

主持人 这是真正意义上医学领域的"毒"了，和我们现在养生的排"毒"，其实不是一个概念，我们得加引号。

对，要加引号。
朱垚老师

主持人 今天咱们聊了很多特别有趣的有关中医养生的话题，其实前面您聊到了一个词叫脾虚，我相信电视机前的朋友们并不陌生，尤其是现在很多的公众号的推文当中也会提到这个词语。我们来看看一般公众号上是怎么说的。"脾虚女人老得快，千万不要忽视！"你说如果一个女性读者看到"老得快"这三个字，无论前面写的是什么都会非常谨慎。

扎心。
朱垚老师

主持人 很扎心，对不对？但是我们现在仔细来看一下脾虚的女人老得快，从您的角度去分析，它有道理吗？有联系吗？

应该讲，这个提法，不是很准确。
朱垚老师

主持人 脾虚的女人不一定老得快。

脾其实作为人体的脏腑，我们中医讲是五脏的根，五脏是人体的根嘛，那其实在体内，有这个运化水湿水谷精微的物质。传统意义上来讲，脾统血，脾是一个很重要的脏器，这里面像主持人刚刚讲的，我们也想到一个问题，其实从字源学上讲，人体肝心脾肺肾，主持人有没有发现这几个字有什么不同？
朱垚老师

主持人 读音不同。

对，主持人是播音专业的，只有"心"没有月字旁。
朱垚老师

主持人　　　哦，对哦。

> 只有心没有月字旁，为什么心没有月字旁？这个其实是从字源上讲，这个脏器包括脾脏、肺脏、肾脏和肝脏，它们是在一个量级，它们都有月字旁，而心没有月字旁，就证明它们不在一个量级，这里面也代表了它们不同的作用和功效。我们中医《黄帝内经》里面讲，这个心脏为十二官之大主，主五脏六腑，君主之官，就是君主，谁都得听它的。而心脏呢，按照现代医学它有左心房、左心室、右心房、右心室四个腔，这个按中国古人讲，每个里面都有一些血液，所以这个字其实去写四点就够了。那其实最神来之笔的就是弯钩，以前我们在学生讲课也跟学生讲到这很有中医学的特点，为什么呢？首先这个形状就让人看着很像心脏，对吧。其次按照现在医学对心脏的理解，这个心脏的搏动，心电的波动是从窦房结，然后心肌束，一直放射到心尖部，最后回流，完成心电的传输。所以我们以前在讲的时候，就有博士生质疑说那古人他怎么能知道这个事。我们讲古人其实在冷兵器时代，刀子一划，开膛破肚肯定经常能看到，他有足够的时间观察心脏的搏动，包括杀鸡宰羊，那猪心跟人心大小很接近嘛。他能观察到这样的情况，所以这个字没有月字旁，突出跟别的脏器不一样，同时它的搏动就体现在这个钩上。

　　　　　　　　　　　　　　　　　　　　　　　　　　　　　　　朱垚老师

主持人　　　我觉得我们这个节目太适合全家老小一起看了，带着小朋友，你看顺便把这字呀直接给拆开全部学会了，而且还知道它是怎么来的。特别特别神奇。

> 对。

　　　　　　　　　　　　　　　　　　　　　　　　　　　　　　　朱垚老师

主持人　　　所以聊到中医，它的确有很多神奇的、有趣的事情等待我们去发掘。

> 是的。

　　　　　　　　　　　　　　　　　　　　　　　　　　　　　　　朱垚老师

主持人　　　其实中医在我们生活当中，还是非常普及的。就比如大家聊到的这个脾虚啊，很多人其实很关心的，会用一些方法去调养，比如说泡脚。现在因为一些艺人在一些节目当中分享他的生活方式，所以大家都跟着开始泡脚，而且有各种各样的泡脚的方子。我们来看看他们是怎样泡脚的。你看还针对不同的问题，有祛痘的，去闭口的，缓解静脉曲张的，都是不同的药材，您能看出来他是用的哪些药嘛？

> 能看出来。

　　　　　　　　　　　　　　　　　　　　　　　　　　　　　　　朱垚老师

主持人　　　能看出来，您觉得他们这些药材对吗？

他首先几方面问题，一个就是主持人刚刚讲的泡脚，泡脚这种方法可以改善人体循环，一方面热传递，有的人喜欢用特别烫的水，其实我们不主张用特别烫的水，因为特别烫以后，特别像我们临床遇到的一些糖尿病病人，他下肢反应比较迟钝，然后呢周围神经病变，感觉迟缓，他可能甚至烫出泡了都不知道，容易继发感染，所以我们不主张用特别烫的水去泡。然后呢，他泡脚以后呢，是对下肢循环确实有一定改善作用。再有呢就是他们现在放的药，放药物来泡，这里面存在一些什么问题呢？就是从我们中医临床上讲呢，这个泡脚浴足跟这个药浴是同样的机理。但是实际筋皮吸收的成分不像大家想象的这么多，皮肤是人体的非特异性的免疫组织，所以它把一些对人体有害的或者是不容易吸收的东西阻挡在外面，所以筋皮真正吸收多少，这个还有待进一步验证，但是肯定能吸收，所以呢我们就讲这个里面包括它的一些处方。

朱垚老师

主持人　治水肿腿粗的方子是什么？

水肿腿粗这个方子太细了，这看不清楚，有可能用的是花椒，看这个外壳有点像花椒。

朱垚老师

主持人　花椒？

花椒，其实很多调味品，像什么陈皮、八角、花椒，它们也是中药，入药用的，属于药食同源。花椒传统呢，它有这个祛风除湿的作用。它细小，通经络，咬到嘴里麻麻的，尤其是花椒壳比较麻。我们中医里面讲花椒其实是可以治疗急症的，不是用它来泡脚的，急性上火的风火牙痛，咬一颗花椒子含在嘴里，很快止痛。

朱垚老师

主持人　那不会觉得更痛吗？

不，它是这种祛风止痛嘛，本身有通络的作用。

朱垚老师

主持人　最下面，改善失眠，他倒了米醋在里面。

他倒的是一个醋，醋呢，其实中药传统的柴米油盐酱醋茶都是可以入药的，醋也是中药的一种，很多药呢也需要用盐醋调服，醋本身是酸性的，对很多疾病是有作用的。这个泡脚呢，说是通过这个筋皮吸收来改善睡眠，这个要打个问号。疗效不是太确切，有可能脚气泡好了，但是睡眠没完全改善。

朱垚老师

主持人 那也算是有用了。

朱垚老师 有用，是的是的。

主持人 那就是说这些偏方来源于很多途径，可能是道听途说，或者是朋友分享，或者是一些公众号上的推荐。但是，也许这些食材有用，但是未必能通过泡脚的方式起到作用。

朱垚老师 对，形式也许不一定能起到作用。

主持人 好，接下来我们来看看在江苏卫视微信公众号上大家提出了哪些问题。这个朋友叫铲屎官小喵，最近在吃中药，听说要忌口，不能吃萝卜，否则会抵消药效，是这样的吗？

朱垚老师 这个也是老百姓普遍的一个误区，传统中医讲，萝卜一身都是宝，我们国医大师周老先生用很多跟萝卜相关的中药，比如陈年老萝卜缨子，中医叫陈莱菔缨。对于这种顽痰，肺气虚，用莱菔缨是有作用的。然后再有呢，萝卜籽，中医叫莱菔子，大家的误区就是从萝卜籽开始的，为什么呢？中医传统十八反十九畏，就是讲有些药物放在一起会增强疗效，有些呢会降低它的疗效。现在呢，药理学把减低功效叫拮抗作用，增强疗效叫协同作用。所以中国古人就观察到有这样的情况，还把它作为一个规则，让大家背下来，就是大多数药没有反应。有一个药十八反十九畏，里面就有一个人参煨莱菔子，人参是补气的，而萝卜籽是宽中下气的，冲墙倒壁的，传统讲有这个破气的作用。你这边吃的中药里面有人参补气，那边吃萝卜籽破气，实际上使药效大大下降，所以呢老百姓觉得吃人参的时候不能吃萝卜，但实际上萝卜和萝卜籽还有点不一样，萝卜籽药用价值更强，而萝卜相对弱一点。如果那个方子里有参类的，是不宜和萝卜、萝卜籽一起用的，但是没有的话，它本身可以改善气滞，可以食用。

主持人 只要是没有人参类的，都是没有问题的。我们来看看家里老人常说很多食物是发物，过敏或者有伤口的不能吃，比如说菠菜什么的，那到底什么是发物？

朱垚老师 我们中医传统呢最常见的一些发物，像老鹅，以前明代有这样一个故事。

主持人 一吃鹅会有红疹。

对，明代相传朱元璋的大将徐达，身上长了个背疮，背疮大背嘛，长在脊柱这个地方，是不能吃发物的，属于痈疽疔疖，据说朱元璋赐他一碗老鹅，他就知道国家安定不需要他这个大将了，所以后来吃了以后背疮发了去世的。虽然是民间传说，但是据我们中医讲，确实很多东西比如公鸡、老鹅这些都是发物。而且像我们现在临床观察，发物对皮肤科的疥疮癣癞，包括一些良性或恶性的肿瘤，甚至包括消化科的黄疸，内分泌科的痛风，呼吸科的哮喘，都有加重疾病的作用。像刚才网友问的菠菜，菠菜其实呢，中医传统讲也是发的，但是以前古人对它的认识比较宽泛，没有精准定位，而且里面机理也没有解释。那现代医学研究，也确实发现菠菜对我们内分泌科的痛风是有影响的，因为绿叶子的菜大部分草酸、嘌呤比较高，痛风本来就是血尿酸的一个异常，嘌呤代谢不出去，大量进食菠菜以后很容易发起来。然后严重的出现脚趾、手指关节的疼痛，红肿热痛，这个中国古代也叫痛风嘛，晚上发得很明显，所以叫白虎历节风，就像晚上被白老虎咬了一样。所以应该讲，中国古代的发物是针对某些病来说有影响的。它的科学价值也是不断地在揭示，确实是有道理的。

朱垚老师

主持人 对，但是我觉得现在咱们会更针对性地去谈这个话题。不见得菠菜在所有这个疾病和过敏症状中都不能吃，但是我们会发现无论我们身体上有什么样的小毛小病，或者我们去医院要进行长期治疗的时候，医生都会提醒你一定要忌口，比如那种辛辣刺激类的不能吃，或者生活方式都需要调整。这就说明其实我们的身体机能需要一个健康的生活方式。

是的，是的。

朱垚老师

主持人 好，网友"晴天"在问，俗话说一天三枣，容颜不老，我每天都吃几颗红枣或者用红枣泡水喝，是不是会有补气养颜的功效呢？

每个人体质不一样，有的人吃完没问题，有的人吃完（会出问题）。我们临床遇到过有患者不要说三颗枣，吃一颗枣就上火，这个枣还是偏热性的，具体还是要看。尤其是像我们中医传统讲，中医治疗传统疾病包括人体保健有一个大的原则，就是三因制宜，因时因地因人，其实呢，红枣它能不能吃，什么时间吃，他的体质适不适合吃，一定还是要具体看人。

朱垚老师

主持人 所以我们会发现，刚刚以上网友所提的一些问题，都是我们生活当中听过的一些或者是正在使用的一些养生方法，其实这些方法也都有它的来源，它原本也都是有效的，但是经过这么长的时间，大家在坊间传闻之后就会发现，好像它并不适合所有人，在中医上其实特别讲究按照不同体质去对症下药。

对，对。

朱垚老师

主持人　现在大家越来越关注自己的身体健康的同时，也需要去用正确的、客观的态度去面对中医的这些养生的知识，所以今天真的非常特别感谢朱老师来到现场。

主持人　我们讲了很多关于神奇的中医的话题，也希望今后在节目当中，朱老师能经常来我们这边做客，跟我们观众朋友讲更多关于中医的知识。谢谢您，朱老师！

谢谢，谢谢。

朱垚老师

（2019 年 6 月 1 日在江苏电视台参与的急诊中医科普节目）

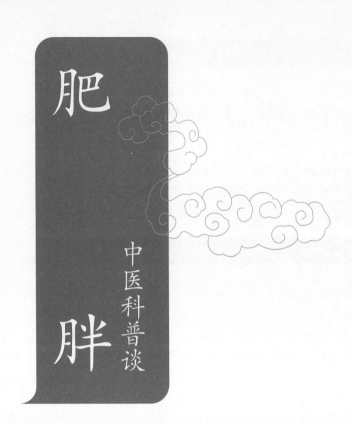

肥

胖

中医科普谈

主持人

今天我们为大家请到的非常来宾是南京中医药大学副教授、国医大师周仲瑛工作室的朱垚朱教授，欢迎您！

主持人好，大家好！

朱垚老师

主持人

朱教授，刚开头的时候咱们一起在听嬿婉讲很多艺人美容美体的方法。作为艺人，一直要出现在公众的视野，他们对于自己身材的管理会格外严格。但是我们也会发现，现在很多艺人讲到的很多自己的养生的方法，其实都跟中医有一定的关系，也有很多人会用食补的方法，我身边有一些女生会选择每天吃燕窝，吃了燕窝就觉得自己美美哒。所以我们今天在节目一开始先给大家来一个互动的问题，如果您答对，将有机会获得八块八的现金红包。参与方法是扫描屏幕下方的二维码来关注江苏综艺频道的微信公众号，听完题目之后，输入您认为正确的答案 A 或者 B 发送过来就可以了。来，请听题。请问，燕窝最主要的功效是美白皮肤吗？A. 是，B. 不是。究竟哪个才是您认为的正确答案呢？我宣布，答题开始。朱老师，先给咱们说说看啊，很多人奉燕窝为美容上品，觉得吃完立刻就会变美了，它究竟什么时候起被咱们用为美容的食品呢？

燕窝本身其实是一种药食同源的中药，应该讲既是食品，又是药品，安全性是有的，但是对于它的功效，我们觉得不应该盲目地扩大。中医传统呢，在清代医家王孟英的《随息居饮食谱》里就有记载，认为燕窝本身是味甘的，有补益作用，尤其是以养阴为主。所以传统讲呢，对于体虚疾病，像一些虚性的咳嗽、虚性的腹泻等等，大部分都能起到很好的效果，所以这里面它有一个明确的功效，有滋阴的作用，滋阴益血。然后呢，在其他的一些中药本草著作里也都有提到，其中像《本草从新》里讲到它是痨瘵圣药，痨瘵圣药是指什么呢？"痨瘵"这一中医传统病名，相当于现代医学的肺结核，就是肺痨。从临床角度讲，肺结核病人早期典型的症状——咳嗽、咯血、潮热、盗汗，是典型的肺阴不足、阴虚的表现。燕窝对这个是有作用的，古代认为这种阴虚的症状用燕窝是有效的。后来一些其他的本草专著里也提到，认为它有入气分的作用。所以总的来说，这个药呢，它有补养气阴、养血的作用，但是以气分、阴分为主。补血作用呢有，可能在历代古籍里面记载不是特别推荐用它补血，有一些其他的补血药，像阿胶。所以客观看待它的功效非常重要。我们中医讲，有些女孩子皮肤发黄，可能是脾虚，可能是气血不足，她这种气血不足呢，通过燕窝补益气血可能对她的皮肤改善有一定作用，但是如果不是这样的皮肤，有的可能是湿热的体质、冒痘痘或者偏寒湿的体质，吃燕窝不太适合。所以还是要根据体质具体来区分。

朱垚老师

主持人　是的，而且咱们聊了那么多它的功效，好像由古至今也没有说它有一种功效是真正能让皮肤变白。

朱垚老师　是的，没有直接提美白。

主持人　它最多是能够让气色看起来变好，而且这个前提是你的体质还得适合。

朱垚老师　对，是这样。

主持人　所以这一题的正确答案应该选择"B. 不是"。不知道你有没有答对呢？有机会来得到我们八块八的现金红包。刚刚聊到的燕窝，其实针对大家对于燕窝的这种追捧，现在很多商家出了那种即食燕窝，就是很小罐的，我一直在想那种小罐的燕窝每一罐也不便宜，它的功效跟我们平时拿回家自己煮的那种会有区别吗？

朱垚老师　它可能从提纯工艺，到做的过程，相比自己单独弄可能是有差异的，究竟是自己弄好还是这个好，严格意义上讲，没有专门做过研究，但是总的来说还是那句话，吃燕窝要注意几个问题：第一，要适合你的体质；第二，看产区，像有的出自东南亚这一块产地，然后进入国内。我们中医讲不管是药食同源的东西还是药材，都分品级，比如石斛，分了九品，好的铁皮枫斗很贵，常用的入药的川石斛就相对便宜一点儿。所以这里面一定要去看它的品级问题，差异还是比较大的。如果把这些东西完全脱离了来讲，可能很难对它有一个准确的判断。

主持人　的确，可能很多人仅仅是把"燕窝"两个字和美容联系在一起，殊不知当中的来由，它其实并不是单纯作为美容的一个药食同源的食材。刚刚前面嬿婉讲到了一个词，现在挺流行的，叫作"身材管理"，现在大家会经常说"皮肤管理""身材管理"，那么针对这个皮肤管理的问题呢，我们也在网络上给大家搜罗了一些比较流行的中医管理的方法，我们来看一下有哪些。第一个方法叫作美容针，好像是用针灸的方法在面部扎很多针，说这个可以让皮肤变得更加细腻，可以除皱，这个是什么原理呢？

朱垚老师　我看主持人（的照片里）用了日式美容针，照这个字面意思应该不是我们中国传统（的针灸），可能是日本学者发挥的。但是总的来说呢，针灸是中医传统的，对改善经络气血的运行是有作用的，包括对肌肉的调控和刺激等等，对内脏、内分泌疾病也都有作用，包括做针灸减肥等等。但是，面部呢，像这张图，这个穴位如果用针灸，按我们国家来说，应该由针灸师、中医师来做，而且面部很多穴位还是有比较强的医疗作用的，取穴不当的话可能会对人体健康产生一些损害。

主持人　有人说面部针灸的原理是刺激它的血液循环，还有一种说法是说它会刺激胶原蛋白的新生，让它全部激活起来，所以有抗衰老的作用。我不知道这种所谓的刺激胶原蛋白的新生这样的原理，中医上有解释吗？

> 中医传统的针灸的原理，它认为呢，人体十二经络，三百六十五个穴位，天人相应嘛，对应十二个月以及三百六十五天，传统很多针灸流派里专门还有子午流注的方法，特定的病，特定的时间，才能去针。所以针灸主要是通行经络，改善局部的气血运行，但是就像主持人刚才讲到的，真正地对蛋白的吸收刺激可能还是需要有更权威的专家去做临床研究，现在有很多的报道可能考据不是太实，而且引用的一些材料还是值得推敲的。针灸临床来说医疗的价值更大。所以刚才前面的那一张图，面部全部去下针，有些穴位针得不好，反而会出问题。所以按我们中医讲呢，进针的角度、手法、力道，都有讲究。像我们很多中医药大学针灸推拿学院的学生，他们还要专门去练功，来增强他们用针的力道、推拿的手法。

朱垚老师

主持人　他们是怎么练的呢？

> 学校有这样的课程，比如像少林内功，还有像易筋经，国家体育总局也有八段锦这些健身气功，但是呢少林内功他们是需要去学习的。我们推拿（学院）的同学呢很有意思，我们二十多年前上大学的时候，我们推拿学院的院长讲这个推拿怎么练，说是给大家一袋大米，手在上面练滚法，滚到什么时候算出师过关了呢？滚到这个大米倒出来全都碎了，就是到位了。

朱垚老师

主持人　那得用多大的力啊？

> 所以他要不断地去练习。

朱垚老师

主持人　所以我们一方面觉得这个故事很有趣的同时，也会想到，满大街都会看到"针灸"的字样，但是其实针灸还是需要一个很漫长的学习和练习的过程，它是一个非常专业的领域。所以在此呼吁大家，如果有任何针灸的需求，要到正规的中医医疗机构去进行治疗。刚刚我们讲的是第一个，所谓的中医美容针灸的疗法。我们来看看第二个是什么方法。这个是面部拨筋，用旁边的这样一个小的器械。能给我们解释一下什么叫作面部拨筋吗？

其实严格意义上讲，拔筋这个说法也不完全是中医学的。中医学除了针灸，还有推拿这些外治的方法，在推拿的手法里有滚法，像刚才我们讲滚这个米袋，也有拨法，就是拨这个穴位，但不是完全意义上叫拔筋。所以现在这种美容保健的拔筋方式跟中医学的拨法可能还不太一样。

朱垚老师

主持人 那它最早这个拨的方法是？

中医学里面是有，推拿里面是有的。

朱垚老师

主持人 那这个跟（针灸）刺进去在效果上有区别吗？

有区别。按照我们国家严格意义上讲呢，特别是刚才讲的拔罐啊，刮痧啊，按摩啊，可以自己在家做，包括很多妈妈给自己小孩做小儿推拿。但透皮的这种，不管是针灸还是其他的治疗，严格意义上还是要由医师操作，操作不好怕有感染的情况。而且它选的穴位有一定的疗效，没有经过专业训练没法知道是什么样一个情况，随意取穴后有可能反而对身体造成一些伤害，还是要慎重。

朱垚老师

主持人 我们看她拿的这样一个小工具，它这个是什么材质呢？

可能是牛角骨，像刮痧板一样。

朱垚老师

主持人 现在有一些面部按摩的工具，什么24K黄金按摩棒，就是说本身这个材质呢，好像对皮肤也特别好，我不知道有没有这样的说法。

其实现在很多网上的东西要客观地去看待。可能商家过度夸大了某些商品的作用。就黄金这一个问题，黄金本身也是中药，入药的，中医传统讲金箔有镇心安神的作用，但是用的剂量，因为它是金属嘛，非常小。而我们中医传统讲急救三宝——安宫牛黄丸、紫雪丹、至宝丹，像紫雪丹这些是中医传统非遗，金锅银铲，要拿金属的东西去炒制，让成分在里面留存。所以其实内服有特定的效果，但是用金皮去刮有没有这样的作用，其实有待科学进一步去验证和研究。

朱垚老师

主持人 这个问题比较好理解，如果商家说是纯塑料按摩棒，就没有人会去买了。从宣传的角度来讲，它应该是对皮肤没有害处，但也没有那么好的功效。

也不一定像他讲的有特别强的作用。

朱垚老师

主持人 是。所以无论是什么样的美容方法，首先你要用正确的、客观的态度去面对它，你是否真的需要、是否真的适合，当你有这样的需求的时候还是要到专业的、正规的中医医疗机构去进行进一步的了解和诊断。那么在今天节目当中我们主要跟大家聊的是关于中医领域的美容、美体的问题，如果您感兴趣，欢迎大家扫描屏幕下方的二维码来关注江苏综艺频道的微信公众号，可以把您的问题发送过来，在稍后的节目当中我们会请朱老师为您解答。

主持人 刚刚我们前面聊到了一些美容的话题，关于针灸美容，的确是我们要用更加科学的态度去看待它，不见得所有人的体质都合适。而且我觉得大家对于美，尤其是对于身材，现在很多女生近乎是一种苛求了。不知道您身边有没有这样的人，就是我们觉得她好像不胖啊，但是她好像永远把"减肥"这两个字挂在嘴边，您身边有这样的人吗？

> 很多，包括门诊有很多特地来寻求减肥（配方）的，服内服药减肥。所以我们有时候觉得呢，其实还是有一个客观的度的问题。
>
> 朱垚老师

主持人 当您看到这样的患者的时候，您觉得她胖吗？

> 很多都不胖。现代医学里面对肥胖是有界定的，比较突出像我们内分泌专业专门有一个（词叫）BMI，体重指数，就是体重除以身高的平方，算出来以后呢一般有一个范围，正常我们亚洲人的形体呢一般 18 到 24 是一个正常范围。低于 18 是偏瘦，大于 24 是偏胖，大于 26 是肥胖。很多女生都在 22，还不到 24，甚至还没有到正常的范畴，她也要去减肥。
>
> 朱垚老师

主持人 真正的肥胖和自己看起来胖、觉得自己胖还是两回事儿。关于今天我们聊到的中医领域的减肥、美容、美体的话题，好像挺流行针灸减肥的。我之前在网上看过一个帖子，她自己说她身高 164 cm，体重 137 斤，针灸了一个疗程瘦了 18 斤，你知道有的人一辈子都没有瘦 18 斤，她一个疗程就瘦了 18 斤，大家就会觉得针灸减肥好像特别有用。

> 其实严格意义上肥胖作为一个代谢系统的疾病，也是世界级难题，不管是西医，还是中医，也都在研究。针灸这个领域呢，我们中医药大学的附属医院包括门诊都有不同的专家在研究，有的专家研究十几年了，专门通过针灸的方法系统来减肥，他的这个机理呢，按我们中医的道理主要分两块，一块是加强脂代谢，再一块是健脾利湿等等。所以它对内分泌的调节是有作用的。一方面是我们中医讲的扶正，加强脏腑的功能，另外一方面是去邪，对痰湿之气有祛湿、化痰的作用。很多

穴位也承载这样的功能，所以针灸减肥应该讲效果肯定是有的，但是呢，一个就是要找具体的专家评估以后制定个体化方案，再有就是有些治疗过程中也要配合一些其他手段，而不完全是单一的针灸。

朱垚老师

主持人 按照您说的，是不是某一类体质的人采用针灸的方法可能会瘦得特别快，但对于有些人来讲可能就没有那么明显？

对，也跟体质差异有关。

朱垚老师

主持人 您遇到过比较有效的针灸减肥或者中医减肥的案例吗？

针灸减肥呢，他们针灸科的专家做得比较多，我们临床上有很多患者来呢，就是开中药减肥。我导师国医大师周仲瑛周老呢，他以前的病案里面有不少减肥的案例，其中有一例我们公开发表过，印象很深，患者是一个女性，78公斤，然后老先生给她开了以化痰、消脂、利湿为主的方，她吃了三个月，吃完以后体重明显下降，当时好像是下降了十多公斤。这里面呢老先生用到一味药，就是荷叶。

朱垚老师

主持人 很多人泡荷叶茶喝。

现在坊间很多也都是用荷叶来泡茶，但是其实也要分体质。有些体质偏寒性，吃完以后可能反而会出现腹泻的情况，也不能过度腹泻。

朱垚老师

主持人 大家现在对于荷叶的认知就是它可以让自己拉肚子，让自己体重变轻，就进入了一种很不健康的减肥的误区。但是合适的体质是不会出现腹泻的症状的。

有的时候合适的体质不一定出现腹泻的症状。它明确对水湿、消脂是有作用的。

朱垚老师

主持人 而且我想，这类成功的爱美人士，她们在服药的这段时间肯定也是比较严格地控制了她们的饮食的，如果说还是大鱼大肉，估计再怎么服药都没有作用。所以对有减肥需求的人来讲，健康的作息和合理的饮食是尤为重要的。还有一种方法，除了针灸减肥之外，就是埋线减肥。我是真的听说过我身边有很夸张的案例是瘦了十几斤的。但是这个过程也是每个人有不同的说法，有人觉得还挺痛苦的，有人觉得身体会出现不太舒服的状况。那在中医上这个是什么原理呢？

埋线减肥也是中医传统的治法之一，就是把药线埋在皮下特定的穴位，然后让它对穴位产生刺激，甚至有些药线有一定的药性，加强了穴位点的刺激，来调节体内的内分泌代谢。但是它的疗效也有待进一步去评估，具体如何去做，各家有不同的方案，但是总的来说有几个原则：第一，透皮的东西，经过皮肤的，针灸也好，埋线也好，针刺也好，还是要到正规的医疗机构去做；第二，不是所有人都适合，以自己的主观感受为主。像针灸也会出现晕针，如果针刺了以后出现晕针，那我们肯定就不做；如果埋线以后出现不适，肯定还是需要及时停止，不能强行做下去。

朱垚老师

主持人 据我所知，埋线好像要把线分别埋在身体的不同位置，具体应该埋在哪些地方？

埋线的作用机理其实跟针灸有相似的地方，它也是根据不同的体质和病证，因为传统它是治病的嘛，然后选择特定的穴位，把药线或羊肠线埋在指定的穴位下发挥作用。有些药线可能药物也有一些作用。所以其实呢这个穴位要根据具体情况来看，我们在针灸这个领域，把它叫作"穴位处方"，根据不同的穴位，上肢下肢，也会定个方案，哪几个穴位配成一个处方。

朱垚老师

主持人 可不可以这样理解，针灸是短暂的间歇性的刺激，那如果埋线在体内的话，它会比较长时间地去刺激？

是的，包括我们中医药大学门诊部有些专家是做浮针，就是在体表用针刺了以后留针，就可以带着针回去，到一定时间再把它取掉，也是为了增强对穴位点的长时间的刺激。

朱垚老师

主持人 浮针是需要过一段时间就取掉，那埋线的那个线是可以吸收掉的吗？

有的可以吸收掉。

朱垚老师

主持人 那有一部分是吸收不掉的？

要看具体什么样的线，有的是要把它取出来，但药线大部分能吸收。

朱垚老师

主持人 其实我们前面聊到的这个针灸和埋线，一定要到专业的中医的机构进行诊疗，因为它还是具有一定的风险性的，毕竟是在体内。到了夏天，大家都有减肥美体的需求，如果让您推荐一些比较健康的食材和食物，您会推荐什么？

像刚才前面讲到国医大师周老用荷叶，荷叶其实本身也是药食同源的，再有呢，像我们中医传统讲的薏仁米、赤豆，本身都有利湿的作用。还有呢就是一些药材可以用来泡茶，代茶饮的，像一些花茶，比较常见的像代代花、佛手花，我们老师也喜欢用这类的，我们临床也照他那个用，有的有理气化湿的作用，这些都可以用来代茶饮，制作一些简便的小的药茶。

朱垚老师

主持人

其实我觉得你的体重如果没有给自己的身体造成太大的负担，真的不同的体重会有不同的那种美在体现，生活当中只要注意调整自己的饮食结构和进行一定量的运动，保持一个健康的状态就可以了。关于减肥这个话题啊，你看朱老师也说了太瘦也不好，所以希望大家用更加科学的健康的态度去看待减肥这件事儿。

主持人

前面我们聊到了减肥，我想每个人对于美，对于胖和瘦都会有自己的认知。像以前我们中国古代以胖为美，（后来）我们也经历过追求那种竹竿儿、纸片的那个状态，但是其实我觉得现在大家的这种包容度越来越广之后，其实关于胖和瘦都有自己不同的认识。那么在中医的认知下，胖和瘦是什么样的一个状态呢？

主持人讲的这个胖和瘦呢，其实我们从字源学上讲很有意思，我手上有两个板，大家有没有看见，它这个实际上是"胖"和"瘦"两个字，刚才我们讲呢这个带病字头的才是病。

朱垚老师

主持人

你看瘦它是一种病呐，胖不是一种病！

我们前面讲，"月"字旁是通"肉"，"胖"这个字呢很形象，肉多出来一半，比平时胖嘛，然后这个"瘦"呢实际上是作为病来算的，所以也跟我们前面讲的脾虚有关系，中医传统讲"脾主四肢肌肉"，过胖过瘦都是脾虚的问题。所以这个病字头的"瘦"字很形象，里面是个"老叟"的"叟"，像老年人脾虚，有的会身体消瘦，所以"瘦"很典型。但这个瘦也有个度，不仅仅是胖有个度，胖正常来说不是一个疾病，但是过度肥胖可能是疾病。但这个瘦呢，瘦到什么程度才算是病？其实按照现代医学也好，中医学也好，它对这个有一定认知，最简单的就是时间，如果是在一两个月、两三个月之内体重很快下降，这一类的瘦，恐怕不好，有可能是某些疾病的先兆症状，比如像肿瘤的恶液质。突然形体消瘦，要去排除肿瘤的可能。再有如果短时间内体重急剧下降十几斤甚至二十斤的，可能要去看是不是有内分泌系统的这个糖尿病、甲状腺功能亢进，它们都会出现高代谢的一些症状，就会导致形体消瘦，吃得多，身体还消瘦。所以这些呢一定要去留意，真的在短时间内体重下降的，可能不是你减肥成功，而是出现某种疾病。

朱垚老师

主持人　而且是你根本就没有减肥，吃得还比以前多了，但是还瘦了，这个时候可不能沾沾自喜，是身体发出的一个信号。那其实体重过瘦，你看从这个字面的感受来看，是个病字头，它是一种疾病的象征。那现在的中医应该也是这样认为的，就是体重过瘦的人他会有一些引发的疾病。

自身问题。所以我们就是不建议本身没有 BMI 超标、达到肥胖的这种女生，片面为了追求美，去减肥。我们临床也看到很多病案，就是有些女孩子通过节食、大量的运动，体重快速下降以后会出现一些继发的（疾病）。中医讲其实瘦下来以后，脾胃之气伤掉以后，气血生化无源，出现一些次生疾病，很常见的，可能包括月经的紊乱，甚至闭经；然后再有呢，像内分泌代谢的紊乱，包括这个自身免疫受到影响以后引发的一些其他的免疫系统的问题。所以不能盲目地去减肥。

　　　　　　　　　　　　　　　　　　　　　　　　　　　　朱垚老师

主持人　是是是。所以到底怎么样才算是胖呢？我们前面也提到了一个指数，BMI，叫作体重指数，我们前面也讲过它的一个正常值，那么接下来考验你有没有认真听讲的时候到了，我们的互动问题来了，如果您答对，有机会获得八块八的现金红包。题目是这样的，请问体重指数高于多少才算是肥胖呢？A 是 18，B 是 24。如果您看了前面的节目应该非常简单。来，答题开始。我们再给大家回顾一下，其实 18 到 24 刚好是很正常的范围，有些女生可能才 20 岁出头，就会觉得自己胖得不行。男女生是用同一个指数来衡量吗？

亚洲人跟欧美人不一样，亚洲人基本差不多，男女生有差别，但是总的呢这是框定一个大致的范围，大于 24 的人偏胖，低于 18 的人偏瘦。

　　　　　　　　　　　　　　　　　　　　　　　　　　　　朱垚老师

主持人　所以用客观的态度自己先去衡量一下体重指数。好，所以我们这一题的正确答案呢是"B.24"。您答对了吗？恭喜您有机会获得八块八的现金红包。今天节目播出的过程当中也一直有观众朋友在我们江苏综艺频道的微信公众号上跟我们进行互动，现在我们来看看大家的问题。"主观少女"问啊，谁能想到我才 20 多岁，已经到了保护发际线的年龄，想问问网传的用生姜煮水洗头发，真的可以生发吗？

生姜呢它本身是中药，而且对改善皮肤的微循环是有帮助的。但是按我们中医讲呢，这个脱发的机理呢，其实要区分。有些女性的脱发呢，有可能是气血不足，中医讲"发为血之余"，气虚了以后呢，对头发的固摄作用差了，可能会脱发，而有些男性的脱发呢，他可能是这个湿热上蒸，然后面部出油，头面部多油，按现代医学讲呢他可能是脂溢性脱发，那这种呢可能不一定适合。用生姜呢，它只是外用刺激皮肤，属于外治的方法，有一定作用，改善微循环，但是真正呢是看体质，如果气血不足呢，补益气血，很快脱发的问题能够得到改善。包括我门诊治疗一些脂溢性脱发的，用清热除湿的中药，消脂化痰的这些呢，是有改善的。所以还是要具体分开来看。

朱垚老师

主持人

接下来这位朋友"不吃青菜"："我是典型的梨形身材，上身看着90斤，下身看着120斤的那种，想请教一下针灸能够局部减肥吗？"聊到局部减肥，很多女生非常关心，可能很多女生只想瘦腿，或者只想瘦胳膊，男生只想瘦肚子。局部减肥有用吗？

这个理论上讲呢，比如像她这种梨形身材，包括有些像心性肥胖、腹壁脂肪沉积，我们中医讲呢，其实跟她的内脏的功能异常有关系。脾虚以后，腹部容易出现水湿，代谢不掉，脂肪可能异常沉积，比一般人多，那这一类的患者我们临床评价她有可能是脾虚湿盛的体质。而像她这种局部减肥呢，可能可以针灸，要请（为）他们针灸的专家来具体评估、定方案，在我们认识的这些专家里面有专门做的，局部（减肥）是可以做的。但是如果确实肥胖，体重超标的话呢，临床用药了以后整体的一个改善，整体的消瘦，不单单是一处。

朱垚老师

主持人

你整体瘦了，自然地下半身不也就瘦了吗？是不是。好，来看接下来这位网友。他问："我脸上长了很多雀斑，想问问朱教授，脸上长斑的原因是为什么？可以用中医的方法调理吗？"

面部长的这个斑，要具体分（析）。为什么呢？因为我们中医传统有这个症状，古籍里面就有记载，就像脸上有灰一样，叫"尘面"或者叫"面皯"，这些呢都是指这个面部褐斑。但是这个褐斑要分（析）。因为刚才这个网友讲的是雀斑，雀斑呢现代医学讲有的是遗传，父母如果有雀斑，年轻时就有，可能生出的孩子很小的时候就有，外国小朋友可能很多见。这一类中医叫"先天禀赋"，这个相对可能困难一点，但是有的像我们讲二十多岁的育龄期生完孩子的，她出现的这种是妊娠斑。中医讲斑的形成跟气血亏虚、失于运化有关。还有老年人，到六七十岁甚至七八十岁以后脸上出现的是老年斑。老年斑呢，中医讲属于肝肾亏虚。这些其实用中药可以改善，尤其像妊娠期间，包括生完孩子以后她脸上出现的这种黄褐斑或者妊娠斑实际是体内气血不足的表现，用一些补益气血的中药对她是有明确改善作用的。

朱垚老师

| 主持人 | 嗯嗯嗯，明确改善作用，但是不见得说你可以短期就直接消失，它是个长期的调养的过程。好，那么今天呢，特别高兴能够再次请到朱老师，跟我们聊这个中医的美容美体的方法。看来如果想让自己变美变漂亮不仅仅只有美妆博主可以告诉你，神奇的中医也可以给你找到一些门道。如果大家对我们的这个神奇的中医非常感兴趣，也欢迎大家以后持续收看我们的节目，争取多把朱老师请到我们的现场跟大家一起来分享神奇的中医。好，再次感谢朱老师！ |

（2019 年 6 月 2 日在江苏电视台参与的内分泌中医科普节目）

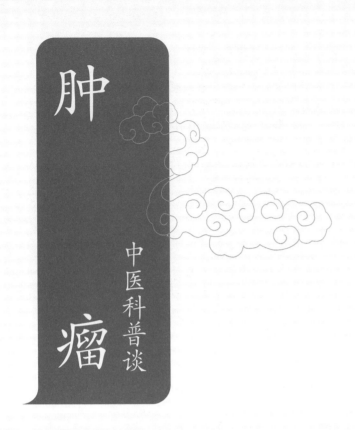

肿　瘤

中医科普谈

主持人　香港的著名女星汪明荃，她现在已经71岁了，不过我最近看她出席了一次综艺活动，我真的很难想象，她坚持以这样的一个状态，出现在观众的面前。首先是惊讶！其次是感叹！给大家看一张照片，没错，我刚刚说的是71岁。很多观众朋友说，如果说她是31岁，应该也有人信吧！非常可爱的丸子头，还有这个花花的公主裙，一点都看不出来她的年纪，而且给人的感觉是那么的积极，那么的正能量，带给大家更多的是快乐。但是我想，有些事情，大家还不知道。在1985年的时候，她曾被医生诊断为甲状腺癌。而时隔了17年过后，2002年，她再一次被确诊为乳腺癌。可以说，这两次的双重打击，真的很难想象，她平常是以什么样的精神状态去面对自己的生活，但当我真正看到这张照片的时候，我觉得给我很多的启迪，很多的正能量！有很多记者就问她，你怎么能够用这么好的心态去调整、去面对病魔。汪明荃女士说，其实除了配合医生的治疗之外，她还非常注意平时的健身以及养生，比如中医的一些疗法，艾灸、拔罐、泡脚，她都有尝试。

主持人 感谢嫣婉的分享，今天在我们非常来宾的环节，请到的还是我们的老朋友，南京中医药大学国医大师周仲瑛工作室的朱垚副教授，再次欢迎您，朱老师！

主持人好，大家好！

朱垚老师

主持人 刚刚开头，嫣婉给我们分享的是已经71岁，但是还有浓浓少女感的汪明荃。我们经常说，艺人就是异于常人。除了在艺能上优于常人之外，我想，她在面对很多事情的态度上，还有非常坚强的意志，因为我也是今天才知道，她在很长时间内都处于一种抗癌的状态。我想无论是在生理上还是心理上，她应该都饱受煎熬，这就是为什么当我们提到癌症的时候，都会觉得它特别的沉重。因为那个过程我们都觉得难以接受，所以很不愿意去谈及它。今天我们有请朱老师，想问问您，中医是怎么看待癌症这个病症的？

"癌"这个字呢，不是西医发明创造的，中国殷商时期的甲骨文里面，就有"癌"这个字，然后到了周易时代，这个周礼里面，把医生分为四大类：有这个疡医，就是疮疡，西医叫外科医生；一类叫肿疡，到现在呢，韩国、日本这些地方，还把这个肿瘤叫作肿疡。其实中国古代的医生就发现了癌这个词，而且本身，就癌这个字而言，也有它的特殊性，因为在中国古代就有这个字，不管是癌还是瘤。癌这个字，我们之前说过上面是病字头，也就是"疒"字部，表示病的一种，同时，它下面这个，是一个独立的字。在古代的繁体字里面，三个口，一个山，是通"岩石"的"岩"。在我们江苏书画院，有一个书画大家叫钱松嵒，就是这个字。（它）实际上就指的是体内这个肿块，像岩石一样。所以最早，在我们宋代中医的古籍里面，就提到癌这个字，后来到了北宋时期，杨士瀛的《仁斋直指附遗方》里面也讲到它这个特点，"上高下深，岩穴状"，如岩石和岩洞一样，一块一块的，质地非常坚硬，甚至到后期，病重会出现昏迷，医家对"癌"自古就有这样的描述。

朱垚老师

主持人 这是癌，您刚刚说还有？

包括肿瘤，我带的是"肿"的繁体字版，上次说过，这个月字旁是表示肉，然后重是表示它这个形象，不管是我们古代讲的这个阴肿，还是这个水肿，肾病，腿粗起来以后，这个很形象，就表示这个肉，给人感觉很重，多出来一块，这是肿字。古代也有肿瘤这个说法。现代医学，这个肿瘤，实际上不管是良性的（还是）恶性的，都统称肿瘤，但是恶性的叫癌。瘤这个字上面是病字头，然后下面是一个"留"，停留的意思。就是指人体内这种水湿、痰瘀留在体内，留而不去，所以会引发后期的肿胀，或者其他的一些变性，最后生成一种恶变。所以应该讲，不管是肿瘤还是癌，自古中医里面就有这样的字。西医学的这个"癌"字，大家都知道"cancer"。实际上呢，它在拉丁语系里面，是"crab"螃蟹脚的意思。肿瘤从影像学来看，有良性、恶性的区分，良性的肿块，它的包膜很明显，整个能看到。而恶性的，包膜边界都不太清晰，和周边的长得参差不齐，甚至长在一起，看起来就像一只螃蟹，所以很形象，再加上它这个发展很快，像螃蟹横行霸道。所以国际肿瘤协会的会标就是一个大螃蟹，上面插着一把利剑，（意思）就是要把这个肿瘤铲除。所以英文里面的"cancer"，就是肿瘤和癌，其实是西医学对它的认识。但是进入中国以后，也就是19世纪之后，很快，西医就在中医学里面找到相应的这个词，病症也很明确。所以癌和肿瘤自古就有，我们也对应上了，其实也一直在用，并不是说西医叫癌，中医不叫癌，实际上是一样的。

朱垚老师

主持人

其实我们经常说一个观点，癌症是西医发现的，这样的说法，不太全面。因为其实，中国自古就有癌、瘤、肿这样的字，而且对于癌症这样的病症，中医和西医都是从它的病理的特点来进行命名。那么我更想知道的是在中医上面，除了我们知道的这个病理以外，我们是怎么看待（癌症），以及治疗的方向大致是什么样子的呢？

对于肿瘤和癌症呢，中医历代古籍里面都有治疗的方法，从《伤寒杂病论》开始，再往前推，这个《神农本草经》作者无从可考，但是《神农本草经》里面记载着361种药，里面有一半都有抗肿瘤作用，明确讲了这些，对于癌毒、痈疡的治疗作用。然后到了东汉时期，张仲景的《伤寒杂病论》里面也有，比如桂枝茯苓丸、鳖甲煎丸等等。鳖甲煎丸，我们现在临床上还在用，用它治疗肝癌、肝硬化，效果很好。桂枝茯苓丸，很多中医、中西医专家用它治疗子宫肌瘤，我们中医传统叫癥瘕积聚，效果还是很不错的。然后到后世医家，不同的典籍里面都记载了不同的方法，包括胃癌，中医传统叫反胃，然后食道癌，中医叫噎膈，通过针灸的方法也都可以干预。

朱垚老师

主持人

前面我们讲到了中医是如何从文字的角度去发现并且拆解癌症这两个字的，其实中医和西医，面对癌症的时候，治疗也是有比较不一样的态度和方法。据我所知，西医主要是通过放化疗、切除这样的方法，那中医上大致的治疗方向究竟是怎么样的呢？

主持人讲的是的，现在西医学主体，手术、放化疗，包括靶向治疗，这一块是他们主要的方案。但是，不同患者不同分期会有比较大的差异，有些，早期的时候手术会好一些，等到中晚期的时候就不适合手术。中医也是根据它不同的分期来对应性处理，比如说一些早期的，根据他的情况，主要是两方面，一方面，中医讲以扶正为主，现代医学讲，主要是提高免疫力；另一方面，是以驱邪、抗癌解毒为主。现代医学讲的，主体是针对肿瘤的病灶和他病发的情况来处理。

朱垚老师

主持人

基本上是通过调整自身整个免疫力来处理这种情况。那在这不同的阶段，中医具体有什么治疗方法？

中医对它的不同期，也有它的判定标准，包括对肿瘤的治疗。我们国医大师周仲瑛周老，耄耋之年写了很多论文，包括我们工作室传承团队，包括肿瘤辨证十法，对肿瘤辨治问题的若干思考以及中医治疗肿瘤的经验公开发表，对我们中医界有（一定）指导作用。然后，我们周老提出了一个癌毒学说。按照他这个癌毒学说理论，肿瘤的发生是从无形到有形，从气分到血分，从一开始只是脏腑的功能病变，到最后脏腑的形质病变，出现实体肿瘤。所以从这样一个判定标准以及癌毒理论，我们实际去观察，去看临床患者，国医大师及我们团队治疗肿瘤，发现它有这样几个层次，第一个，是超早期。现在临床上有许多超早期病人。超早期是什么呢？它不是严格意义上的学术划分，我们这样称呼是因为很多患者到我们门诊就诊，他们没有实体肿瘤，影像B超也好，CT也好，查不到实体肿瘤，只是在体检的过程中，发现肿瘤标记物的各种指标的单一项，或者是个别几项升高，有的时候还没有达到肿瘤的诊断标准，因为有些肿瘤指标要高出几倍以上，但是有的患者非常焦虑，多次查，多家医院查，都没有实体肿瘤。这个时候，我们就讲属于超早期。现代医学，因为没有实体肿瘤，所以也不好手术。只是单个指标高，也不可能上放化疗，放疗也得有对象，他没有靶向，不好去弄，包括其他方案也不好去上。实际上患者来求医以后，看我们国医大师周老这么多年发表过一系列论文，单纯这一两项肿瘤标记物（指标）高，（可以）用中药把它降下来。后来我们在传承的过程中，在临床上也去用，用了之后发现还是重复有效的，这也是我们国家"十二五"当时研究肿瘤的课题。现在持续研究，老先生治疗各个专科肿瘤的方法，发现对于单纯指标升高，没有实体肿瘤，按照周老的理论，就是只是在无形阶段、功能阶段，也就是中医讲的气分，还没有变成实体肿瘤的阶段，可以有效地干预，把指标降下来，防患于未然，把疾病消灭于萌芽状态，这个是超早期的一个治疗。

朱垚老师

主持人　是的，我们现在每年做的体检当中，会有一个肿瘤四项的检查，其实出现某一项指标偏高的情况并不罕见，还是挺多的。那么正常情况下，你会选择再次去复诊，可能医生告诉你是没有问题的，暂时没有肿瘤风险，但是从中医的角度想，这都是萌芽，我们需要把指标调到一个正常的状态。

可以用药，把它干预下来，没问题的。　朱垚老师

主持人　那我问一下题外话，现在的中医在确诊重大疾病的时候，是通过看片的方式，或者是看指标的方式，还是会介入一下中医的望闻问切的方法吗？

中医传统的诊疗，大部分是通过望闻问切来形成个体化的辨证，制定个体化的方案，中医称之为辨证论治。就算是同一种肿瘤的病人，通过不同专家的判定，可以判定为不同的症候，所用的药也是不一样的。所以我们在查房的时候，一个病房里面的病人症候差异也很大。现在这个医学的手段，包括影像学、物理手段、检查的实验室指标是生物化学的手段，不仅仅是现代医学用，中医学也可以去借鉴。像我们业内也有专家讨论，是不是影像学我们完全不看？其实我们也有去看，相当于是望诊的一个延伸，可能更微观，直接看到内在。在一定程度上，这样对于确诊较早的病变，进行辨证分型，给它制定个体化方案，还是很重要的。而且还可以用中医的四诊，来进行症候分析。在一个层面上，我们认为只要对患者有利，就不要偏颇于是中医还是西医。　朱垚老师

主持人　借助于现在医学的快速发展，其实反而会让我们中医的诊疗变得更加全面，变得更加科学。刚刚我们讲的是超早期，一个未病先防，如果有指标出现了异常的状态，我们可以通过中医的方法进行这样一个调理，那进入下一个阶段呢？

进入到后面，一般就是现代医学讲的肿瘤的早期，早期病变。有一个分期，西医对它有一个 TNM 的分期，T 是原发病灶大小，越大越不好；N 是淋巴结转移，越多越不好；M 是远端转移，用这个来分早中晚期。一般正常情况下，按照我们现代医学讲，如果是早期，肿瘤病灶适合手术的时候，一般是优选手术。在这个阶段，很多患者会优选手术，但是在实际过程中我们就觉得，它对我们中医的治疗带来两个方面的影响。第一，如果早期身体条件适合手术，我们也是鼓励患者的，术后的中医治疗，以补益气血、扶正为主，这个时候不宜再加过多的抗肿瘤的药，或者以毒攻毒的毒性药物，怕伤及正气，所以这个在治疗上，会配合他的手术有所变化。再一个，

像刚才前面蠕婉讲到汪明荃女士的这个事情，在甲状腺、乳腺病专科，我们看到很多这样的病人，她甲状腺、乳腺有同源性。这个现代医学没有完全解释，究竟为什么承认同源性，但是很多时候前面有甲状腺的这个肿瘤，甚至甲状腺全部切掉，然后后面可能合并还会有乳腺的一些病变，甚至还会出现乳腺的癌变。其实我们中医讲的，手术治疗摘除是一部分，但她这个痰瘀痰湿的体质没有改善，摘掉以后，可能在这一条经的别的地方，再次复萌，我们中医称为癌毒复萌。跟现代医学的转移可能还不是一回事。因为现代医学也判定它不一定是转移瘤，可能是另外一个原位再生瘤。还有这样的情况，所以应该还是根据患者的情况来定。

朱垚老师

主持人

这个是早期方案，那进入了比如说放化疗的阶段，那个阶段往往病人觉得是最痛苦的，家人也是真的看在眼里、疼在心里，在这个阶段，中医是如何介入的？

就像刚刚讲的，早期手术，中医主要是提高免疫，在放化疗阶段，也是根据他的一个症状来应对。一般认为，像现代医学的放疗、化疗，它的化学药物有一定的毒性。其实在一定程度上讲，类似于中医讲的以毒攻毒，所以我们临床观察，从患者这个化疗以后的反应来说，按照我们周老的理论，化疗偏于伤气，而且有两部分，一部分是脾气，一部分是肺气。前面正好跟主持人讨论过，这个肺主皮毛，所以化疗伤肺气以后，会掉头发，然后这个肺气是主卫外，是人体的第一层免疫，现代医学讲，一定程度上相当于白细胞的这个功能。所以为什么化疗以后会有一定的毒性，出现白细胞下降、免疫力降低，比一般人容易感冒，这都是肺气伤的表现。再有就是伤了脾胃之气，中医讲，脾胃主运化，胃主受纳，脾主运化，吃进去的食物，通过脾胃的运化变成气血。那么化疗之后，伤了脾气，很容易出现消化道的反应，像恶心、呕吐、消化不良、腹胀等等。这都是伤脾气的表现。然后放疗，按我们老先生的观点，根据他的临床病案，就是实际看患者，大部分是偏于伤阴。伤阴是很典型的，这个放疗是照光、射线，做完以后，可能会出现舌苔的干燥，一照以后舌苔没了，口干、咽燥，这个严重的，放疗完以后会出现放射性的皮炎，皮肤干燥，皮肤瘙痒。再有照完以后可能会出现放射性肺炎，放射性肠炎，可能出现大便秘结，甚至其他症状。当然我们中医讲这一系列症候群，主要就是阴伤的表现，他这个伤阴可能涉及脏腑，为什么呢？因为这个照光是全面性的，穿透性的。其实放化疗阶段，中医主要是一个干预手段。用中药主要是减毒增效，减轻放化疗的毒副作用，增强它的疗效，让患者平稳地度过完整的放化疗周期。

朱垚老师

主持人　明白了，刚刚讲到是那个化疗，的确很多患者在经历这个痛苦的阶段以后可能病情得以好转，但是可能也有部分患者就进入了下面的阶段，到了晚期的阶段。可能西医治疗会觉得说方法不多了，那这个时候的中医是如何进行（治疗的）？

主持人讲的是对的。现代医学对肿瘤的划分，分中晚期几种。一种是他经过了前面的手术，放化疗之后，到了中末期，他可能还有一些转移的情况。还有一种，是他没有进行过放化疗，发现的时候就已经是晚期了。到这个阶段的，已经错过了能早期手术的时期，有些肿瘤对放化疗不敏感。所以可能在治疗上面，就主要是干预措施了。很多患者家属带着患者一起找过来，中医这个时候的干预主要是以中医为主体的抗癌解毒，同时要兼顾固护正气。这个时候的主要目标是尽量延长患者的生命周期，提高患者的生活质量。因为很多晚期的肿瘤患者有很多并发症，比如癌性发热，癌性疼痛。真的特别严重的，我们遇到的，打吗啡、杜冷丁（注：哌替啶）都没有办法止疼的。

朱垚老师

主持人　没错，提高生活质量，这一点真的特别重要。

对对对。

朱垚老师

主持人　生命本身的意义可能不仅仅在于它的长度，在每一天当中活出的这个宽度也同样重要。我想这个生活的质量，不仅仅对这个病人本身，对他的家人来讲，也非常非常的重要。我们刚刚讲到的，从中医的角度，不同阶段的癌症病人，我们应该如何去针对性地治疗。那现在在您接诊的病人当中，这样不同阶段的癌症病人多吗？

有，不同阶段都很多。

朱垚老师

主持人　有很成功的这种案例吗？

我们接诊的也有，然后包括我们跟随国医大师周老师15年，也看到很多很典型的案例。两年前就有周老先生治疗的一个患者反馈，在我们江苏的连云港，有一个靠海的渔村，有很多肿瘤病人。好多找到我们老先生看，然后，好多都是超长期的生存。这个还专门有学校派一支研究小组去了，同时带着摄制组去，把一些资料采集回来。我们现在在做进一步相关研究，就是当时他们这个村里面的，有些肝癌晚期的病人，单纯用中药治疗，生存周期明显延长。我们当时遇到的，存活已经是第5个年头了还（健）在。最长的，这个食道癌晚期的，已经 13 年了，还（健）在，而且经常还有联系。有些当地的患者会找到我们来看，所以我们觉得其实包括我们国家"十二五"以前承接老先生治疗肿瘤的经验去看，做这个整体传承，就觉得很多临床病例观察下来，用中药干预和不用中药干预，他的生存周期还是有很大差异的。

朱垚老师

主持人

因为可能现在很多人会有一个误区，我选择中医干预的阶段，可能是在比较靠后的阶段，那我这个时候就希望我的生命尽量得以延长，同时希望我每天能够过得舒服一点。但我们刚也了解到，其实从超早期的时候，我们就可以来进行中药的调理，它是日复一日的循序渐进的一个过程，可以提高机体的抵抗力。因为它本身是一个抵抗病毒的过程。

主持人

我们今天聊到的这个话题呢，是跟癌症相关的。当然我们也聊到了从中医的角度，如何在肿瘤的不同阶段，去进行干预。我想无论是中医还是西医，都是一直在进步的，需要我们一代一代去传承，那么现在关于癌症这件事情，是不是认知跟以前也会有很大的不一样？

是的，传统认为这个肿瘤属于内科病。这个跟基因背景，包括理化因素，都有很大关系，没有完全认为它是有传染性的。但是前两年这个诺贝尔奖得主，在非洲工作了十几年，发现了这个宫颈癌，跟宫颈癌病毒有关，所以导致现代医学对肿瘤有了一个新认识。既然与病毒有关，可能治疗方法、干预方法就转变为跟病毒的对抗，像疫苗这一类的就应运而生了嘛。所以现在这两年我们临床上看到很多女性都会去查 HPV，也就宫颈癌的这个硬度指标。然后有的呢，在 20~40 岁这个年龄段，如果 HPV 阴性，还会建议打宫颈癌的疫苗来预防。我们也遇到过 HPV 指标高，已经感染了，不能打的。中药对降这个指标是有明确作用的，所以不管是中医还是西医，对疾病的认识都在不断进步。

朱垚老师

主持人

那么癌症跟遗传的关系是什么？

跟遗传呢，其实像这个现代医学讲的，严格意义上讲，还不是直系遗传。因为直系遗传的像色盲、色弱、血友病、地中海贫血，可能父母有，孩子基因缺陷，他生下来就会有。这个一般讲的是遗传背景。遗传背景就是如果是家族里面有人，特别是父母有这样的一个病史，那么他们的孩子，基因里面带着这种背景，以后在成长过程中，跟家里人的饮食起居、生活习惯一样的情况下，可能他的发病率会比没有家族史的病人要高很多，这个是遗传背景的问题。

朱垚老师

主持人　所以说概率会变高，但是我们现在生活当中还是会有谈癌色变的一个状况，我想，可能是因为在目前的环境下，大多数人觉得得了癌症之后呢，这个治愈或者完全恢复到正常生活的概率没有很高，会觉得这是全家都需要去共同面对的一个很灰暗的状态。但是我想，随着科学的进步，随着在医学上对癌症认识的一步步地健全，将来一定有更好的方法让我们去共同面对这样一个疑难杂症。那么对于癌症来讲，我们的日常保健也是同样重要的，那么在我们的日常生活当中，我们应该多做什么，或者说饮食上面多注意什么，才会对我们的身体有好处？

主持人这个问题问得很好，其实健康的、合理的生活方式和饮食习惯，对预防肿瘤的发生，有很大的帮助。特别像我们现在很多的一些不良的生活习惯，很容易加重和导致肿瘤的发生。比如讲，大家比较公认的，吸烟这种习惯，尼古丁这样的刺激，容易导致肺癌的高发。但是，其实很多人不知道它对膀胱癌也有刺激。我们临床治疗的很多男性患者，大部分膀胱癌的，基本上都有 20 年以上的烟龄。再有像我们很多地方，习惯吃一些腌制品，腌的咸肉、香肠，腌制品它里面亚硝酸盐超标。这个按照现代医学讲，对消化道肿瘤有刺激作用，比如胃癌、肠癌。然后还有就是我们中国有些地区，像西北这些地方，可能会吃一些胡辣汤或者热汤、热汤面之类特别热特别烫的这种刺激的食物，久了以后，对他这个食管有刺激，容易诱发食管癌、胃癌等。这些还是有很大影响。

朱垚老师

刚刚讲到这个抽烟，包括吃腌制的食品，还有食物过烫，还有比如说酗酒也会有影响。传统讲，酒本身也是中药，但是这个酒过量了以后，其实（对身体）有影响。过量以后，它其实主要是通过肝脏的一个代谢，容易诱发肝脏的一些问题。但是肝癌本身，也不光是酗酒的问题。我们国家比较多见的肝癌的典型，是乙型病毒性肝炎，一种慢性肝炎、病毒性肝炎。长期喝酒以后，我们临床上观察的，病程超过十年的容易出现这个老百姓讲的三部曲，先是病毒性肝炎，然后进一步的肝脏组织受损，出现纤维化，最后出现门外高压、肝硬化、肝腹水，最终也是由这个病毒性肝炎转来的。

朱垚老师

主持人　跟心情的郁结有关系吗？

心情也很重要，其实我们前面讲到癌这个字，留而不去。按我们中医理论讲的，这个应该是气血比较调顺啊，不会有停滞。然而气血不畅以后，则容易助痰生湿，血液运行不畅，就会导致有瘀血的情况存在。所以为什么会出现气血运行不畅，就是情绪不畅，我们很多医家古籍里都有提到，"百病皆由情志抑郁所致"。情志不好，气滞气结，心情不调畅，很容易诱发肿瘤。

朱垚老师

主持人　是的，因为很多人都说这个脾气是性格的问题，并不觉得可以用调理，让它发生改变。实际上，在中医上说，比如比较容易发火的这一类人，其实是肝火旺。

而且我们临床现在观察到的，我们现在也在研究这个，其实前面节目里面也讲肝经综合征，肿瘤里面有良性的，有恶性的。良性的肿瘤，女同志比较多见，比如子宫肌瘤；这个肝上面的，像血管瘤，肝囊肿；乳腺的这个纤维瘤，或者结节；再往上，甲状腺的纤维瘤或者甲状腺癌，其实这些良性的肿瘤都是这条经，中医讲这个肝气不舒，是情绪不畅导致的，所以这些都很典型。

朱垚老师

主持人　保持一个良好的心态和心情，其实也特别重要。

主持人　公众号上有网友提问：很多人都说啊，得了癌症，这个不能吃，那个不能吃，吃了会"发"啊。请教一下朱教授，究竟什么是发物呢？

主持人讲这个发物，是我们中医传统对这个一些特定的食物，它的一些对人体的刺激反应，而给它定名叫发物，老百姓认为这个东西对很多疾病，确实有这种刺激作用。民间也在用，中医也比较认可。北京中医药大学，我印象中有一个博士，博士论文专门做的就是发物的研究。中医传统讲这个发物，应该讲的，还是有它的临床价值和指导意义。这个发物呢，按我们中医讲的，就是哪些患者是不能吃发物的，并不是所有人都不适合。发物主要像一些，我们今天讲的良性的恶性的肿瘤是不适合吃，吃完以后对他这个瘤体，有一定的刺激作用，促进它增大或者出现淋巴结远端转移等等这些。再有，就是像我们临床其他科，皮肤科的痈疮疔疖，长疮长疖子不适合吃，像一些这个消化科的黄疸，呼吸科的哮喘，它也容易引发，诱发出来，再有就是讲的，像我们内分泌的一些痛风，都会是一些饮食不当导致。

朱垚老师

主持人　那海鲜应该肯定是发物吗？是不是整个海鲜类的都不可以吃呢？

具体的发物呢，它是这样，像荤菜类的，里面的比较公认的，像一些公鸡、老鹅，然后是猪头肉、狗肉。

朱垚老师

主持人　猪头肉是发物？

> 传统讲是发物，还有狗肉，然后再有像一些淡水鱼，一些鲫鱼鲤鱼，传统讲是发物，其他鱼还好。海鲜里面，按照中医传统理论，认为除了海参以外，其他都是发物，吃了以后对刚才讲的这些专科的一些病种，不仅仅是肿瘤，可能都有不同的刺激。
>
> 朱垚老师

主持人　海参不是发物，那比如说喝海带汤那种？

> 那是特指海鲜是发物，海带汤、海带、紫菜这些呢，海里面的这些植物类的，大部分那不算发物系列，而且我们中医传统讲的这个海带、紫菜，中医传统海带叫昆布，本身也是入药的。本身入药的功效就是软坚散结，化痰消肿，消淤。其实很多一些肿瘤，比如像甲状腺的肿瘤，反而需要用这些药，它能够对肿瘤有一定的消散作用。
>
> 朱垚老师

主持人　明白，那其实我们刚刚讲的，如果有这样的病症之后，什么样的食物不能吃，但是说到抗癌的食物啊，我想观众朋友也知道很多，比如说这个西兰花、木耳是抗癌的，它们真有这个作用吗？

> 西兰花是兰花的十字花科，现在这个营养学家和医学家临床研究很多年，发现十字花科确实有一定的预防癌症的作用。但是严格意义上说抗癌其实跟这个还是两个概念，但它至少对预防肿瘤是有一定作用的。再有就是木耳，传统讲（它是）血管"清道夫"嘛！它对血脂本身就有调节作用。其实像我们前面讲的，按我们中医的机理，肿瘤是从无形到有形、从气分到血分、从功能病变到形式病变，所以在早期，气血运行不畅，情志抑郁，血液里面杂质代谢不掉，这种食物，其实还是有作用的，在肿瘤的预防上是有作用的。
>
> 朱垚老师

主持人　那我们再回到开始嬿婉讲的汪明荃这个例子，前面讲了，她其实生活当中会比较注重日常的保健，会做拔罐、泡脚之类的。那么针对癌症病人，我们这样的一些中医疗法，会有特别的改善效果吗？

> 也要具体去看，中医传统的针对患者的，叫辨证论治。对于保健人群，就要看体质，前面谈了很多了，关于体质问题。那么肿瘤呢，我们中医里面分型比较多。我们国医大师周老先生去年才在业内，发表了一篇（文章），就是抗肿瘤十法，是他指导团队去写的，里面写肿瘤也分热性的，真性的。像我写的就是清热解毒的，也有寒性的。这个寒性体质，艾灸对它也是有作用的。现代医学里面的热疗，也是抗肿瘤的一种手法。但是，如果肿瘤患者体质偏热，吃热性的食物或者药物对他就有刺激。像这种艾灸类的中医的热性的这种干预手段，也不建议使用，还是要具体辨证去看。
>
> 朱垚老师

主持人　应该来说在中医上越来越发现，并不是说某一类的保健方法，它就适合所有人，完全不是这样，而是需要具体地分析自己的体质。那么今天呢，我们聊到的是关于中医在癌症这个事情上面，如何去认识它，如何去帮助治疗。今天特别感谢朱老师来到现场，我觉得，也给我们观众朋友很多启示，的确中医的方法是让我们提高身体免疫力，同时以更好的一个状态去对抗病魔。但是我想，在生活当中，我们更加应该做的是调整好我们每天的作息和饮食，一定要注意我们的生活方式，这样才能有一个好的身体。

（2019 年 6 月 30 日在江苏电视台参与的肿瘤中医科普节目）

腹泻与便秘

中医科普谈

主持人 欢迎来到《新@非常周末》，我是天天。传承中医文化，让更多人了解中医药，每期节目我们会邀请著名的中医来到我们节目当中，为大家答疑解惑，传授中医养生知识。在节目一开始，还是要欢迎我们的老朋友，南京中医药大学国医大师周仲瑛工作室的朱垚副教授，欢迎朱教授！

主持人好，大家好。

朱垚老师

主持人 夏秋之际好像特别容易腹泻拉肚子，想问朱教授刚刚视频当中这些现象是由于什么原因引起的呢？

按中医的医理，夏秋之际本身就属于长夏，这个特殊的季节以湿气为主，所以很容易出现腹泻，再有如果饮食不当，也会加重这种情况。现在医学称之为"秋季腹泻"，小儿秋季腹泻很常见，再有像一些成人如果饮食不当，急性胃肠炎也是非常高发的。

朱垚老师

主持人 在中医里面就叫腹泻吗？

中医传统叫泄泻。

朱垚老师

主持人 泄泻是什么意思？

泄泻，这边的泄，是个"世界"的"世"，它是指大便的释缓。按照我们传统的讲，如果是便质正常，大便一天两次或者两天一次都是正常范围，如果超过两天一次，就是便秘的范围。但是一天三四次、四五次，那就是腹泻。中医也会把它进行区分。这个"泄"是指泄下，大便比较急，如溏泄，相对稠厚一点，不成形；这种泻是泻下如水，比较清晰的，就像瀑布一样泻下。所以两个"xiè"（音同意思却）是不一样的，这个"泻"相对更加严重一点。

朱垚老师

主持人 那还有什么原因会导致我们这种腹泻？

按传统来讲，它本身是胃肠道的一个病变，比如像饮食不当，这是一方面，再有按我们中医来讲，脾胃虚寒的患者，他会出现腹泻；有些肾气虚的，也会出现腹泻。最典型的我们中医传统讲，五更肾泻，传统叫打更嘛，就是五更天的时候，就是早上四五点的时候，突然要去上卫生间，其实是肾阳虚的表现，也会出现泄泻。所以夏秋季，其实一方面和湿气有关，湿气比较重，但同时脾虚的患者，他湿气代谢不掉，也会在这个时间加重出现，还有就是饮食不当这类的。

朱垚老师

主持人　我是第一次听说啊，就是每天早上五点钟，如果经常出现拉肚子的情况是肾阳虚的表现，那我们怎么样判定我们这个排便是正常的，就是像您说的一天两次或两天一次，这个算正常吗？

要看次数和性状，大便正常情况应该是香蕉便，成形，稀软。如果偏散、偏稀的都不行，那如果干结如栗的，传统我们术语上讲干结如栗，就像毛栗子一样一颗一颗的，或者像羊屎豆这种，这是性状上的改变。再有就是频次，就像刚才讲的，超过四五天，甚至一个星期、两个星期不上卫生间的，这种是典型的便秘；如果一天四五次甚至十几次的，这种是腹泻。

朱垚老师

主持人　怎样判定我们是得了急性肠胃炎呢？

夏秋之际，急性肠胃炎概率会增多，患者首先自己会有不适，他明显感到大便呈水样，很稀，腹痛腹泻很明显，而且之前可能有不洁饮食这个情况，中医讲这个洁有两个方面，一方面是食物清洁的问题，夏天呢食物容易腐败，这个过腐的食物，时间久了变质了，把它吃了会出现这种情况；再有就是暴饮暴食，没有节制，《黄帝内经》里面讲"饮食自倍，肠胃乃伤"，如果饮食是平时的两倍，那容易引发不仅仅是急性胃肠炎了，有的暴饮暴食甚至会引发急性的胰腺炎，那都是很要命的问题。

朱垚老师

主持人　原来急性肠胃炎会引发那么多问题，我听说急性肠胃炎会出现上吐下泻的症状，会有吗？

有的患者会出现呕吐，伴发的呕吐，这是人体对自己的保护，以我们传统医学对人体的认识，有几个症状是不能马上制止的，比如发烧，不能见烧退烧；还有呕吐，不能见吐止吐；还有腹泻，不能见泻止泻。为什么呢？因为吃了不好的东西，身体马上有个排异反应，把它吐出来或者泻下去会好一些，你这时候马上给他用止吐药，或者止泻药，把酸腐的食物、毒物留在体内，反而会有所影响，引起其他的疾病。饮食不当比如吃了酸腐、腐败的食物，或者生冷的饮食，他会有一个反应，就是腹泻、呕吐同时出现。

朱垚老师

主持人　同时出现对身体也是一个不小的损伤，所以别看急性肠胃炎是一个小病，也会对我们生活造成很多的困扰。那我们来看互动平台上的观众有什么问题。有个观众问："最近两个月我经常肚子咕噜咕噜叫，开始以为是饿了或者消化不良，可是后来发现，吃饱了还是会叫，而且响声特别大，频次也特别高，想问问朱教授，我到底是怎么了？"

现代医学叫肠鸣音亢进。就是肚子本身会叫，但是叫的频次和响声不会这么大，如果特别响，自己都能听见，而且是不停地咕噜咕噜叫，是肠鸣音亢进的状态。按照中医传统来讲，肠道里漉漉有水，认为是痰饮，可能和体质有关系，这个要具体去看，如果对身体影响不大，那问题不大，适当改变饮食结构，注意保暖以后，可能有所帮助。但如果他一直有这个情况，甚至伴发腹痛腹泻，那要进一步来看，到门诊处理，找专业医生来看。

朱垚老师

主持人

好的，那就看对你的生活有没有造成困扰，如果造成困扰的话，还是尽快就医。还有一个网友留言："医生你好，我今年32岁，前段时间单位组织体检，我检查的幽门螺旋杆菌这项结果值是2600多，很多同事建议我去复查，想问下朱教授，这到底是什么细菌，真有那么严重吗？"

是这样的，幽门螺旋杆菌早年现代医学没有对它进行特别关注，或者说是积极干预，这两年学者临床研究发现这个和胃癌呈正相关，所以现代医学比较积极干预它。一般会用三联或者四联疗法来抑制螺旋杆菌，标准疗程一般两周。我们临床也做了研究，其实单纯的中医治疗，纯中药治疗，也能改善幽门螺旋杆菌。我们相关课题研究也跟踪调查了很多患者，一般两到三周就能降下来，而且远期控制得很好，一般三到五年不再复发，这个幽门螺旋杆菌的值2000，和不同的检测试剂有关，很多试剂检测范围比较小，例如现在的西医学叫作呼气试验，有的试剂比较高，不要说2000，我们还遇到值为3000的患者。但是吃了药之后，他（过）一周去复查，很快降下来。还是可以用药的。

朱垚老师

主持人

现在人们研究幽门螺旋杆菌，大部分是由于它和胃癌正相关，所以大家比较积极去治疗，而且好像说患有幽门螺旋杆菌的这个比例很高，十个人里面有一大半会有。

临床研究表明，它的传播有几个途径，一个是共进餐传染，大家在一起吃饭，比如一起吃火锅啦，再有就是家长给孩子喂饭，比如老人喜欢嘴对嘴喂饭，也容易传染，现在小孩子也有。还有就是症状学上来看，就是口腔异味，有的人口腔有异味，不是龋齿，也不是口臭，其实就是幽门螺旋杆菌感染。

朱垚老师

主持人

所以说如果想知道自己有没有幽门螺旋杆菌感染，最好去医院做一个检查，例如呼气试验、吹气试验。还有一位网友提问：溃疡性结肠炎，中医有没有什么很好的办法呢？

溃结在现代医学中也属于消化系统的难治疾病之一，溃疡性结肠炎主要是腹痛腹泻这样的一些症状，按中医传统呢，包括排便里面夹一些黏液，甚至出血，脓血便，这其实是肠道的溃疡导致的。按我们中医来讲属于肠道脂膜血络受伤，腐败化为脓血，以后出现这种情况，所以常规来说中医是按痢疾来治，不完全按泄泻治。溃疡性结肠炎、溃疡性直肠炎，我们临床也都处理过，中药控制出血，包括一些黏液便、腹痛腹泻，对控制它的临床症状，还是有作用的。

朱垚老师

主持人

所以出现溃结呢，尽早去就医，通过中医的一些中药调理，会让你身体变得健康。

主持人

今天的话题是急性肠胃炎，夏秋的时候其实急性肠胃炎还是蛮高发的，想问一下朱教授，我们平时在生活和饮食方面有什么要注意的吗？

其实胃肠道的一些病变，跟饮食有很大关系，按我们中医传统对腹泻的这种理解，《黄帝内经》里面有句讲"湿多成五泄"，就是湿气重了以后导致腹泻。而人体的脏腑，脾胃是主运化，主湿气代谢的，所以有些时候损伤脾胃的一些饮食实际上是有影响的。中医讲伤及脾阳的，比如冷饮，比如比较凉的瓜果，像西瓜这些，常规夏天的时候吃没有关系，但有些人觉得还不够过瘾，把它放到冰箱里面去，冰西瓜吃多了以后可能会引起急性的胃肠炎。现在很多进口的各种冰激凌啦等等，小朋友比较喜欢吃，吃了以后对他胃肠道有刺激，容易引起这些问题。

朱垚老师

主持人

刚刚讲的是凉性的这些，还有哪些方面呢？

还有一些，像一些腐败食物，夏天食物容易腐败，这个问题非常常见。年轻人还好，很多老人家，觉得这些东西没问题，中午吃的，晚上再吃一顿吧，其实很可能就这几个小时东西就坏掉了。有的隔夜的，那更不能吃。

朱垚老师

主持人

很多老人，其实就是怕浪费，有时候又怕菜做少了，大家不够吃，所以做一桌菜，也没吃多少，怕浪费了，明天再继续吃，然后造成身体的负担。

包括有些食物洁净度不高，路边摊啦，或者是有一些环境的问题，餐饮业还是要注意这方面，有时候吃了会引起胃肠道的一些反应。

朱垚老师

主持人 好像说蔬菜是肯定不能过夜的，是不是？

特别是做好的，因为它里面有酸性成分，包括草酸啦等等，尤其是凉拌的，其实凉拌好的这些菜、瓜果沙拉等很多，特别是里面加了醋的，或者是酸性的沙拉酱，这些可能三个小时以上，就已经开始有点儿不行了，还是需要注意。

朱垚老师

主持人 有的时候急性胃肠炎就是因为我们饮食上的不注意，平时贪凉会不会也会影响？

也会影响，比如像开空调，现在夏天，特别是女孩子夏天的时候穿吊带装、露脐装、超短裙，把我们中医讲的重要的穴位，尤其是跟腹泻相关的神阙穴（露在外面），中医讲的中阳脾阳，室外还行，进到屋里以后，空调一开，打的温度很低，马上就觉得肚子不舒服了，这个还是有一定影响。

朱垚老师

主持人 小朋友抵抗力特别差，说小朋友一定要把肚子捂好，就是这个道理是不是？

对，所以儿科的养护保健里面，讲到小朋友肚腹要暖，四肢要凉，四肢给他放出来，但是肚子要注意保暖。

朱垚老师

主持人 所以小朋友不能穿露脐装，有的时候看小朋友表演，就穿个露脐装，害怕他们着凉感冒。

所以中国传统很多养生的，它有它的道理，包括服饰上面都有养生，像小朋友小的时候，穿的小肚兜为什么是菱形的，它主要是护着这个位置的，一直到下面，肚脐的神阙穴，一直到上面胸部这一块，注意保暖，还是有它的特点的。

朱垚老师

主持人 那如果说我们得了急性肠胃炎，会有什么不好的后果吗？

急性肠胃炎如果不处理，最常见的，有些患者同时伴发呕吐的情况，像现代医学讲，呕吐、腹泻，体液大量丢失，体内的钠盐、钾盐、水电解质也随之出现紊乱了，出现低钾血症这种情况，因为腹泻很容易出现低钾血症，钾也在一个很小的范围之内，过高过低都会对心脏有影响，出现心脏骤停这种情况。低钾血症它很常见，腹泻、呕吐都容易导致丢钾的情况。

朱垚老师

主持人 　就是一个小小的低钾血症，会出现心脏骤停？

> 不去处理，会引发一些（症状），特别是多次腹泻，一天拉十几次，甚至呕吐，这种一般我们急诊处理都是要补液，纠正他丢失电解质的情况。
>
> 朱垚老师

主持人 　急性肠胃炎，听这个词，是一个急性病，那有时候真的可能由于各种原因的限制，没有来得及去医院，那在家里有没有什么急救的方法呢？或者说在等待救援的过程中（有什么可以做的呢）？

> 在家里也可以。我们中医传统的像针灸这一块，对它有很特殊的方法，有时候不一定要针刺，艾灸也可以。我们以前急诊课也讲过，像那种急性的腹泻、胃肠炎，在人体有特殊的穴位，比如像照海穴。这里有张图，在足内踝那个突出的骨头下一寸。可以用自己的拇指量一下。以前我们坐火车，包括现在高铁上我们都遇到过急性腹泻的患者，有条件去艾灸的话，灸个十分钟，止泻效果很好，急救也用过很多次。在车上没有艾灸的，拿香烟也可以，一样能起到艾灸的作用，主要是对特定的穴位起到热疗的作用。还有像梁丘穴，在我们膝关节以上。膝关节正常在外侧，有一个犊鼻穴，就是凹陷的膝窝这儿。然后也是上三寸，以自己四指为三寸，这个是梁丘穴，梁丘穴一般按压，按压酸麻胀痛得气，也有改善，艾灸也有作用，没问题。如果是轻度的，很快能控制症状。
>
> 朱垚老师

主持人 　那还有什么穴位吗？

> 像这些常用的穴位，都是比较多用的。古籍里记载效果比较好。其实不仅仅穴位，像我们传统讲的，家里常备一些急救药物也有作用，例如藿香正气水等等，这些都可以。
>
> 朱垚老师

主持人 　其实你刚刚说的艾灸啊，我们很多老百姓家里面，也会有一个艾灸盒，把艾条放在里面，然后往穴位上一放，其实就能起到缓解的一个效果。如果家里没有医生的话，对准那个穴位其实也蛮难。那刚刚我们给大家介绍了这两个穴位，其实也希望大家可以去操作一下，急性发作的时候可以缓解一下。那其实我们有的时候发现吃同样的东西，同样是吹空调，有些人就不会得急性肠胃炎。得急性肠胃炎的人可能是由于肠胃比较敏感，那有没有茶饮这种方法（可以缓解）？

就像刚才讲的，跟本身的体质有很大关系，有些人本身就是脾虚湿盛的体质，在中药里面，有很多简便验方，是可以茶饮的，或者是药膳，做成粥都可以。今天给大家推荐的这个其实是我们中医传统的一个经典方剂，三仁利湿汤，三种果仁。有杏仁，中医传统认为它宣肺止咳的同时也有一定的利湿作用，因为本身肺朝百脉，调节水液。三仁汤里面还有蔻仁和薏苡仁。蔻仁本身也有芳香化湿的功能。还有这个薏仁，老百姓本身也会拿它煮粥，八宝粥里面也放这个，煮了以后代茶饮也可以，但煮粥的话蔻仁可以少放一点，这三个是种仁类的，中医叫三仁，有很强的利湿作用。中医传统的这种治疗方案和武术很相似，武术跟对方搏斗的时候，攻击你上、中、下三路，它也是这个意思。杏仁主要是宣肺的，有宣上化湿的作用；蔻仁是在中焦，有健脾、芳化的作用，在中焦把这个湿气芳化掉；薏仁是淡渗利湿的，通过小便，从水道分消。所以从上中下三路把这个水湿之气全部给代谢掉。

朱垚老师

主持人　那我们大概选多少克，然后怎样去进行？

大家只是煮茶饮的话，基本上10克就差不多了，每样都是5~10克就可以了。如果煮粥，以白米粥为主，把这些再加进去煮，因为你煮薏米粥，肯定都是薏米、白米加进去煮，白蔻仁少一点，有个5克左右就可以了，然后杏仁和薏仁可以到10~15克。薏仁可以更多点，30克也没问题。

朱垚老师

主持人　那这个藿香正气液，是不是也有止泻的效果？

藿香正气液，中医传统认为它不是纯粹意义上的止泻，但是对于急性肠胃炎，它是相对比较实用的。这也是中医传统的一个经典方剂，由藿香正气散演化而来。传统的藿香呢，就是治霍乱这些疾病的，所以我们临床上讲藿香正气液的使用，有个三联征，发烧、腹泻、呕吐。只要出现这些（症状）就可以用藿香正气液。

朱垚老师

主持人　我们常常说腹泻和便秘是胃肠疾病的"好朋友"，那么我们刚刚了解到急性胃肠炎所引起的腹泻。那接下来我们就来聊一聊便秘。想问一下朱教授，中医上引起便秘的原因有哪些？

便秘也是临床很常见的内科疾病之一，引起便秘的原因很多，我们中医传统的内科里面，把它分为几大类，以人体的四大精微物质为主，有气虚便秘，老年人比较常见；有血虚便秘，特别是产后的产妇比较多见；再有就是阴虚便秘和阳虚便秘，再有就是实证，比如像气滞导致的腹气不通出现的便秘，还有就是燥热内结（导致的便秘）。一般常规的大概六到七种。

朱垚老师

主持人　那我们怎样去区分这六种不一样的便秘呢？

它临床表现会有不同，就刚才我们前面讲的便秘，可能表现出来超过两天一次，三天四天一次，甚至五天才一次，大便又偏干，大部分都是便秘的表现。我们也遇到过五六天、六七天一次的，但是大便偏稀的，或者是正常的，也属于便秘，只要频率达到就属于便秘，在这里面要看他伴发的症状。像气虚便秘，为什么老年人比较常见？因为年纪大了以后，本身走路各方面气力不足，肠胃蠕动减慢，排便的时候就无力，所以有的时候临床遇见，一些老年患者坐在马桶上，蹲一到两小时还排不出来，肚子还特别胀，经常有这种的情况，这是典型的气虚便秘，要以补气为主。中医有很多补气的药，像黄芪、党参这些，现在药理学研究有一定的升压作用，（但）老年人还合并有高血压的一定要慎用，哪怕是便秘的小问题也不能自己胡乱吃药。

朱垚老师

主持人　别觉得黄芪、党参是补气的，然后自己就乱用，高血压的患者吃了反而会血压升高甚至脑溢血。

所以我们有句老话叫"用之得当，巴豆砒霜也是救人良药；用之不当，黄芪人参也是杀人毒药"。一定还要辨证（论治），根据他的情况。

朱垚老师

主持人　别觉得久病成医，自己知道哪些中药有什么作用，然后自己去乱调配。

对。再有就是像血虚便秘，它一般表现出来，合并有中医讲的气血亏虚，尤其是血虚表现。我们中医讲血为精微物质，宜藏不宜泄，气血比较充盈的时候，面色比较红润，红黄隐隐，精力比较充沛。如果是血虚，像女同志比较多见，因为跟她的生理结构有关，比如月经时经常出现这类情况。清代医家傅青主在《傅青主女科》中就讲到：女子是以肝为先天，以血为本。经带胎产，耗气伤血，所以很多女同志表现出来血虚，有的时候血液不能濡养大脑，出现头晕，容易健忘，产后多见。民间老百姓很有意思，说是"一胎傻三年"，其实不是真的傻，是指她生完孩子以后，甚至大出血以后，出现血液不能濡养大脑，记忆力减退的情况。再有就是中医讲，肝开窍于目，目受血而能视，如果肝阴不足，他可能目睛干涩，视物昏花，典型的有现代医学讲的飞蚊症，看东西会有黑影，其实也是血虚的表现。再有他可能血不养心，会出现心慌的表现。妇科这一块出现月经量偏少，再有就是便秘。中医讲，精血同源，血虚了以后，肠道分泌津液的功能下降，肠道失于濡润，大便排便不畅也会出现，所以血虚便秘多见于产妇、产后。我们中国中医古籍里面，像《经效产宝》里面讲到"产后三难"，就讲血虚出现的产后动风抽筋；再有就是情绪不好，也就是现代医学讲的产后抑郁，也是血虚、血不养肝导致的；再有就是大便难，很容易出现产后便秘，而且产后便秘有一个很不好的（后果），前面怀着孩子，她盆腔这一块受到压迫以后，血循环不好，怀孕期间就容易产生痔疮，再加上产后便秘，所以很容易痔疮和便秘交替出现，甚至出现出血，所以这些也是常见的血虚便秘的表现。

朱垚老师

主持人　所以说要关爱女性，真的觉得女性挺不容易的，是因为自己身体的原因导致的抑郁，或者说因为便秘出现一些不适，那其实血虚的话就要补血，对不对？

对，以补血为主。

朱垚老师

主持人　（比如）当归。但是是不是也不能像我们讲的，即使知道哪些（中药）是补血的，然后我们就去用它？

当归要分，整个当归它归身和归头部分中医认为有补血、养血的作用，归尾是片伞状须状的，它有这种破血的作用，但是实际上当归本身性辛温，有的便秘病人吃完还会加重，哪怕是血虚便秘，所以中医传统有个制法叫油当归，把它炮制过了以后，变成油当归，既能补血，又能润肠通便。

朱垚老师

主持人　还有哪些补血的良药？

再有一些比如红枣，赤豆，同时有养血的作用。甚至包括现在有一些红色水果，比如红心火龙果、红布林。包括菠菜的根，菠菜根也是红的，很多人吃火锅的时候把菠菜根剪了，其实菠菜根里面的铁是叶子的10倍，铁是合成血的主要元素，所以，洗净的菠菜根是嫩的，你尝了是甜的，把它剪了扔了，其实很可惜。

朱垚老师

主持人　那我之前听说，猪肝其实可以补血，但是也不能多吃。

有一定的作用，之前我们节目里面讲到我们中医传统是以脏补脏，认为人体的内脏，肝脏肺脏脾脏，跟动物的结构一样，包括组成的原理、成分，包括它的药用价值，所以有一定的道理。而且现在科学也在进一步研究，猪肝其实有一定的补血作用，所以建议可以配合用，量要把握，也不宜吃太多，毕竟是内脏，所以老百姓经常做猪肝菠菜汤，它本身里面含铁，但是别把菠菜的根给去了。刚刚讲有气虚、血虚的便秘，还有阴虚的便秘，阴虚便秘。大便干结如枣，一颗一颗的，老百姓讲像羊屎球一样，上火了，同时表现出来阴液不足，尤其像现在秋季干燥，有可能出现口腔干燥、口腔溃疡、鼻腔干燥、眼睛干涩的症状，皮肤干燥有可能同时会出现。肠道里面的津液不足，也会出现这种便秘的情况，像这类，我们建议多吃一些多汁的水果，有滋润的作用，同时我们中医有很多药茶，像麦冬、天冬这些含多糖类的，泡茶喝，能有效地改善阴虚便秘的情况。还有阳虚便秘，其实表现出来的特点是以怕冷为主，恶寒，同时有便秘的表现，面色偏白，口唇淡白等等。有时候老年人既有气虚又有阳虚，有可能同时出现阳虚便秘，中医传统也是建议吃一些温性的（饮食），对他是有改善的，但是一旦出现阳虚便秘，相对来说治疗上有点儿困难，最好是能用一定的药物干预，要请专门的临床医生看了以后，根据他的体质定一个方案来调理调理。

朱垚老师

主持人　还有另外几种便秘的情况。

另外就是燥热型的，这种一般就是内热比较重，是实火，跟我们前面讲的阴虚便秘的虚火是不一样的。实火，它可能表现出来的是面红目赤，容易着急，易怒发火，再有就是吃辛辣刺激的食物比较多，像这种他容易同时出现便秘。其实我们国医大师周仲瑛周老他有个经典方案，如果像这种实热型，身体比较壮实的便秘，用一点儿生蛋黄，大概3克，直接拿温开水冲泡，冲泡以后稍微放温了，就把它喝掉，一般一剂就能起效，不是这个体质的不适合用蛋黄。

朱垚老师

主持人　所以说，中医还是很有学问的一门课程，那其实很多时候就像刚刚讲的，引起便秘的原因有那么多种，有的时候可能是几种情况同时存在，那这个时候就要去医院，去听医生的一些建议来对症下药。否则你吃错药了，反而会出现一些不好的后果。是不是还有小儿便秘，好像跟上述这种也很常见？

小朋友我们临床看了也不少，这个小儿便秘比较多见，小儿体质是稚阴稚阳，所以实际上阴虚便秘比较常见。本身小朋友饮食喜欢吃一些肉类的、容易上火的，蔬菜类的吃得少，很常见。还有一种正好反过来，它不是虚性的，它是实性的，小朋友叫积食，吃得太多了，胃肠道运化不了，出现便秘。这种有的时候会打嗝，还有点儿异味，同时出现便秘。这一类的，我们中医传统有个经典的中成药，叫保和丸，专门就是给小朋友吃了以后健脾运化消食的，促进他排便。

朱垚老师

主持人 刚刚讲了引起便秘的几种原因，那在穴位按摩上有没有一些好的方法可以缓解便秘呢？

有作用的，就像刚才讲的阳虚便秘，它可以通过艾灸的方法。像两边的肾俞穴，腹部的关元穴，灸一灸是有帮助的。但是最常见的一般我们灸大肠俞穴。大肠俞在哪里？其实在我们脊柱的两边旁开1.5寸有一排夹脊穴，相传是华佗发明的，从上到下十二脏腑都有，比如讲肺俞、心俞、脾俞、膈俞、大肠俞。中医传统认为便秘的核心机理，是因为大肠传导失司，大肠推动无力，所以一般大肠俞可以灸，可以按揉，按压，按到酸麻胀痛也可以。其实不仅大肠俞，脾俞主运化的也可以，主二便的肾俞都可以配合去用一用，但大肠俞是比较关键的点，穴位都可以去用。

朱垚老师

主持人 好像说经常揉肚子也能够缓解。

揉肚子也有揉法，不是随便乱揉。因为正常情况，按我们中医讲的，腹部、肠道，它实际上是顺时针，从胃到小肠，然后到回盲部，到升结肠、横结肠、降结肠。顺时针按到有硬块的地方，可以推一推。其实这种手法包括针灸捻转的方法，中医传统都有讲究，叫作补法和泻法。一般顺时针（按摩）都是泻法。

朱垚老师

主持人 你刚刚讲的是这个穴位还有一些按摩的方法，那比如说在这个茶饮方面呢，有没有哪些喝了之后会缓解便秘呢？

中医传统上，这个润肠通便呢，也有一些比较好的茶饮方，我们古代有一个五仁丸，我们根据经典方加减，形成了三仁通便茶，大家在家煮了也有润肠通便的作用。有瓜蒌仁，其实就是老百姓现在炒货里面的吊瓜子，也有润肠通便的作用。再有就是这个比较小的郁李仁，"郁"是抑郁的郁，"李"是李子的李，郁李仁，传统讲有理气、润肠通便的作用。再有就是，这个比较小的是柏子仁，具有养血养心、润肠通便的作用。所以像心脏病，包括老年人的冠心病，我们临床的很多冠心病病人，都叮嘱他不要用力排便，哪怕便秘，因为很多都是排便时心肌供血不足，然后猝死。实际上柏子仁是很好的。这三仁比较平和，用它们一起煎煮代茶饮，对于这种气虚型、气滞型便秘，包括血虚型的阴液不足，是有帮助的。因为瓜蒌籽有一定的滋阴作用。

朱垚老师

主持人

那大概选取多少克呢？

一般正常情况下，如果便秘比较严重，每样都可以到 15 克左右，但是那个煮出来可能稍微多一点，10 克也可以，基本上等分。

朱垚老师

主持人

根据自己的一个情况，那三仁通便茶，大家也可以尝试一下，如果说有严重的便秘的话，那也希望大家可以跟我们进行实时的互动。那有一个网友就留言了，说我肠胃一直不怎么好，而且经常便秘，这个月月初我三天没有排便了，而且吃坏了肚子怎么都排不出来，特别痛苦，请问遇到这种情况该怎么办呀？

其实我们在临床上，包括现在在有些网络平台，我们也回答一些患者的提问，他这个可能是本身表述有点儿问题，为什么这么讲呢？因为我们传统讲他如果真是急性肠胃炎啊，吃完以后他可能很快就会腹泻了，用临床经验判断，他有可能是便秘，同时出现腹痛，所以他觉得难受，但是是不是真的吃坏了肚子，还是由慢性的或急性的阑尾炎导致的腹痛，还是说由其他的一些症状导致的腹痛，要去排查一下，有可能不单纯是便秘，所以要进一步去看一下。就像之前主持人讲的，腹泻和便秘有时候会交替出现，他吃饭了去拉了，过两天又便秘了。现代医学上有这种病，叫肠功能紊乱，菌群失调导致的肠功能紊乱，就是便秘和腹泻交替出现。

朱垚老师

主持人

所以说身体出现一些不适的时候，最好不要自己在家里面进行诊断，去医院挂个号，问问医生到底该怎么办，对症下药会比较好。

（2019 年 9 月 14 日在江苏电视台参与的腹泻与便秘中医科普节目）

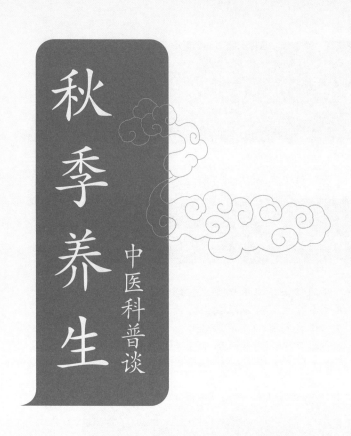

秋季养生

中医科普谈

主持人 欢迎来到《新@非常周末》，我是天天。传承中医文化，让更多人了解中医药，每期节目我们会邀请著名的中医来到我们节目当中，为大家答疑解惑，传授中医养生知识。在节目一开始，还是要欢迎我们的老朋友，南京中医药大学国医大师周仲瑛工作室的朱垚副教授，欢迎朱教授！

> 主持人好，大家好。
>
> 朱垚老师

主持人 最近，秋天到了，在我身边真的有很多的养生达人，一年四季都注重养生，那到了秋季，他们会做做艾灸，煲煲汤，饮饮茶。其实这个秋季的养生，是不是跟其他季节不一样，（您）给我们讲讲秋季养生的特点，好吗？

> 是这样的，按照我们中医理论，一年四季，春夏秋冬，对应着人体不同的状态，像春天，主生发。"春生夏长，秋收冬藏"，所以秋天的时候，一般正常情况，是以收敛人的阳气为主。而且秋冬季相对来说比较干燥，所以大部分以燥邪为主，常规情况下，秋季日常饮食、养生、护理上面，都要注重滋阴润燥方面的一些问题。
>
> 朱垚老师

主持人 所以说不光养生很重要，还要根据每个季节养生的特点，来进行调理。那我想问一下，如果说秋季，你不注重养生，会带来哪些后果，会有哪些疾病产生呢？

> 秋季本身也有常见的一些疾病，比如像支气管炎、燥咳，包括肺燥的咳嗽、风燥的咳嗽以外，还有像比较干燥型的便秘，还有其他的一些秋季的疾病。
>
> 朱垚老师

主持人 在我看来，支气管炎好像是在春季高发吧？

> 都有，秋冬季也会，包括一些过敏。
>
> 朱垚老师

主持人 为什么在秋季会高发支气管炎呢？

> 按中医的医理，肺开窍于鼻，像呼吸系统，对应的是肺脏，秋季的时候以燥为主，所以伤及肺气，很容易引发支气管、呼吸道的一些炎症，所以在这时候会发。
>
> 朱垚老师

主持人 所以我们以前觉得支气管炎是因为花粉过敏，那有的时候燥邪的入侵也会引发支气管炎。

也会出现这个情况。

主持人　那我们有什么很好的治疗方法吗？

像支气管炎这一类的，除了秋冬季的燥气以外，本身也存在一些外在的烟尘、污染，诱发了它的加重。所以常规情况，大家外出的时候，要戴口罩，因为本身城市里面现在有一些污染了。再有更重要的，我们中医讲的，用祛邪、扶正的方法，主要是以提高自身免疫力为主，就是饮食上面，要用一些补益肺气的这些食物或者药物来干预，像山药、百合、银耳、莲子这些，都有帮助。其实像秋燥的时候，多吃一些滋阴润燥的食物，比如有代表性的像银耳这一类的，有润燥的作用，本身还可以润肠通便。除了这些食物以外，像一些粗纤维的蔬菜、水果也能促进（排便）。

主持人　我就记得香蕉。

有作用，香蕉有润肠通便的作用。包括我们老百姓讲的"冬吃萝卜夏吃姜"，其实秋冬季燥，萝卜是秋冬季首选的，一方面大家认为它有通气的作用，通肠腑之气，润肠通便，再有，它在秋冬季也有滋阴润燥、生津的作用，所以吃一吃，也能促进排便。

主持人　那其实好像，秋季不注重养生，还会引发很多心脑血管方面的疾病，是这样吗？

是有这方面情况，心脑血管疾病其实随着气温降低，血管容易收缩，本身有基础性疾病，比如高血压病人，还有复发过脑梗的病人，有可能再次发作。像脑梗、心梗等这些疾病，冬季比较多见，秋季也有，有的时候气候突然转凉以后，有的人不适应，就容易触发这样的情况。

主持人　所以说如果秋季不注重养生，会带来很多不好的后果，而且我发现，如果说抵抗力不好，这换季的时候特别容易感冒。

对，这个里面其实是有中医的机理的，因为按照我们中医传统讲的，人体的脏腑，尤其是肝心脾肺肾，其实严格意义上是按五季来划分的，春、夏、长夏、秋、冬，分别对应着肝、心、脾、肺、肾，秋季本身就对应肺脏。中医讲肺气，主胃外之气，也就是人体的免疫能力，所以秋季的时候，秋燥伤肺，会出现免疫力下降，很容易出现秋天的一些外感病症。

主持人 但是不是有一句话叫春捂秋冻？

朱垚老师 对。

主持人 又让我们不要那么快地去加衣服，所以这个度很难把握。

朱垚老师 是的，春捂秋冻这个，其实我们以前国医大师工作室，我们周老出了一本《养生从养心开始》，里面其实就专门把常见的民谚进行了一系列的点评，其中也讲到春捂秋冻。春捂秋冻按中医的医理，冬天主收藏，天寒地冻，地气还没有上来，地表温度还比较低，中医传统讲，寒从脚下起，所以经过冬天以后，春天只是空气温度上升了，有的时候还会突然降温，叫春寒料峭，所以这个时候脱衣服脱得太早，容易受凉、感冒。秋天正好相反，经过一个夏天，地表的温度还比较高，虽然一场秋雨一场凉，下雨之后空气温度降下来了，但是地表温度还比较高，所以这个时候你如果加衣服加得太快，反而容易引发一些热病，包括刚才讲的肺燥咳嗽。本身燥这个字，我们中医传统讲，燥就是火字旁，它跟火热有关系，所以实际上秋天主张不要加衣服加太早，适当的凉一点儿是可以的。但是我们民间老百姓也讲"二八月乱穿衣"，九月份就是阴历八月，穿短袖的，甚至穿羽绒服的，我们都遇到过。所以这里面存在一个什么问题呢？春捂秋冻，其实这个只是常规的情况，还是要根据个人（情况），我们中医讲因时因地因人，有的人免疫力偏低，本身体质偏寒的，觉得确实冷，还是适当可以加的，不局限于这个民谚。

主持人 是，所有的事情都是因人而异。

朱垚老师 对。

主持人 不要硬扛，把自己扛感冒了也不好，是不是。

朱垚老师 是的。

主持人 我们都希望能够跟大家普及很多健康方面的常识，希望大家对自己的健康能够足够重视，也希望大家都能够有一个健康的身体，那我们今天讲的是秋季养生方面的一些问题，我们来看看网友有哪些问题。抖音的网友留言说，这秋天来了，他鼻炎又犯了，不停地打喷嚏、流鼻涕，严重的时候还会头痛胸痛，想问一下，医生有什么帮助治疗的手段吗？

他这样的情况，刚才我们前面讲到过，中医讲肺开窍于鼻，五脏在人体五官，相对应都有开窍征，所以像这种过敏性鼻炎，春秋季非常多见，换季的时候很高发。所以其实还是两方面，一方面要尽量避免一些诱发和加重因素，比如像城市里面的污染、空气尾气，包括二手烟、油烟刺激，肯定外出的时候最好是要戴口罩，避免一些冷空气的刺激或者烟尘的刺激，尽量防护，减轻他的气道的负担，同时用一些中医食疗上（能）补益肺气，对过敏性鼻炎有抗过敏、提高免疫作用的食物。尤其像刚才讲的，白色的食物是有帮助的。再有就是像中医讲的，有些药茶，也可以泡一泡。像中医传统的苍耳子，就是上面带倒刺，去野外玩的时候，有可能挂在衣服上的那种毛毛球。

朱垚老师

主持人　就我们小时候玩的那个毛毛球，那是中药，是吗？

对，苍耳子本身是入药的，而且它的茎叶苍耳草无毒，苍耳子还有小毒。我们国医大师周老用它治疗过敏性鼻炎，它口感也比较好，可以拿它泡水喝，对过敏性鼻炎有预防作用。如果真的很严重，像他讲出现严重的连续打喷嚏，甚至出现胸痛、呼吸不畅的，那肯定要及时就医，到门诊来看。

朱垚老师

主持人　好的，希望我们朱教授的解答能够对你有所帮助，那今天跟大家聊的是秋季养生，刚刚讲的是秋季到来之后，如果说养生不当，会有哪些疾病和后果，包括一些治疗的方法。那现在我们要稍微休息一下，之后继续我们的节目。

主持人　我们今天跟大家聊的话题，是秋季养生，说到秋季养生，我们就会想到一个词——贴秋膘，而且很多的广告商家，就在秋天打广告，号召大家去大吃大喝，养一身肥膘来抵抗马上到来的冬季。说到大吃大喝来贴秋膘，这个说法是正确的吗？

是这样的，这个贴秋膘，其实是中国传统的民俗，我们现在也在写这个书，就关于中医的民俗，就是讲二十四节气有不同的民俗。古人都是在古代医生的指导下适应当时的生活和社会环境，形成的一些民俗，里面都有一些养生保健的道理。

朱垚老师

主持人　是不是有贴秋膘？

贴秋膘确实是有，这个是传统民俗。为什么立秋之后这段时间要贴秋膘？就是因为以前的生活条件比较差，相对来说这种肉类的饮食，可能吃得比较少，缺乏营养，所以经过一个夏天，正好夏天苦夏，又不大想吃东西，脾胃功能差，营养相对不足，秋天的这个时候秋高气爽，胃口打开了以后，多吃一点儿，蓄积一些脂肪、热量，到冬天的时候抵御严寒，古人是这样。但是今时今日，我们生活条件改善……

朱垚老师

主持人　营养太好了，是不是？营养过剩。

我们搞内分泌代谢这一块，很多高血压、高血糖、高血脂、高尿酸血症，都是吃出来的，现在很多形体偏胖的人，已经不需要再去贴秋膘了，反而是需要更健康的一些饮食，所以还是因人而异。

朱垚老师

主持人　所以说我们今天讲的是秋季养生，那要告诉大家，秋季怎么样去养生，重点是什么？

按我们中医传统理论，《黄帝内经》里面就有五色对应五脏，对应五季，秋季养生其实就一个字——白，以白色的为主，偏于补肺气的这种食物，包括一些药食同源的，都可以做一些药茶，以调补食养为主。所以前面我们也讲，像山药，它也是白的，而且中医传统讲，山药本身也入药，淮山药是四大道地药材之一，主要有补肺气、补脾气、补肾气的作用，它补肺脾肾三脏，所以秋天吃（很好）。大家看这个山药，拿起来有拉丝状的，而且有黏液，我们学校有些教授就专门研究它治养的机理，它这个黏液其实也有补肾、润肺、润燥的作用，所以应该讲还是非常好的选择。

朱垚老师

主持人　但是提醒大家在做山药的时候，一定不要把这个黏液弄到手上，我有一次，就去山药皮的时候没在意，然后把这个黏液弄到手上，就很痒，奇痒无比。

我们临床上遇到过，严重的出现过敏，整个皮肤肿起来的，但是它煮了以后，里面的成分对人体是有帮助的。再有像银耳，银耳虽然不致痒，但是煎煮以后，它有一些黏液出来，而且是白色的，中医讲可以补肺气。还有像白柚，柚子有红柚有白柚，白色的柚子，秋天吃，有润肺的作用。本身秋天酸收，这个收酸，有收敛肺气、滋阴润燥的作用。

朱垚老师

主持人　还有梨。

对，梨（肉）也是白色的，它也有滋阴润肺的作用。本身我们中药传统有秋梨膏，秋天把它熬成膏子以后，有止咳的作用，所以这两年我看秋季的时候出现咳嗽了，大家都用秋梨，炖一些川贝、银耳，来做甜汤。但实际，按我们中医理论讲，要分的，中医传统讲节气、五运六气跟人体有对应性，而且每年的节气不同，比如像今年，我们中医传统讲是正时正气。秋天的时候你吃这个，秋燥比较强，如果出现燥咳，你吃秋梨膏，吃雪梨炖银耳、炖川贝，它能止咳，但是像前两年，秋季的时候时气不正，不燥，反而是下雨比较多，这个时候的咳嗽，是痰湿咳嗽，你给他用秋梨膏，吃了就不起作用。所以还是要根据情况来看，所以今年，说了是正时正气，节气比较正，大家可以去吃一些。

朱垚老师

主持人　包括您之前说的萝卜，也是白色的。

对，也是白色的，是的。

朱垚老师

主持人　那有没有什么别的方法，除了在食疗方面？

其他的像一些茶饮方，也可以。像我们中医传统的经典方，治疗肺胃阴虚的，沙参麦冬汤，其实在它这个方子的基础上，像沙参、麦冬这两味药把它拿出来做茶饮方，口感也是不错的。

朱垚老师

主持人　那在作息方面呢，是不是也要早睡早起？

对，作息方面要注意。按照大自然的规律，大家知道春分和秋分这两天，白天和晚上是一样长的，过了秋分以后，晚上时间长，白天时间短，所以其实按照中医讲，天人相应，正常应该是早睡晚起，睡眠时间相对长一点儿。

朱垚老师

主持人　中午十二点再起可以吗？有点太晚了，是不是？

正常情况，早睡晚起，保证充足的睡眠。如果睡得太晚，中医讲，熬夜容易伤阴，虚火上炎，所以为什么有的人熬夜以后，长痘痘，口腔溃疡，发得厉害，都是阴虚、燥火的一个表现。所以一般在秋天的时候，尽量减少熬夜，正常作息。

朱垚老师

主持人　秋天还是要以补阴为主。

对。

朱垚老师

主持人　那有没有一些什么穴位上的按摩，可以帮助我们来补阴呢？

严格意义上来讲，穴位按摩有帮助。对一些临床症状，比如失眠，搓抚涌泉穴，就是脚底心的涌泉穴，有作用。

朱垚老师

主持人　我看很多明星在睡觉之前，就不停地搓这个脚掌。

对。

朱垚老师

主持人　其实是有道理的。

涌泉穴，对的，它对局部的一些病变，或者一些症状，有作用，但是严格意义上讲，补阴通过穴位，有的时候很难完全达到这样的作用，还是通过食补药补，效果更明确一点儿，更好一些。

朱垚老师

主持人　比如说像刚刚您讲的穴位按摩，只能起到一个辅助的作用。

对，对一些症状有改善。

朱垚老师

主持人　那其实像我们也会有很多自己的养生小妙招，像泡脚。

泡脚是可以的，秋冬季可以。因为大家现在生活习惯上可能夏季洗澡冲凉比较多，不会单独去泡脚，我们临床看有些患者，体质偏寒的，他夏季也会去泡，但是秋冬季泡脚是比较适宜的。

朱垚老师

主持人　大概一次多长时间？

一般就晚上，时间也不宜太长，10~15分钟左右，水温也不宜太高。

朱垚老师

主持人　就微微出汗就好了。

对，微微出汗就好，而且可以适当地，以前节目里面也讲过，可以放一些药材在里面，没问题的。

朱垚老师

主持人　比如说红花什么的。

对，它有活血的作用，但是不仅限于这个，还是要根据个人体质，以及你想达到的一些目的，来定方案。

朱垚老师

主持人　好像有静脉曲张的人，就不适宜泡脚。

诶……有所帮助，它可以改善下肢循环。但是我们中医讲，你单独泡脚，它没有太多直接的治疗作用，加一些药物，药浴或者是中药足浴，可能效果会好一些。
朱垚老师

主持人　那什么样的人群不适宜泡脚呢，高血压的人群？

嗯……要看，也有，有的人比如讲……
朱垚老师

主持人　还是要具体分。

对，要具体分，有些人体质偏于实热，他本身出汗较多，泡完以后出汗加重，这种实热体质的，可能也不太适合。
朱垚老师

主持人　那在秋季有没有一些很好的运动推荐给大家呢？

秋季的话，正常情况，像我们中医传统、中国传统文化里面讲，运动量不宜太大，像太极拳，包括一些我们中医传统的健身气功，我们国家体育总局有官方推荐的专门的功法，"易五六八"，易筋经、五禽戏、六字诀、八段锦这些，对秋季养生保健都有帮助。再有秋高气爽，可以爬爬山，都有帮助，传统重阳节也是（登高）爬山。
朱垚老师

主持人　对，爬山有没有什么要注意的？

秋季，特别像现在这个初秋的时候，爬山还是要注意，要防蚊虫，要防蛇虫鼠蚁，怕有这些，要注意防护；再有，尽量走一些大道，相对好走一点儿的。而且秋天的时候，爬山登高远眺，对人的心情也有帮助，中医讲疏肝解郁。但是更重要的就是，其实爬山的过程中，也是有一定的活动量的，根据情况，不要让自己太疲惫。经常我们在门诊会有患者问，他这个活动量以什么样的为度？像现代医学，它看人的基础心率，不宜心率太快，和静息时的心率做比较。我们中医其实有两个度，一个是出汗，不管什么运动，出汗出得像淌水一样，传统叫大汗淋漓，汗为心之液，这种有伤阴的一个影响，秋天本身就秋燥。再有一个，就是以睡了一觉以后第二天能不能恢复为度。如果你前一天的锻炼量，不管是走了两万步，还是走了一万多步，只要你第二天能恢复，这个运动量就是适合你的；第二天如果不能恢复，那这个量就是有点儿大了，要减量。所以爬山也是这样，都是这样。
朱垚老师

主持人 是，要适量，别把自己给爬伤了，是不是？而且像之前说的患有支气管炎的，你爬山的时候，可以戴个口罩，这样是有帮助的。

对对，是的。 朱垚老师

主持人 那其实好像听了半天我会觉得，秋季要以补阴去燥为主，是不是？

对，中医传统标准术语叫润燥，滋阴润燥。 朱垚老师

主持人 那我就想到，秋季有一个大家都会去吃的美食，就是螃蟹，但是又觉得螃蟹是大凉的，那它这个吃的度是什么呢？

螃蟹其实是中国传统应时应季的食物，我们做的一些食疗课题里面专门就有螃蟹这方面的研究，螃蟹确实是凉性的。《本草纲目》里面讲，它有活血化瘀的作用，所以像孕妇，包括体质血虚的，可能不太适合吃这个。从它寒性的角度讲，脾胃虚寒的，也不太适合吃，吃完了容易导致腹泻。再有，我们中医传统讲，秋天的时候吃螃蟹、赏菊，以前还喝一些菊花酒，但是，吃螃蟹放的这个醋要放生姜，甚至放紫苏，中医传统讲，这些都是解瘀泻毒的。一些日料里面，鱼生里面，也是用紫苏叶。所以，中医传统的姜，它是直接放在醋里面的，醋、酱油都有一定的解毒作用，酱字在古代就是解毒之意，像姜，传统讲，健脾温中、解瘀泻毒，所以一般要切点儿姜丝姜末在醋里面，而且可以多一点儿。如果真的要吃，螃蟹寒性比较重，一般建议不宜吃太多，有的人比较贪食，饕餮盛宴，上来以后吃个五六只，我们遇到有这种急性胃肠炎的，就是吃完以后出现问题。 朱垚老师

主持人 说的就是我，有一次一次吃了七只，后果不堪设想。那其实说到这个螃蟹，真的是味美，但是也不要贪食，是不是？说到螃蟹，好像跟一个食物是不能一起吃的，那就是柿子。

对，柿子，但实际上这两个都是秋天的时候应季的食材。 朱垚老师

主持人 对！

这两个按中医传统，是不能一起吃的，吃完以后，容易加重腹泻，包括结石等等。这些现代医学的一些营养学专家也在研究，因为中医传统的药膳跟现代医学的营养学，还不能完全一一对应，有些东西，需要深入去研究它的机理。但是按我们古籍里面的记载，这两个是不宜同时吃的。柿子它本身

也是凉性的，吃完你就算没有其他的毒副反应，胃肠道也是受不了的。柿子传统讲，也偏凉，它这个季节出来，指的是树上结的这种，我们老百姓叫土柿子，不是现在讲的番茄、西红柿这种洋柿子，（土柿子）它偏凉。

主持人 而且柿子好像一定要吃熟的，因为有些偏生的好像（不宜食用）。

现在也有嫁接的种类的，就是这种月柿，贵州的月柿，它就是偏青色的，口感也不错，但是实际上中医传统讲的正常长的这种柿子，熟的这种它本身有滋阴润燥的作用，也有补肺气的作用，还是有帮助的，里面也含有多种微量元素，属于药食同源的。柿子它本身是食物，它上面长的那个蒂，中医传统讲柿蒂是入中药的，专门治疗嗝气、嗳气，不停地打嗝，顽固性的呃逆，它这个是有作用的。

主持人 刚刚介绍了两种秋季的食物，还有没有一些食物可以推荐给大家？除了您刚刚说的一些白色的。

对。

主持人 比如呢？

其实像一些蔬菜，冬瓜、苦瓜、丝瓜这些都可以，都是非常不错的食物。冬瓜其实夏天吃（比较好），夏秋之际，中医传统叫长夏，湿气比较重，吃了以后有健脾利湿的作用，而且本身它也有一定的利尿利水的作用。传统冬瓜皮是入药的，在中药里面，它还承载了减肥的作用，很多人喜欢，有的医生开减肥方，喜欢用一些冬瓜皮，减肥消脂利湿。然后（是）苦瓜，苦瓜在中医传统里也是比较好的食材，秋天吃有清虚火、润燥的这种作用。丝瓜也是我们老百姓常见的，有时候做做丝瓜蛋汤。丝瓜干了以后，里面的丝瓜络，老百姓喜欢用它去洗碗、搓澡，是传统的天然的搓澡巾，但实际上丝瓜络也是入药的，中药入药以后，它有疏肝理气散结的作用。我们国医大师周老，他用丝瓜络治疗一些乳腺疾病，比如乳腺增生、乳腺炎、乳腺结节，效果很好。这些都是很宝贵的临床经验，

主持人 你看三瓜，有冬瓜，有丝瓜，还有苦瓜，但是没有西瓜，因为西瓜凉。

传统立秋的时候的老规矩，立秋贴秋膘，吃最后一个西瓜，立秋之后就不吃西瓜了。

主持人　　　因为西瓜真的是太凉了。

偏凉，清代医家王孟英的《随息居饮食谱》里面就讲了，西瓜是天生白虎汤，白虎汤中医传统是治疗外感热证的，发烧烧到40°C，吃这个药下去，很快退热，所以他说西瓜是天生白虎汤，还是偏凉的。以前我们节目里面也讲到，就是因时因地去吃，虽然现在我们冬天也能买到海南的西瓜，但其实不建议大家去吃，尤其脾胃功能偏虚寒的这种患者，不要去吃这些。吃了以后，不是应季的，对他还是有影响的。

朱垚老师

主持人　　　我们刚刚讲的是食补，也说了，现代人好像生活条件越来越好了，不光局限在食补，我们还会有一些保养品，比如说燕窝、银耳，还有桃胶、鱼胶，这种适合吗？

您问的这几个还都不错，比较适合秋季吃，像燕窝这一类，我记得前面有一次节目就讲到燕窝。燕窝严格意义上中医传统用它来治疗肺痨，就是肺结核，肺阴不足，所以其实秋季呢，就算不是肺痨这个病，秋季本身偏于肺阴不足，燕窝也是可以吃的，它有这样的一个作用。桃胶、银耳，前面讲了，都是有一些胶类的，有润燥的作用，这个季节吃可以。银耳其实我们中医传统讲，它里面含有多种微量元素，包括有益成分。中医传统用银耳做一些甜汤，它不仅秋天吃，它还是我们中医传统的主要剂型丸散膏丹酒露汤锭的重要的辅料，秋冬季的时候加在膏方里面，第一个，膏方的黏稠度比较大，第二个，有滋阴润燥的作用，对人体也有比较好的补益作用。

朱垚老师

主持人　　　关键其实银耳也比较平价，对，大家回去的话都可以用它来补一补。

是的，不错。

朱垚老师

主持人　　　说到秋季进补的食物，真的是非常多，也希望大家能够根据自身的特点来进行很好的食补。那我们也来看看网友有哪些问题，有一位来自西瓜视频的网友提问说：俗话说，秋冬养阴，请问朱老师，养阴有没有需要注意的方面，是所有人都适合养阴吗？

对，这个网友提得很好，其实他讲的这个问题，就是我们中医传统，不管是治疗理念，还是日常生活保健理念，要注意的。三因制宜，这个也是一千多年前的医家提的，就是因事因地因人，我们讲春夏养阳，秋冬养阴，只是因时，这个指的是80%的人到这个时间点要注意的事，但是也分南北。比如我们现在处的这个地域，这是因地，现在我们河南、江苏这个地域还偏中国的中部，所以相对（来说）时气还比较正。你要往北部去，它可能一个月前温度就已经开始降低，进入秋天秋燥的这个状态；但是你往南方去，再过两个月，你到海南岛，它还是偏湿热、暑湿的季节，你不能一味地去补。再有他问的这个问题，就是因人而异，有些病人，我们中医讲，偏于阴盛体质，或者是有阴盛的病，像水肿，或者脾胃虚寒型的，你这个时候养阴，反而滋腻碍胃，甚至影响脾胃运化，会加重他的病情。不是所有人都适合，还是要具体地看。

朱垚老师

主持人 那还有一位抖音的网友提问：朱教授，都说秋天吃羊肉好，那羊肉怎么吃才最好？什么样的人不适合吃羊肉？我们先说怎么吃比较好。

羊肉呢……

朱垚老师

主持人 烤羊肉串呢，还是炖羊肉汤呢，还是红烧呢？

羊肉它是这样的，中医传统的《本草纲目》，还有很多本草古籍里面都记载，它其实是非常好的补肾的一个大品。传统羊肉冬天吃是补肾阳的，鸭肉夏天吃是补肾阴的，所以羊肉一般传统我们讲冬季吃是最好的，冬主收藏，在猪肉、牛肉、羊肉这三大类主食肉材里面，羊肉是热性最大的，所以正常情况最好是立冬之后渐渐开始吃，秋天还有点儿偏燥。如果真是吃，还分体质，刚才前面讲了，有些体质偏寒的，天气凉了以后，吃点儿羊肉汤问题不大，但是如果是吃完了上火，很明显出现鼻腔干燥、口腔溃疡，甚至出现鼻子出血这一类比较燥的情况，肯定就不能吃，要分人。而且烤羊肉串，肯定是烤过以后，火气更大，热气更大，具体要看。

朱垚老师

主持人 对，你不能看书上写甄嬛一天吃一头羊，然后你就跟她一样，其实每个人身体的状况是不一样的。对，要了解自己身体的状况，因人而异。

是的，因人而异。

朱垚老师

主持人 那我们今天讲的是关于秋季养生的一些方法，刚刚讲的是食补的一些方法，不知道大家记住没有，那现在我们要稍微休息一下，之后接着跟大家聊秋季养生。

主持人 好的，欢迎回来。这里是正在为您播出的《新@非常周末》之《传世中医》，今天做客节目的是我们的老朋友，南京中医药大学国医大师周仲瑛工作室的朱垚副教授，欢迎！

> 主持人好，大家好！
>
> 朱垚老师

主持人 我们今天跟大家聊的话题，是秋季养生，刚刚说了很多秋季养生的方法以及内容，关于秋季养生，其实我相信还是存在很多的误区，可不可以把这些误区告诉我们呢？

> 对，秋季养生其实有几个方面，从衣食住行上来看，首先衣服的增减，我们前面也谈到这个，传统讲防秋凉，虽然大范围内是春捂秋冻，秋天适当可以添加衣物晚一点儿，但是还是因人而异，不能过度贪凉，秋冬季一旦降温以后，特别是自己身体不耐受的情况下，还是要及时地增加衣物。
>
> 朱垚老师

主持人 是，别大部分人都穿羽绒服了，你还穿个小秋衣，这样容易感冒哈。

> 因为现在女性非常爱美，她有的时候可能，不管是春天还是秋天，都很早穿上裙子，其实春天越早穿裙子，秋天越晚脱裙子是最好的。
>
> 朱垚老师

主持人 "美丽冻人"嘛。

> 所以正常情况，像这种保健的话，应该讲，还是要根据自己的实际情况来看，再有就是作息起居的规律。用老百姓的话讲叫春困秋乏夏打盹，其实秋天会有疲乏的情况，但是我们前面也讲了，就是因为秋天（人的）生物钟的特点，包括自然环境的变化，秋天夜长昼短，所以应该保证充足的睡眠，尽量减少熬夜，这个还是很有必要的。如果起居不规律，本身内分泌代谢失调，容易出现各种内分泌代谢的疾病，（导致）免疫力下降。
>
> 朱垚老师

主持人 那午休呢？午休多长时间（为宜）？

> 午休因人而异，虽然传统讲子午觉，晚上睡的是子觉，白天睡的是午觉，但是因人而异。有的人适合睡午觉，他觉得睡完起来没有不适感，是可以的；有些人睡完午觉，起来以后明显有不适感，昏昏沉沉，头脑很长时间甚至一两个小时都不恢复、不清爽，或者睡完午觉起来以后觉得恶心，或者觉得燥热，也不必勉强。有午觉习惯的可以，这个要具体看。
>
> 朱垚老师

主持人 还有哪些误区？

还有就是我们传统讲的，虽然春天，神志类的疾病，像一些抑郁症、焦虑症之类的容易高发，其实秋天也容易。秋天本身落叶凋零，传统讲睹物思人，借景生情，看到秋叶凋落了以后，包括树叶黄了，有秋凉的这种感觉，天凉好个秋，实际上有的时候情绪会有波动，所以这个时候也要跟朋友多出去玩一玩，散散心，登高望远，或者适当地调节心情，对自己有帮助。

朱垚老师

主持人 有的时候是一系列的，比如你睡眠不好了之后，就会产生这种情绪方面的波动。

对，有影响，是的。因为我们临床上观察，很多焦虑抑郁的患者，他有可能伴发失眠，或者是重度失眠、长期失眠的患者，他容易引发抑郁焦虑的症状，它是有关系的。

朱垚老师

主持人 特别是女性，好多女性到了更年期的时候，失眠成了很大的一个问题。

很常见，是的。

朱垚老师

主持人 那如果说睡眠不好，很多疾病就都会找上门。

对，是这样的。

朱垚老师

主持人 所以我们之前也讲了，在秋季怎样做好养生，保证睡眠。也有网友发来问题：请问医生，有人说秋天应该多喝盐水和蜂蜜水，而不要只喝白开水，请问这种说法有依据吗？

蜂蜜水本身，中医讲的，也有滋阴润燥的作用，它在秋天的时候是可以喝的，但是也分人。蜂蜜这一类的，就像豆制品，虽然没有完全的雌激素，但可能有类雌激素作用，所以我们建议，很多有妇科疾病的女同志，除非你秋燥的情况很严重，不然的话也不宜喝太多。男同志问题不大，秋天可以喝一点儿，但是血糖过高的，这个也尽量要减少。盐水，中医传统讲，盐也是中药，传统开门七件事，柴米油盐酱醋茶，这些都是中药。这个盐呢，传统叫光明石，它有点眼的方法，治疗内障，也有点喉的方法，治疗慢性扁桃体炎、溃疡等等。喝下去以后，中医传统讲，盐是咸味的，有软坚散结润下的作用，所以正常情况，像一些秋燥的便秘，喝点儿温盐水是可以的。但是回过头客观地讲，我们中国人的饮食结构，普遍盐的摄入是超标的，如果血压本身偏高了，那盐水就尽量不要喝了，还是要客观地看这个问题。

朱垚老师

主持人 还是要因人而异。

> 对。
>
> 朱垚老师

主持人 好，有一位来自抖音的网友留言。哎，我发现我们身边，养生达人真的很多。这一位他就说：请问医生，我妈现在每天都煮猪肺汤给我们喝，说以形补形，请问这样是有效果的吗？他妈妈知道秋季要养肺是不是，就给他喝猪肺汤，每天都喝也受不了吧。

> 对，他这个里面是这样，两方面问题，一个就是，确切地按中医理论，他要以脏补脏，这个里面的科学道理，现在全国也有专家团队在研究。但是最早提出以脏补脏的，是唐代医家，像孙思邈在《千金要方》里面就认为一些动物脏器里面含的成分和结构，对人体的脏器有一定的补益作用，这个还是有它的科学道理的，而且深层次的，我们也在做研究揭示。第二个，猪肺汤，南京地区有一个特色名吃叫萝卜猪肺汤，它做起来虽然复杂，因为猪肺要清洗干净。对，萝卜本身秋冬季吃是益气生津理气的，能加强通气作用，猪肺也确实有补益肺脏的作用，所以传统南京这边的萝卜猪肺汤，它不仅仅秋冬季（适合食用），其实像临床我们也建议患者，很多肺功能差的，包括肺纤维化的一些患者，甚至像其他的一些肺脏疾病的患者，慢支的、哮喘的实际上平时也可以吃，包括吸烟过多的，它也有所帮助。但是临床深层次的机理，我们还在进一步做研究，效果确实是有的，是可以吃的，没问题。
>
> 朱垚老师

主持人 很多时候我们要因时因地因人，而且要适量，不要过度。

> 对，是的。
>
> 朱垚老师

主持人 今天跟大家分享的是秋季养生的一些小常识，也希望对大家有所帮助，节目最后还是要再次感谢朱教授的到来，谢谢！好，我们下期节目不见不散哦。

（2019 年 9 月 15 日在江苏电视台参与的秋季养生中医科普节目）

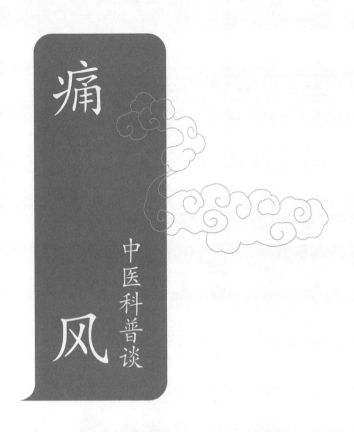

痛风

中医科普谈

主持人 欢迎来到《新@非常周末》。大家好，我是天天。传承中医文化，让更多人了解中医药。每期节目我们会邀请著名中医为电视机前的观众答疑解惑，传授我们中医养生知识。在节目一开始，还是欢迎我们的老朋友——南京中医药大学国医大师周仲瑛工作室的朱垚副教授。欢迎朱教授！

> 主持人好，大家好。

朱垚老师

主持人 非常欢迎朱教授的到来，每次都会给我们讲很多中医方面的小常识。其实在刚刚过去的夏天，我们很多人特别喜欢吃什么？吃海鲜，喝啤酒。长期这样吃下去的话，很可能得一种病。什么病？那就是痛风。痛风，顾名思义，痛起来真的会疯掉。因为我爸就有痛风，所以真的是感同身受。那今天我们的节目中，就跟大家来聊一聊拿什么拯救你的痛风。我们先来问问朱教授，痛风是怎么引起的？它为什么会有那么强烈的疼痛感，疼起来会让人疯掉的感觉？

> 其实痛风这个病，现代医学里面是（属于）内分泌代谢系统的，它主要是嘌呤代谢的异常。其实严格意义上讲，不是说你喝一次啤酒，吃一次龙虾就会发。主要是这个嘌呤代谢异常以后，长期的饮食刺激，会加重，甚至出现痛风石、高尿酸血症肾病等变化。其实中医自古就有这个病名。传统除了痛风，历代古籍里面还记载了很多别名。比如历节风，因为全身关节的一些疼痛。再有就是痹痛，关节的疼痛叫痹痛。还有最有趣的一个名字，叫白虎历节或者叫白虎啮，（白虎）就是啮齿类动物，"啮"就是咬的意思。为什么叫白虎啮呢？相传古籍上记载，白虎都是晚上出没，而且咬人只咬人的腿，咬的时候疼得很厉害。而这个痛风它正好一般发作的时候都是在晚上，脚踝关节、掌趾关节这些小关节红肿热痛，疼得非常厉害。所以古人很形象地，把它叫作白虎啮或者白虎历节。

朱垚老师

主持人 是，我爸疼起来那个脚肿得都不能碰。那也就是说痛风除了我们能够感受到最高级别的疼之外，其实好像对身体会有一些影响是吗？

> 对的，因为现代医学研究，它主要是嘌呤代谢不出去，跟饮食有很大关系，特别是荤食。最常见的，很多人去体检的时候，筛查出来血尿酸高，现代医学叫作高尿酸血症，如果长期这样下去，可能会出现高尿酸血症肾病，（因为）他代谢不掉。还有严重的出现痛风结石，像一些大小关节，都有这样的痛风石，甚至包括耳廓上面，我们也见过，密密麻麻的全是石头，（它们是）痛风石的沉积。

朱垚老师

主持人 这么严重。

对，而且更有甚者，特别是痛风石在脚踝部、足踝部的，久了以后会出现溃破，但是它的溃破一般不大会有感染性，因为它本身是痛风岩的沉积。但是严重的，会造成血管神经的一些损害。甚至我们见到过一些比较严重的，去我们血管外科局部截肢的，（对生活）还是有影响。
朱垚老师

主持人 所以会有很严重的后果。

对。
朱垚老师

主持人 其实我们现在，真的是生活水平越来越高，我们吃得越来越营养，"三高"的人群越来越多，现在都已经出现"四高"了，这第四高就是您刚刚说的高尿酸血症。

对。
朱垚老师

主持人 是不是只有通过体检，才知道自己有没有患高尿酸血症？

不一定体检，你单纯去验血也行，高尿酸血症这个指标，正常情况，抽血就能查，你体检抽也行，或者单独到门诊内分泌科，或者普通内科去抽血也可以。但是你不抽血，一般比较难发现。因为我们中医的机理认为，肾气虚了以后，嘌呤这种肾里面的杂质、有害物质代谢不出去，所以表现出来有可能腰酸；然后从症状学上讲，有可能会出现小便泡沫多、尿频等症状，会有肾系的一些症状。但仅仅是这些症状，你还没法确定是否高，所以精确指标还是去抽血查。
朱垚老师

主持人 如果你担心，就去医院去抽个血，去化验一下。

抽血化验。
朱垚老师

主持人 那我们平时该怎样去控制自己体内的这个尿酸，让它不超过正常的水平呢？

对，尿酸在人体，它不能太高也不能太低，它有正常的范围。常规上限，男同志一般 $420\,\mu mol/L$，女的 $360\,\mu mol/L$。但现在很多新的试剂盒，它的范围有所放宽，也有到 $440\,\mu mol/L$ 的。各家检验单位不一样，总的来说，它应该在一个正常的范围。而嘌呤代谢异常，血尿酸升高，其实主要的一个问题，就是高嘌呤的饮食。像我们遇到一些血尿酸高的患者，会特地叮嘱他高嘌呤的饮食尽量要控制，最常见的就是肉类，大肉，猪牛羊肉、鸡鸭鹅等等。但是他如果是血尿酸很高的情况下，同时又在痛风急性期，我们一般会建议他不是不吃，因为蛋白还是要摄入，就拿肉去煮汤，煮完汤以后，把肉里面的嘌呤沥到汤里，然后汤给家里人喝，自己吃这个汤里的肉。嘌呤相对低一点，是这样的情况。

朱垚老师

主持人 所以说吃这方面，一定要严格地控制高嘌呤的一些食物。

是的，大部分是吃出来的。

朱垚老师

主持人 对，吃，关键是什么，还不运动，是不是？

对，是。

朱垚老师

主持人 因为像我爸有痛风，我妈在做菜的时候，其实也尽量规避一些嘌呤比较高的。但是像我就不太知道，哪些是属于嘌呤比较高的食物？

其实像一些蔬菜，绿叶子的菜，我们也不建议患者吃，含草酸和嘌呤，尤其像菠菜。所以为什么有的人吃一吃菠菜就发。其实按我们中医传统讲，菠菜不是严格的发物，但是它对痛风是有影响的，吃了以后会发，就是因为它草酸、嘌呤这一类（含量高）。一般建议患者吃一些白叶子的、黄叶子的菜。还有豆制品，豆浆、豆腐、豆干这一类（尽量不吃或少吃），吃完也容易有影响。

朱垚老师

主持人 海带呢？

海带还好，海带不影响。正常情况再有就是像刚才您开头讲的啤酒。其实不止啤酒，各种酒类对它（痛风）都有影响，只是啤酒影响最大。再有就是海鲜这一类的。

朱垚老师

主持人 尿酸高的话，这些就尽量少吃。

对，是，是这样的情况。

朱垚老师

主持人 那除了饮食上的控制，还有什么（要注意）？

> 适当地加强锻炼。我们中医传统讲的，它实际上是扶正的方法，加强自身的体能锻炼，促进他的嘌呤代谢。但是锻炼也要适度，不宜超过自己身体的最大负荷。因为加速代谢以后，容易把嘌呤代谢出去。饮水也要适当增加，多喝水。
>
> 朱垚老师

主持人

多喝水。

> 对。实际上我们建议患者，平时如果有条件，多喝苏打水。
>
> 朱垚老师

主持人

碱性的吗？

> 对，本身现代医学在治疗痛风这个病的过程中，就是给他常规用药，会用小苏打片碱化尿液。其实他如果只是高一些，不是高得特别多，可以在平时喝水上面选择苏打水。痛风或者高尿酸血症患者的首选，喝苏打水。再有我们中医传统的茶本身也是中药，也有解毒的作用，它本身也是偏碱性的，像茶碱这一类的，它有作用。
>
> 朱垚老师

主持人

那其实像您刚刚讲的，我们之前好像在节目里面也推荐大家喝盐水。

> 对。
>
> 朱垚老师

主持人

那如果说高尿酸的患者，喝盐水是不是有帮助呢？

> 这个没有专门的相关课题研究，但是以我们的经验，盐是入肾的。高尿酸血症的患者，其实在一定程度上，存在不同程度的，中医讲肾气虚，他这个代谢不掉。所以喝盐水，如果盐超标了，可能反而会加重他的负担。
>
> 朱垚老师

主持人

所以不是说所有人喝盐水都有用，是不是？

> 是的。
>
> 朱垚老师

主持人

刚刚讲的是吃喝方面，那还有哪些方面可以避免得这个高尿酸血症？

> 从理论上讲，这个跟饮食关系是最密切的，（属于）代谢异常。再有就是，生活起居也需要适当注意。因为就像高尿酸血症、痛风发的时候都在晚上，其实跟人体的生物节律、内分泌代谢有关。所以也是这样一个道理，这一类的病人也不宜熬夜、睡得太晚。所以为什么很多患者去就医，中医专家都说不要熬夜，不要吃辛辣刺激的，其实是有他的道理的。
>
> 朱垚老师

主持人：但是，不是说你不熬夜，就不会得高尿酸血症。

朱垚老师：对，熬夜是加重因素。

主持人：对，熬夜会加重。

朱垚老师：不是它的诱发因素。诱发因素其实像他这个，最大的问题还是饮食。

主持人：而且还是要保持适当的运动。

朱垚老师：对。

主持人：有什么运动可以推荐给大家？

朱垚老师：像正常情况，这种高尿酸血症的患者、痛风的患者，我们临床见得比较多的，是会出现在足部的一些小关节，很多时候，一些剧烈的对抗运动、球类运动会诱发加重，所以是不能做这一类运动的。

主持人：球类运动？

朱垚老师：他们打羽毛球、弹跳，或者是打篮球、踢足球，有时候反而会诱发加重，而且很多人初诊，就是因为这个时候已经加重了。所以一般建议（进行）相对比较平和的、减轻他肢体负担的（运动），比如游泳，再有一些适当的……

主持人：登山或者是？

朱垚老师：登山也怕，反正急性期肯定不能去登山，但是平时如果不痛，可以去做做登山这类的运动。太剧烈的（运动）对他下肢有影响，可能会诱发加重。

主持人：而且过胖的人，本身你的这个地心引力就比较重，然后你又加重了下肢的负担。

朱垚老师：中国传统的很多运动，比如太极拳、太极剑，一些相对比较静的运动，包括前边我们节目讲到的健身气功这一类的，调气的、利湿的这些，它都是有帮助的。

主持人 我们刚刚也跟大家分享了几个控制我们尿酸的方法，比如说这些高嘌呤的食物就尽量不要吃了。包括喝的话，啤酒不要喝，其他酒可以适当地小酌那么几口，尽量多喝一些苏打水，多喝一些白开水。运动的话，比如说游泳这种有氧运动也是可以的。要千万记住，不要熬夜，一定要睡好觉，是不是？

是。 **朱垚老师**

主持人 这样你就可以保证，自己的尿酸没那么高。那其实在我们的互动平台上，也有很多网友发来了问题。有一位来自西瓜视频的网友提问：请问医生，由于工作原因，早些时候痛风没有注意，现在患上了痛风性关节炎，我该怎么办？

他这个是痛风比较常见的一个情况。一般他会表现出来小关节的红肿热痛，有的时候以脚趾关节比较多见，足背关节、手上也会有。一般的像这一类，一旦出现以后，有几个方面（要注意）。一方面刚才我们前面讲了，他自己能做的，饮食起居、生活保健上面，要去注意控制高嘌呤饮食的摄入，防止它加重，然后包括生活起居也要注意一些。更重要的就是像他这种情况，应该是出现痛风性关节炎了，是治疗的一个信号，肯定要中西医的规范治疗，要么找中医，要么找西医，都可以。像血尿酸，也要把它控制在正常范围之内，防止它再发。我们临床上很多中药都有明确的降尿酸作用，有的临床上我们处理的患者，两到三周血尿酸就能降下来，个别的会长一些，但常规很多，两到三周能明显下降。 **朱垚老师**

主持人 那想问一下，在痛风急性期，针灸可以治疗或者是缓解吗？

疼痛是可以缓解的，急性期以疼痛为主。中医传统的针灸对于疼痛有明确的作用，不管是腹痛、腰痛、痹痛，还是像痛风这种关节疼痛，都是有作用的。 **朱垚老师**

主持人 那针灸完了还要再吃药吗？

要配合用药。因为治本的方法，就是通过这个药物（加快）人体的生物化学的代谢，把它代谢掉。 **朱垚老师**

主持人 就是我们刚刚讲的，饮食起居几个方面，自己要做好，是不是？

对。实际上，像这种高尿酸血症，以我们的临床经验，包括我们国医大师周仲瑛周老，很多时候会用一些茶饮方，让患者在无症状期，去有效地控制尿酸。最常见的像我们中医传统的车前子、车前草这些利尿的；（还有）玉米须，本身也是药食同源的。

朱垚老师

主持人 对。

有降压，也有降脂，还有排尿酸的作用。再有像土茯苓等，都可以泡水喝，没问题的。

朱垚老师

主持人 所以早期的时候，通过自己的饮食起居，包括一些茶饮的配合，可能就不会引发后面那些剧烈的疼痛。

对。

朱垚老师

主持人 那刚刚也说了几个控制尿酸的方法，但是为什么痛风那么讨人厌呢？第一个，痛起来要疯。还有一个，就是反反复复发作，就感觉好像这个痛风一直不见好，这是为什么呢？

是这样的，现代医学研究，它这个属于代谢性疾病，跟饮食有很大的关系。所以我们刚才前面也讲到，按我们中医讲，它其实跟肾气虚有一定关系。所以现代医学也把血尿酸划归到肾功能这一系列指标里面，抽血查肾功能能够判断。所以在这一点的认识上是有共性的。按我们中医理论，它分为正虚和邪实两方面。邪实，也就是像这种代谢性疾病，因为你一直在吃肉，除非你不吃了，全素，成为一个素食主义者，可能会好一些，减轻它的负担。但就算这样，有可能本质上，你这个血尿酸代谢不出去的情况还存在，肾气虚还存在，所以同时也要扶正，提高自身免疫力。而在这个过程中，痛风反复发作，现代医学也有一些数据来说明这些问题，很多患者都是，尤其这个病，男性比较高发，女性相对好一些。代谢不掉以后，经过治疗，（经过）一段时间，可能短时间内能控制，但是可能饮食起居不当，还会再次诱发。

朱垚老师

主持人 是不是因为男性有的时候应酬多，管不住自己的嘴，然后又觉得工作太忙，不想去锻炼，是不是也有这样的原因？

有这方面因素，但更重要的跟激素谱有关，雌激素对这个代谢是有一定作用的。

朱垚老师

主持人 所以说男性发病率比女性要高。

> 对，很多疾病都跟激素谱有关，比如红斑狼疮，跟雌激素关系比较密切，所以女同志高发。
>
> 朱垚老师

主持人　所以说男同志就更要注意了。那您刚刚其实也说了，好像痛风是分阶段的，是不是？

> 对，现在医学对它有个分期，像前面有网友问，他只是血尿酸高，他这个可能是无症状期。
>
> 朱垚老师

主持人　最早的阶段是不是就是无症状期？

> 无症状期。所以现在国家发展好了以后，体检普查，包括我们很多社区也做体检普查，甚至是公益的体检普查，可能早期，血尿酸刚高的时候就被发现了，这个时候是没有症状的。
>
> 朱垚老师

主持人　对，我很多同事，他体检完了以后发现说，我血尿酸高，然后那个时候就会发现，就会引起注意。这个是无症状期，那有没有什么相应的治疗方法呢？

> 除了饮食控制以外，也可以用一些药茶，茶饮方。像我们国医大师周老，他的很多茶饮方，在无症状期血尿酸偏高的时候，能有效地降尿酸。比如我们传统讲的薏仁，也是药食同源的，再有就是像土茯苓、玉米须这一类的。
>
> 朱垚老师

主持人　那只是痛风最前面的一个阶段，无症状期。那到了第二个阶段呢？

> 后面出现的典型症状，比如关节炎，跟风湿性、类风湿性关节炎不一样，这些都是大关节，痛风是小关节，主要是手指、脚趾这种掌趾关节，它里面会沉积痛风岩。所以发病的时候往往都是脚掌，我们现在临床看到很多都是脚背足弓，红肿热痛。可能会让大家产生误区，他可能正好前一天打球了，是不是扭挫伤了？但实际上往往是他高尿酸血症急性发作的时候，出现痛风的一个表现，还有关节炎的症状。
>
> 朱垚老师

主持人　那个时候痛得碰都不能碰。

> 对，急性期的时候非常疼痛。现代医学急性期，传统以前用秋水仙碱，它本身有一定毒性。现在像一些加速他嘌呤代谢的，苯溴马隆，包括用小苏打片碱化尿液，这些都比较常见。
>
> 朱垚老师

主持人　包括针灸，其实也可以缓解。

对，中药主要就是讲用一些方子，可以在急性期的时候舒筋通络止痛，加速他的嘌呤的代谢，同时配合针灸来止痛。比如像我们临床上，我们国医大师周老，他以前治疗这类的病，很多用一些以四妙丸、四妙汤为主的方剂。我们中医传统的经典方四妙，是治下焦湿热。中医传统认为这个嘌呤，其实跟下焦湿热有关，代谢不掉。四妙比如苍术、黄柏、薏仁、牛膝，都是经典方。适当地在这个基础上再加一些，像土茯苓、车前子、车前草，这些有利水渗湿的作用；包括威灵仙，对急性期的疼痛（有缓解作用）。中医传统认为威灵仙是个很特殊的药，可以治疗骨鲠、鱼刺卡喉，用威灵仙煎汤泡水，有化腐的（作用），我们急救里面经常会讲。然后，还治疗体内的骨质增生，骨代谢异常，包括痛风急性发作，用威灵仙也有作用。所以这些经典方用上去以后，对他急性期（发作）的缓解也是有帮助的。

朱垚老师

主持人

那其实急性期通过刚刚的这些药方，包括自己控制饮食、加强锻炼，可能会得到缓解。

对。

朱垚老师

主持人

那缓解完了以后，其实有的时候还会再次发作，那中间这个期间叫做什么？

对，这个中间会存在这样的情况，就像刚才主持人讲的，它为什么反反复复的？很多病，现代医学讲的，像哮喘，还有痛风，其实这中间就是缓解期。缓解期的时候，痛风可能不发，关节病变可能没有发作，但是血尿酸可能还是高。所以并不是说缓解了，我就能放松了，什么都不管了，饮食也不用忌嘴，放开了吃，然后药也不去正常服用了……其实不管是怎么样的，进入缓解期，也要通过合理的饮食结构，正常的起居，甚至必要的药物的长期干预来控制它，防止它再次发作。

朱垚老师

主持人

医生真的是苦口婆心。俗话说得好，好了伤疤忘了疼。有的时候过了这个急性期，觉得自己没事了，啤酒喝起来，豆腐吃起来，（可能）这个时候你又会进入下一个急性期。

是的。除了饮食的一些方案以外，还可以用一些外洗的方。其实中医它很有特色，很多内服方也可以外洗，比如刚才讲的四妙汤、四妙散，就是用苍术、黄柏、薏仁、牛膝这些，也可以外洗。同时，中医传统，过了急性期以后是缓解期，为了促进他的代谢，在威灵仙里同时加一些活血化瘀的桃仁、红花、虎杖，进行外洗。一般洗的话，就是每天晚上把这个药物煎成汤，煎个大概2000毫升出来，然后用它兑了水来洗，对患者有帮助。

朱垚老师

主持人　就是俗称的药渣，比如说你可以先喝，喝完以后，这个药渣可以再来洗，是不是？

我们临床是建议患者很多内服药到冬天的时候，称下来自己煎的话，用药渣煎汤泡脚。但是实际上像痛风这种，因为药渣里面成分已经少很多了，你前面煎煮内服药，大部分成分已经出来了，药渣还有一部分；再有经皮肤吸收，它不像口服吸收得多，一般也就10%~15%左右，所以如果是缓解期，要想针对痛风，应该是单独开这样的泡脚方，去煎了以后来洗，效果会比用药渣要好一些。　　　　　　　　　　　　　　　朱垚老师

主持人　那用热毛巾敷有用吗？

这个有缓解作用，能改善他局部的循环。但是真正的你想把它这个代谢出来，甚至能控制疼痛，光是用热毛巾敷，而且在他急性发作期的时候，可能效果不好。为什么呢？因为他本身就是红肿热痛，按中医的机理，他就属于湿热下注，你再给他用热的，只会加重不会减轻，所以有的时候反而要冷敷。间歇期的时候，你改善它的微循环，能促进血液循环，可能有一定的代谢作用。　　　　　　　　　　　　　　　朱垚老师

主持人　急性期可以冷敷，到了间歇期热敷。

因为他痛的时候红肿热痛，是典型的特点。　　　　朱垚老师

主持人　其实在网上，也有很多朋友对痛风发表了自己的观点，但是我们发现关于痛风有很多很多的误区，比如说，很多网友就觉得尿酸高就一定是痛风。

这是个误区。尿酸高，严格意义上讲，现代医学只是高尿酸血症，痛风一定是以关节的红肿热痛为标准的，那个才是痛风。他没有发，严格意义上达不上痛风的（诊断）。而他这个高尿酸血症，前面我们讲到无症状期，可能这个过程从几个月到几年不等。有可能他发现高尿酸血症没有几个月，控制不好，他就发痛风了，也有可能控制相对好一点，过了几年才开始发，是这样的情况。　　　　　　　　　　　　　　　朱垚老师

主持人　所以说拿到体检报告，（不要）觉得自己尿酸高，就一定是痛风，也不要这么害怕。还是要自己控制好。

对。　　　　　　　　　　　　　　　　　　　　　朱垚老师

主持人　那你的尿酸高，只是第一个阶段，无症状阶段，并不等于就一定是痛风。那还有一些误区，就是限制高嘌呤（食物）。比如说，我不吃这些高嘌呤的食物了，是不是就可以预防痛风了？

有作用，因为严格意义上讲，它是自身的嘌呤代谢异常导致的，所以高嘌呤饮食肯定是（会引起）加重的。已经查出来血尿酸高，就是有个信号告诉你这一类的你要少吃了，（因为）你代谢不掉。这个其实我们临床上看，包括我们内分泌的疾病里面，糖代谢异常，脂代谢异常，都是这样的。并不是说你不吃糖，不摄入这种油脂，高脂肪的，或者高嘌呤的，你就能控制住。其实我们临床观察到有些患者，就算不吃大油大荤的，他血脂还是高，哪怕仅一点儿，他也代谢不掉。所以其实还是跟自身代谢功能有关系。按中医理论，嘌呤主要通过肾脏代谢，所以痛风发的时候，一般不管是急性期还是缓解期，肯定要低嘌呤饮食。你完全不吃，有的人也受不了，但是尽量减少肾脏的负担。更重要的是调节自身的肾脏，中医讲补肾，补益肾气，调节它的代谢能力。

朱垚老师

主持人　对。因为我们发现身边得痛风的，或者是尿酸偏高的，基本上都是男性，所以会有很多误区，就觉得只要是中年男性，就很有可能得痛风，是有这种说法。

这个现代医学叫作流行病学，男性的发病比例（高），有很多病，就像以前我们做过的节目，里面讲到了甲状腺（疾病），就是女性高发，男女比例是（4~6）∶1。很多病，像痛风这类，确实是男性高发。

朱垚老师

主持人　你们临床上 10 个来就诊的病人大概（有几个男性）？

十个里边应该讲正常有六七个都是男性。女同志也有，但是少。为什么呢？就像您之前讲的，跟他大鱼大肉、喝酒饮食不控制有关；女性可能爱美，要注意形体，她会有意地节食，油荤的吃得少，确实是一个方面。但是更重要的，跟她体内雌激素的代谢有关系。

朱垚老师

主持人　那是不是偏胖的人群，得这个痛风的概率会比较高？

容易发。偏胖的人群本身脂代谢、糖代谢和嘌呤代谢就异常，也跟他们的饮食结构有关，所以很容易有这样的一个情况。

朱垚老师

主持人　还有一种民间的误区，好像说痛风的时候，只要你把这个尿酸降低，是不是就可以了？

我们临床实际去看，在急性发作期，不管是用中药还是西药，单纯只是把他的血尿酸降下来，有时候疼痛是缓解不了的。按中医的机理，这个痛症它为什么是个病字头？以前我们讲过，（痛字）里面带个"甬"，它实际上是通道的意思，就是指你的血脉不通，不通则痛，痛则不通。所以实际上不管是尿酸盐也好，还是嘌呤这种沉积也好，都会导致下肢的血脉不通。所以正常情况，光控制血尿酸，疼痛是缓解不了的。还得用一些中医处方，大部分是用一些舒筋通络、止痛的（药），急性期配合针灸，效果会好一些。

朱垚老师

主持人　而且我发现很多朋友感觉久病成医了，他听说到了急性期、发作期的时候，可以使用抗生素，然后就自己在家使用一些抗生素，感觉就会好了。

对，这也是个误区。为什么呢？因为这个痛风的发作，实际上是血尿酸高以后，尿酸盐沉积在滑膜以后，会形成这种典型的疼痛。但实际上这种疼痛，包括红肿热痛，现代医学讲，是非感染性的。如果是感染性的，利用抗生素消炎是可以的；非感染性的，你用这个，它实际效果并不好。

朱垚老师

主持人　最好的，你进入了发作期，就去医院，交给医生，遵医嘱就好。

对，来制定他的个体化的治疗方案。

朱垚老师

主持人　因为其实像朱教授也说了，痛风很多时候是吃出来的。那很多朋友就说了，那我不吃肉，是不是就不会痛风了？

其实正常的动物蛋白，还是要吸收的，它跟植物蛋白不一样。有的人常年这样的正常饮食以后，说因为血尿酸高了我完全不吃肉，可能他机体也受不了。就像现在我们想，抽烟（的人）他戒断以后，他会有戒断综合征，免疫平衡被打破，会出现一些症状。所以其实他如果不是素食主义者，肉还是可以正常吃一些，（补充）蛋白质。在前面就讲过肉如何去吃。像一些大肉类的，猪牛羊肉这些，稍微煮煮汤，把它里面的嘌呤沥到汤里，可能相对要好一些，这个时候的肉是可以吃的。包括我们跟患者讲，你在家里把煮过汤的肉，一般要煮半个小时以上，煮完了以后切成肉丝，然后拿来炒菜都可以，这个问题不大。但是不煮你直接吃，肯定多少还是有影响，因为嘌呤含量是高的。

朱垚老师

主持人　那很多人说，在痛风发作期的时候，他这个尿酸一定是高的，是这样吗？

也不一定。也有痛风发作期的时候，血尿酸不高的情况，我们也遇到过这样的病例。应该讲他的主因跟血尿酸有关系，而且他病情久了以后，会诱发痛风。但是有的时候在他急性发作期，我们也遇到过，已经药物干预过了，血尿酸降下来了，加上一些外部原因，他出现痛风急性期关节疼痛，但这个时候查血尿酸还不是特别高。

朱垚老师

（2019年9月21日朱垚老师在江苏电视台参与的痛风中医科普节目）

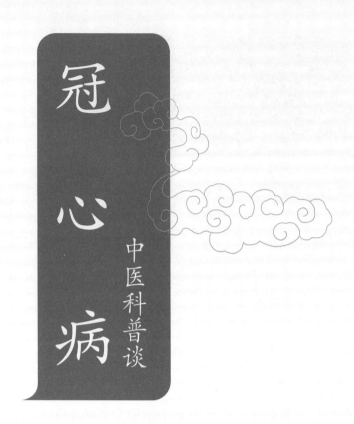

冠 心 病

中医科普谈

主持人 观众朋友大家好，欢迎来到正在为您播出的《新@非常周末》，我是祖晋。传承中医文化，让更多人了解中医药。每期节目当中，我们都会有请著名中医做客现场为观众朋友们答疑解惑。接下来为各位介绍做客今天节目的，也是咱们的老朋友，让我们欢迎南京中医药大学国医大师周仲瑛工作室的朱垚副教授。欢迎您，朱老师。

> 主持人好，大家好。

朱垚老师

主持人 又见面了。咱们一直在说中医药文化是中华民族的文化瑰宝，而且其实现在越来越多的人也了解到，（中医药）真的是一块宝藏之地，因为有很多我们之前不太了解的，比如说它的文化、它的由来，包括很多药材，原来它有这么大的作用。所以今天在节目一开始，也是希望朱老师来给咱们从药材开始讲起，让更多的人来深入地了解咱们中药文化。今天来为我们介绍的是哪一味中药？

> 今天给大家讲的这个药呢，是桑寄生。

朱垚老师

主持人 哦？桑寄生？

> 对。

朱垚老师

主持人 从这个名字上来讲，应该是跟桑树有关的。

> 对，是的。

朱垚老师

主持人 它是在桑树的哪一个部分？

> 它是寄生在桑树上的。

朱垚老师

主持人 寄生在桑树的？

> 对，是的。

朱垚老师

主持人 它就是我们面前看到的这一味？

> 对，就是面前看到的这味药。

朱垚老师

主持人 它是什么时候被大家发现，可以当作一味药的？

> 很早的时候就有记载，桑寄生它很特殊。它是一种寄生在桑树上的植物。本身是桑寄生科属的，一般药用部位是它的茎和枝，等它干燥了以后入药。
>
> 朱垚老师

主持人　它是只寄生在桑树上吗？

> 其实这一类，很多植物它都（寄生），包括一些其他的植物它也寄生。但是桑树相对来说它没有毒性，而且药用价值最大。所以中医传统临床用这个用得比较多。也有的别称叫槲寄生，实际上是一回事。
>
> 朱垚老师

主持人　它都是寄生在桑树，或者其他植物上的。

> 对。
>
> 朱垚老师

主持人　那桑寄生有什么样的作用呢？

> 桑寄生的作用很多。按中医传统讲，它主要有补益肝肾、强筋骨、祛风湿，还有安胎，包括像现在讲的（治疗）先兆流产等作用，效果很好。
>
> 朱垚老师

主持人　那它的作用其实还是挺广的，刚刚听您讲的，还有保胎、安胎的作用。

> 对，是的。
>
> 朱垚老师

主持人　那它应该是在怀孕的哪个阶段作为一种养生的（药物）经常服用？还是说出现了一些什么症状的时候，再去服用比较好？

> 刚才主持人问到这个安胎的问题。其实中医传统里边很多药都有安胎作用。桑寄生应该讲是排得上前三名的。中医传统讲，一般是治疗胎漏。中医讲的胎漏就是现代医学讲的先兆流产的症状。她如果在妊娠期间，出现出血的情况，是可以去用的。一般单用这个药，（用它来）泡水就可以。但是一般我们建议真要是出现这种情况，你可以自己去用，如果用了一两天有缓解就可以，如果不能缓解，还是要及时（到门诊）来看。
>
> 朱垚老师

主持人　刚刚您讲到还有腰膝酸痛的时候，其实也可以用？

对。桑寄生按我们中医传统讲，它有这种补益肝肾的作用。传统中医认为"腰为肾之府"。腰膝酸痛特别是肾气亏虚的这种腰痛，包括风寒湿侵袭的这种腰痛，用桑寄生有明确的改善作用。

朱垚老师

主持人

是，刚刚还讲到了一个脚气。

对。

朱垚老师

主持人

脚气可能是很多观众朋友尤其中老年人比较会高发的一个（问题），但是生活中可能不太会在意。

对。

朱垚老师

主持人

就觉得它得着就得着呗。甚至有人觉得说有脚气是好事，有这样的说法吗？

对，以前节目里面好像也有提到，有些观众问道，认为（脚气）是排湿、排毒。但实际上正常人应该是没有的，有的话还是一个病理的表现。确实是下焦的湿气比较重，但不一定完全是排湿排毒的问题。正常用中药干预，像刚才讲的桑寄生，其实中医里面，但凡是有祛风湿作用的药，大部分对这种，中医讲的湿邪为患的病都有作用。比如讲桑寄生，也可以把它直接用来煎汤煮水泡脚，对脚气有明确的作用。

朱垚老师

主持人

它除了可以内服之外，外敷其实也是可以的？

对，外用外洗都可以。

朱垚老师

主持人

外用外洗都可以？

对。

朱垚老师

主持人

我们会发现，在不同的生理上的领域，而且（针对）不同的情况，其实它都会有自己的作用。

是的。

朱垚老师

主持人

但我们讲到，中医的这个药材，有道地药材这一说？

对的。

朱垚老师

主持人 但是桑寄生，你说它不就是在桑树上一个寄生的植物，那它有没有这样的说法？

也有。像主持人刚才讲的已经很专业了，说到这个道地药材，老百姓会说地道，但其实中医传统对药材的一个说法，叫道地药材。它这个源自唐代时期，把中华大地划成九道十八地，所以叫道地药材。每个区域里面只长特定的药，一方水土养一方药，离开这方水土，它这个药的药性就大大衰减。就像古人讲的，橘子在江南江北种就不一样了。所以其实我们中国传统也是这样，比如像长白山，它这个地方就适合长人参，出来的有效成分含量也高，补气作用强。你要（把人参）引入我们江苏茅山，它种出来的（有效）成分含量很低，不讲跟萝卜差不多，也可能药材基本上就没有什么药性。

朱垚老师

主持人 种出来的基本就是萝卜？

对，基本上就没有什么药性。但是茅山这个地方它水湿比较重，适合长茅苍术，我们中医传统讲茅苍术是植物里面的大熊猫，也是非常有作用的，健脾利湿，可以消各种癥瘕积聚、斑块、肿瘤等等。如果你要把它引入长白山，它也没有功效。所以中医的道地药材，应该讲很有它的特点，古人对这个药物的生长周期、环境的变化来进行一个判断，去优选一些药材。（桑）寄生一般在南方会好一点儿，包括两广、福建，这些地方会好一点。

朱垚老师

主持人 所以比如说，在南京的桑树上的桑寄生？

也有入药，大部分这些药相对来说不是特别名贵的药材，或者说特别有地域性的。特别有地域性的比如冬虫夏草，它可能只在青海、西藏这些地方。像野山参、台参这些，它可能在长白山这些地方会好一些。

朱垚老师

主持人 它不像其他的某些药材一样，地域性那么强。

对。

朱垚老师

主持人 但是相对偏南方一些。

南方好一些。

朱垚老师

主持人 这可能跟空气的湿度、气候有很大的关系。

> 对，是的。
>
> 朱垚老师

主持人 好，刚刚呢，朱垚老师和我们聊到桑寄生可以治疗的疾病其实非常多。那之后也将继续聊。

主持人 前面我们说到它可以治疗的疾病非常多，可能大家都无法在保胎和治疗脚气当中找到一个共性。但是其实很多中药它都会有这样的一些特点，重点是看怎么搭配，还有适应的人群，是这样的吗？

> 是的。
>
> 朱垚老师

主持人 中医其实经常讲到辨证，辨证来看待每一个病症。那在您坐诊的这么长时间以来，有没有遇到过用桑寄生治疗一些疑难杂症这样的情况？

> 是的。因为我是在我们学校国医大师周仲瑛工作室工作，也跟随老先生有十五年了。不但看老先生用桑寄生治疗了很多疑难杂症，我们自己按他的这个思路在临床也用。所以我们在此选一些周老用桑寄生治疗疑难病的典型病案来给大家讲一讲。
>
> 朱垚老师

主持人 嗯，好。那接下来就进入我们今天的《名方在线》。

> 我们选了一个老先生治疗这个冠心病，冠心病合并房颤的。
>
> 朱垚老师

主持人 治疗冠心病？

> 冠心病合并房颤的这个病案。
>
> 朱垚老师

主持人 好，我们来看一下。

> 对，就这个病案。
>
> 朱垚老师

主持人 吴某，68 岁，女性。冠心病，房颤。

> 她是并发症。然后这个病人的是 2001 年 12 月 28 日来就诊的，当时表现是很典型的，这个冠心病，胸闷气短，活动以后气喘，睡眠不好，仅四五个小时，同时出现头晕、腰肾区发胀的这些情况。而且既往病历里面还有左肾积水，小便偏少，舌苔黄，质红偏暗，脉滑数。这是周老写的原始的病机，我们一个字没有动，拿过来原汁原味地展现了。
>
> 朱垚老师

主持人

这是她第一次找周老的时候？

初诊，这是初诊的病历。这个病人，老先生给她开了一张方子，里面根据她这个病机辨证认为是肝肾亏虚。大家看这儿就是有肝肾亏虚，然后气阴两伤，心营不畅。因为桑寄生它可以补益肝肾，我们传统《神农本草经》里面也讲到桑寄生有通血脉的作用，所以老先生一般用它治疗冠心病，是一个很典型的特征性用药。其实在这个处方里面，他最后用了桑寄生。

朱垚老师

主持人

那针对这位病患的情况，当时周老给出了什么样的一个药方呢？

对，大屏幕上看到的就是周老当时给的药方。我们为了这个展示把它誊抄了一遍。这个里面大家可以看到，像太子参、党参、麦冬，包括丹参、生地、白芍、娑罗子、绛香、蒲黄、紫石英，这上面也都展示出来了。最后一味药，就是这个桑寄生。

朱垚老师

主持人

哦？桑寄生。他为什么把它放在了最后的位置呢？

一般是这样，中医传统它的这个处方的组成，按照君臣佐使，也就是药物的权重（来排序）。放在最前面的传统是君药，后面的是臣药，最后是佐使药。佐使药有引经报使的作用，按照现代医学讲，就是提高它的靶向性，让这些药直达病所。还有一种方法就是，我们周老他不但辨证而且辨证结合辨病，所以有的时候专病有一些专药。像桑寄生就是针对冠心病的专药，有的时候会在整个组方（基础上）辨证结合以后加上一两味比较重要的药。它不是完全说是不重要才放最后。所以这个桑寄生它是写在最后的。

朱垚老师

主持人

而且它是专门针对冠心病的。

对的。

朱垚老师

主持人

好，这个是比较重要的一味药放在了最后。

对。

朱垚老师

主持人

刚刚您讲到辨证，其实这位患者她比较特殊。我们刚刚看到她初诊的时候，她还有很多合并症状。

对。

朱垚老师

主持人 之前在肾的部位也有一些问题。

> 对，也有肾脏病。
>
> 朱垚老师

主持人 所以刚刚我们看到的这么多味药，其实是针对这个病患她的特点。

> 整体特点。
>
> 朱垚老师

主持人 我们聊到的这个桑寄生，其实针对她有冠心病这样的症状。我刚看到在前面提到一个词，好像在中医里不叫冠心病。

> 对的。
>
> 朱垚老师

主持人 中医叫法是什么？

> 中医传统对这个病是有认识的，《黄帝内经》时期就有，在古代中医里叫作胸痹。
>
> 朱垚老师

主持人 这个"痹"就是"麻痹"的"痹"？

> 对。
>
> 朱垚老师

主持人 这个词是怎么来的呢？

> 胸痹这个词，大屏上有，大家看这两个字，这是中医的一个病名。这个"胸"是指他发病的部位就在胸部。表现出来可能以胸闷、心慌气短为主，而且心脏，本身中医讲在胸中这样的一个位置。这个"痹"，以前节目里面给大家讲过，它这个病字头也就是"疒"字部，都跟病有关，然后下面是一个"田"，这样表示什么呢？它实际上代表了血脉滞塞的意思，就是指这个血脉不通。所以痹在古代，它的直译就是疼痛。关节疼痛叫痹症，游走性疼痛叫行痹，胸口的疼痛叫胸痹。所以它以疼痛为主，就是气血壅滞，不通则痛，所以叫胸痹。
>
> 朱垚老师

主持人 所以冠心病的症状，或者不舒服的状态，其实就是在胸口？

> 对。
>
> 朱垚老师

主持人 会有疼痛，隐隐作痛的症状。

> 对。
>
> 朱垚老师

主持人 所以叫胸痹。但是其实可能在古代，胸痹所涵盖的心脏的疾病会更多一些。

> 对，更宽泛一些。
>
> 朱垚老师

主持人 不仅仅是冠心病这一种。

> 对。
>
> 朱垚老师

主持人 那刚刚您聊到的周老的这样一个医案，在用了这样的药方之后，后来应该还有一些随访。

> 对。后来随访了以后，患者连续用了将近四个月（药），整体控制得都非常好，症状明显改善。选的这些医案都是已经公开发表过的，作为论文，也作为我们的教学资料，很典型。
>
> 朱垚老师

主持人 是，我们了解到，像冠心病这一类的疾病，很多患者其实需要长期服药。

> 对。
>
> 朱垚老师

主持人 并且他可能需要每天多顿地来服用这样的药，在西医上其实也是一样。在中医上是不是其实针对这一类病症的时候，它采取的方法其实也是一样的，需要一个长期的过程，还是说其实把它调整到一个比较好的状态之后，注意调理就可以了？

> 主持人的这个问题，其实在临床上很多患者都问，属于我们讲的高点击率问题。为什么呢？因为很多慢病的治疗，现代医学认为这个病程可能长期存在，所以要长期去干预、调治，包括合并的一些病症，像血压不稳定的一些情况。按我们中医讲，他这种慢病跟急性病，最早我记得讲过急和慢的区别，一个（是）外感，一个（是）内伤。内伤病确实存在一个长期的过程，但是也不一定一直是吃汤药，像急性病，他可能汤药也不止两顿，一天三四顿，只要病情好了，他就不吃了，可能一两天就改善。慢性病，他可能早晚各一顿，吃了以后维持一个比较稳定的药效。而且中医传统对慢病的治疗很有它的特色。为什么这么讲呢？它不单纯拘泥于汤药，我们中医传统讲"汤者荡也，去大病用之；丸者缓也，调理用之"。所以其实传统的老八剂，丸散膏丹酒露汤锭，不同的时间用不同的剂型。很多

> 慢性病到后期，如果症状控制得很平稳，他都全部改吃丸剂，然后调理。吃到一定程度以后，一料丸子三个月，他可能吃半年到九个月，两到三料丸剂以后，如果自身症状改善很好，已经没有他当时典型的症状，也可以停药观察，这就是我们讲的体质的变化。
>
> 朱垚老师

主持人　　所以他的观察其实会更加的全面一些？

> 对。
>
> 朱垚老师

主持人　　而且我们经常讲到针对同一个病症，但是中医上会给他进行不同类型的分型。

> 对。
>
> 朱垚老师

主持人　　比如我们聊到的这个胸痹。

> 对。
>
> 朱垚老师

主持人　　那中医上会不会有不同的类型？

> 有的。常见的其实分成四大类。最典型的，大部分中医讲的阴寒凝滞，就是偏寒的体质。为什么一些冠心病的患者不能受凉，特别天冷的时候，他会加重。这种阴寒凝滞的证型，典型的表现都以寒象为主，受凉加重。按我们中医讲的道法自然，他受寒了以后，寒性收引。《黄帝内经》里面讲血管会收缩，收缩以后，本身可能形体偏胖，按照现代医学讲，他内壁里面沉积的这些斑块、脂质物比较多，就很容易造成这样冠心病的症状，也就是我们中医讲的胸痹，不通则痛。这个是最常见的一大类。
>
> 朱垚老师

主持人　　那这一类会有一些什么比较典型的症状吗？

> 一般表现出来都是偏于怕冷。
>
> 朱垚老师

主持人　　怕冷。

> 面色、唇色偏白，脉象沉迟等等。根据他的实际情况，照镜子自我检查，舌苔整个白厚腻，也有可能是这个情况。
>
> 朱垚老师

主持人　　还有什么样的类型？

> 形体偏胖，现代医学讲，这种代谢综合征也是易感人群，他这种的中医叫痰湿内蕴，形体偏胖还多痰。
>
> 朱垚老师

主持人　他有什么样的表现呢？

> 他可能除了形体偏胖以外还痰多。
>
> 朱垚老师

主持人　痰多？

> 平时正常的日常起居会咯痰比较多。他可能表现出来舌苔是腻苔，甚至是白腻苔为主的这种。
>
> 朱垚老师

主持人　还有呢？

> 还有就是瘀血型的，刚才讲他发病的机理，是瘀血阻滞导致的。瘀血阻滞导致的这种类型一般表现出来，有可能除了他发病的部位固定，就是胸前区会出现刺痛。
>
> 朱垚老师

主持人　有刺痛感？

> 对。我们中医对这个疼痛有个判断标准。如果是位置不固定的疼痛，游走性的，可能跟体内的气分（有关），病在气分，跟风邪有关。如果这个疼痛部位比较固定，一般认为是在血分，有瘀血阻络。每到固定的那个时间点，他就不舒服；或者是晚上，或者是白天起床就不舒服，而且都是在胸口，或者这一类的。
>
> 朱垚老师

主持人　就任何一个部位都有这样的一个判断的方法？

> 有个判断，到底是在气还是在血。
>
> 朱垚老师

主持人　我们经常把气血放在一起讲，但是其实气和血还是不一样。

> 不一样的。所以瘀血导致的这种疼痛也是它的一个证型。这种表现的特点，就是往往疼痛可能就在一个点上，而且表现出来的疼痛性质是以刺痛为主。
>
> 朱垚老师

主持人　我们刚刚聊了三种类型，还有第四种类型。

再有就是气阴不足的。这种患者一般病程比较久，刚才讲这种阴虚疼痛，他可能隐隐地觉得痛，不像刺痛那么明显。同时他也有气虚的表现，按我们中医讲，大部分气虚的表现是可能他爬楼活动以后就会气喘。

朱垚老师

主持人 刚刚我们前面聊到的那个医案，她就会有这样的症状。

对。

朱垚老师

主持人 运动之后就会喘得特别厉害。

对，很典型。

朱垚老师

主持人 气虚类。

对，是属于气虚的这种。所以刚才那个方子上，老先生他上来用的是太子参、麦冬这一类的。参麦饮的路子，补益气阴。

朱垚老师

主持人 所以分了四种不同的类型，这个是自己对身体的一种观察，也是有利于在治疗的时候对症下药。

对。

朱垚老师

主持人 冠心病，（就是）我们前面聊到的胸痹，那如果说不及时治疗的话，应该会有比较严重的一个后果。

对的，这一点上面其实中医和西医对这个病的认识还是有很多相似的地方。而且中医在古代《黄帝内经》时期很早就认识到这个病，它后面的一些不良的转归和预后，不去干预（的话）影响还是比较大的。像西医认为，他以后会出现心梗的情况，包括不稳定性心绞痛。其实我们中医传统也有这个病名，最早在《黄帝内经》里面就有记载，叫作真心痛。

朱垚老师

主持人 真心？真的感觉心痛了，真心痛。

真心痛，是的。为什么叫真心痛呢？其实中医传统大部分描述的心痛，指的是胃痛，因为心脏和胃的位置靠得很近，古人也意识到这个问题。但是真心痛，古籍里面把它单独拎出来。

朱垚老师

主持人 是真的心痛。

真的心痛。 朱垚老师

主持人 不是胃痛。

真的是在心脏上发生疼痛，所以对它也有一些特征性的描述。比如讲古籍里面就讲到真心痛发作的时候，手足青至节，就是讲手足发青到关节这个部位。同时他发作的时间非常快，有句描述叫"旦发夕死，夕发旦死"。是什么意思呢？就是早上发作，晚上人就不行，去世了；如果是晚上发病，（第二天）早上就不行了。这个速度非常快，所以其实它的症状描述就跟现在讲的心梗非常像。 朱垚老师

主持人 所以说其实从古至今，大家对于心脏的疾病都有着自己的一个认知和了解，可幸的是现在其实我们有很多预防的方式，生活中有很多需要注意的东西。

主持人 我们了解到其实冠心病的高发人群是中老年人。

对。 朱垚老师

主持人 中老年人为什么在冠心病上比较高发呢？是因为身体上抵抗力变低了？

其实现代医学对于这种高发人群，它讲究一个易感人群，但是按我们中医讲，它其实是易感体质。就是讲，到了一定年龄以后，他这种体质很容易得这种病。像您刚刚讲的为什么冠心病中老年人高发？这里面有几方面，其实它的易感人群不只中老年人。就是刚才我们讲的，四五十岁，甚至我们现在看有年轻化的趋势，三十多岁的也有，形体偏胖，痰湿比较重，过食肥甘厚味。这种痰湿体质按现代医学讲，他可能血管内壁里面沉积的这些斑块比较多，都有影响。老年人高发冠心病，为什么尤其加重呢？因为人的年纪大了以后，气血运行（不畅），特别是气虚，年高肾虚，肾气虚、脾气虚、肺气虚，各个脏腑的功能下降。气推动血液，中医讲它是一个机理，气虚以后推动血行无力，所以会导致血液流速变慢，按现代医学讲的，杂质这些也更容易沉积下来，会形成冠心病的易感体质，跟他这个体质有关系。 朱垚老师

主持人 其实人的体质是分九大体质，可以这么说吗？

对，现在的国标是九型。 朱垚老师

主持人 九型。

> 我们前不久在健康大讲堂才做了一次公益讲座，讲的就是基于我们周老理论的十三痰素体质，其实分得更细。
>
> 朱垚老师

主持人 分得更细一点，但其实人的体质不是一成不变的。

> 对。
>
> 朱垚老师

主持人 它是会随着你的年龄和你的生活状态发生改变的。其实到了老年人的状态的时候体质基本上会比较接近一些，所以才会有易感人群这样的一个说法。

> 对。
>
> 朱垚老师

主持人 如果说人还处于一个比较健康的状态的时候，为了预防冠心病的发生，我们可以在生活上注意一些什么呢？

> 预防的话就是刚才我们前面讲的，首先不管是不是易感体质，如果本身形体已经偏胖了，现代医学讲，要控制血压、控制血脂、控制血糖等这些代谢的问题。按我们中医讲，就是饮食结构上这种过于肥甘厚味的、油腻的东西你要少吃。吃多了以后，它在体内代谢不掉，会容易形成沉积，沉积下来以后可能会诱发这样的疾病。再有就是，如果还没有发生冠心病，只是这种易感体质的人群，要看他有没有一些基础性的问题，现代医学叫作基础疾病。比如看他血压高不高，如果高血压的，特别现在大家有个误区，认为喝（白酒不行，红酒可以）。我们经常劝有些患者，我说你这血压高，不能喝酒。他说我白酒不喝，我喝点儿红酒，红酒对血管有帮助，说是红色的，按你们中医理论。
>
> 朱垚老师

主持人 每天要喝一杯，是不是？

> 对，其实这也是一个误区，还是要根据他的体质来看，酒虽然讲可能有这方面作用，但红酒对血管的作用，还有待临床去验证。但是至少它里面含的这种酒精成分对血压是明确有影响的，所以我们也不建议，特别像这种易感人群，本身有些基础疾病的，随意地过度去进补，或者是乱用一些（偏方），偏听偏信一些网络上的方案，还是要相对规范一点儿。而且根据体质，请专家看一看以后来判断。
>
> 朱垚老师

主持人　还是要看自己体质的一个状态，包括现在身体上已有的一些疾病和一些隐患。

对。　　朱垚老师

主持人　那么对于已经患了冠心病的患者，他除了要配合治疗以外，生活上他应该再注意些什么呢？

生活上刚才我们前面其实也基本上讲了，冠心病，我们中医叫胸痹，它为什么会发作，它的病因、病机的特点。其实在一定程度上讲，他受寒，寒性收引，受了凉以后会加重，就一定要注意保暖，尤其是（身体）上半部，冷了以后要及时加衣服。再有就是在饮食上面，刚才讲了，其实酒是不太适合，但是也要具体看人，和他的基础疾病的情况。还有就是讲，现在很多中老年朋友在我们门诊上也会有这样的误区，好多知道一些成药，冠心病不舒服，心绞痛，或者心慌胸闷，大家会去吃这个速效救心丸。　　朱垚老师

主持人　对，会准备。

包括麝香保心丸，常备是对的。因为有情况的话，这个效果下去还是很好的，因为这些药都经过大量的临床验证。但是按我们中医讲，这些在一定程度上属于应急性的药，特别像里面有一些冰片等等，芳香行气通络的，不宜把它当作冠心病的保健药长期吃，长期吃肯定对他身体是有影响的。很多时候他就是气虚的表现，在应急的时候，给他芳香行气通络可能有效果，长期去吃反而有一定伤气的作用。像平时冠心病患者保养，可能丹参片、丹参滴丸这一类的更好一些，长期吃没有什么影响。本身中医讲是养心的。　　朱垚老师

主持人　这类养心类的药，是日常保健的。您刚也聊到一种，可能比较极端的，就是处于急救状态的或者已经非常不舒服的时候，一般这个时候的表现症状是不是说难受得不行了？

对。　　朱垚老师

主持人　很痛，绞痛的时候？

有的患者表现出来心前区的绞痛，有的表现出来心前区发闷，伴随无力感；有些患者如果出现这种心梗的情况，他可能有濒死感，会觉得非常难受乏力。现代医学对于不稳定性心绞痛，用硝酸甘油这一类的；按我们中医讲，其实就是刚才讲的急救的这些，麝香保心丸是可以临时去用的，用了以后他有明显缓解。但不能常吃，常吃对这个（身体）还是有影响。

朱垚老师

主持人　但是在家里得常备，常备这类的药。

对。

朱垚老师

主持人　好。刚刚我们聊到的是如果在身体还比较健康的状况下，这一类易感人群应该注意什么，包括在有冠心病的状态下，生活中要注意的要点。其实现在天气渐渐转凉了，对中老年朋友来讲，注意保暖真的非常重要，因为天气转凉，其实对冠心病这类的疾病来说是一个非常不好的因素，大家一定要注意日常的保健。

主持人　接下来，我们要看一下在网络上的朋友们的提问："坐月子能不能喝梧州桑寄生茶？"

梧州刚才讲了，也是它（桑寄生）的道地产地之一。当地有这种民俗，后面也生产了这些东西。但其实还是我们讲的，她坐月子期间是产后，一般常规情况按我们中医有一句老话，对于产妇的体质，认为产前适合用凉药。为什么？因为她基础体温高，按现代医学讲，再加上她孕育一个生命，两个胎心，她体质偏热，所以包括饮食也可以偏凉。产后是用热药。为什么？因为她生完孩子以后，本身气血不足，有的剖宫产，甚至有些是大出血，她表现出来血虚、百脉空虚的情况，所以一般产后用热药，像桂圆，包括红枣、当归。寄生也可以用，补益肝肾的，没问题的。但是还是要看她具体的情况、病症，它不是完全通用的。

朱垚老师

主持人　其实关于这个坐月子的问题，我觉得咱们有时间可以来详细地聊一聊。

是的。

朱垚老师

主持人　因为真的不同的人有不同的见解，包括孕妇本人和家里的人，婆婆、妈妈对于这个问题的认知其实都是不一样的。改天咱们和朱老师好好聊一聊啊。

主持人　以上就是我们今天的《新 @ 非常周末》了。今天的节目当中我们了解到了桑寄生这味中药，其实它真的是非常神奇的一味药，对于很多的疾病都有着特殊的疗效，也了解到了冠心病在日常生活当中的一些调理方案。希望今天节目当中我们讲的这些知识能够帮助到各位，当然更要感谢今天朱垚老师来到我们节目当中，希望通过朱垚老师让更多的人来了解中医药文化。

（2019 年 9 月 22 日在江苏电视台参与的冠心病中医科普节目）

主持人

各位好，欢迎来到正在为您播出的《新@非常周末》，我是祖晋。今天为各位请到的专家，是来自南京中医药大学国医大师周仲瑛工作室的朱垚副教授。欢迎您，朱老师！

主持人好，大家好。

朱垚老师

主持人

其实在节目当中，讲到中医这个词的时候，我想观众朋友都会有一种感觉，会觉得它很神奇很玄妙，"原来中医是这样的"。我想这不仅仅是因为中医本身对疾病的诊断和治疗方式很特别，往往很多的时候有这种感受也是因为中药材本身，我发现中药材的命名方式就很特别。今天节目一开始给咱们介绍的这味中药叫什么？

今天给大家带来一味中药，叫作"鬼箭羽"。

朱垚老师

主持人

"鬼箭羽"，听这名字就很特别，我们先来看看这个药材长什么样。

大家看，这个前面像箭的前端，箭支，后面像箭的羽毛部分。

朱垚老师

主持人

如果不说，特别像是在一片丛林当中有一块生锈的钢铁横在这儿。那么今天带过来的这个是？

这个是鬼箭羽的饮片，其实取的是它的羽的部分，是羽翅以及羽状附生物这一部分。

朱垚老师

主持人

鬼箭羽这个名字是怎么来的？

鬼箭羽是卫矛科的植物，它有四棱，四棱在它背后有羽状的附生物，再加上它前面的枝叶，看起来很像一根箭一样，所以叫作鬼箭羽。

朱垚老师

主持人

是根据它的形状来命名的。

对。

朱垚老师

主持人

但是这个名字听起来其实挺凶猛的，鬼箭羽。那我们又说，是药三分毒，这个鬼箭羽它有毒性吗？

鬼箭羽是这样的，它最早记载于《神农本草经》。《神农本草经》是我们中国中医传统的四大经典著作之一，是必读的。《神农本草经》里面把中药分成上中下三品，上品大概120种，传统讲，它们是无毒的，久服延年益寿，对人体有帮助；中品120种，认为它们有的有毒，有的无毒，要根据病情适当地取用；再有就是下品，下品大概120多种，所以加起来差不多360种。古人很讲究天人相应，这个药常用的也就360种。一般在药物的使用当中，中医讲究组方君臣佐使，一般上品都是君药，中品都是臣药，下品都是佐使药，这种药大部分都是有毒性的，不能久用，都是治疗一些恶性疾病，传统讲的一些疥疮癣癞，现代医学讲的一些肿瘤，会用这些以毒攻毒的方法来改善症状。鬼箭羽在《神农本草经》里面是中品，而且记载它是无毒的，传统讲，它味苦而寒。后世医家吴普的《吴普本草》里面也讲，它无毒。李时珍在《本草纲目》里面也提到了，鬼箭羽是无毒的，而且效果也比较好。

朱垚老师

主持人　那鬼箭羽它有什么作用呢？一般是针对哪些疾病？

鬼箭羽本身的药性偏寒，味道偏苦，一般认为有凉血散瘀的作用。在中医传统的一些典籍里面，历代记载的都是妇科用得比较多，妇科里它的功效是以破血通经、杀虫为主，所以在妇科用于治疗一些癥瘕积聚。中医传统讲的癥瘕积聚就是现代医学讲的一些子宫肌瘤、女子月经月事不和、继发性闭经等等。它还有一定的通乳作用。这类妇科用得比较多。

朱垚老师

主持人　前面您聊到鬼箭羽功效的时候有提到，它对于尤其是女性的一些疾病或者身体的不适，有特殊的疗效。刚刚您聊到关于闭经的问题，一般它在用量、用法上应该有什么样的讲究？

常规治疗闭经，古籍上记载，我们临床用它确实有效果，也可以用。单用的话一般不宜太多，因为泡茶也好，煎煮也好，一般就10~15克左右。

朱垚老师

主持人　是用量上要注意，但是基本上属于一个可以长期服用的药材？

如果从治疗目的上讲，用了以后，月事正常了，有所缓解，就不需要再用了。但是有的时候单用没有效，肯定要实际去看，或者出现其他的一些变化，要到临床去找相关的专科专家去看。

朱垚老师

主持人　所以这个可以作为一种辅助的药？

没有问题，这个可以。

朱垚老师

您刚刚还聊到一个，可以通乳，这个是现在还挺普遍的问题，我身边就有新手妈妈还在哺乳的阶段，要定期到通乳的机构去做一个疏通，其实我觉得这个跟现代人的压力、作息都是有一定关系的。如果说这样的药材可以帮助到她们，我觉得也是一个很好的方法。那对于她们来讲，用量和方法上，有什么要注意的吗？

其实刚刚主持人讲到这个通乳的问题，看似是个小问题，但是我们临床也看了很多这一类的，它实际上是一个病牵动两个人。一个是孩子，没有母乳喂养，肯定对孩子的免疫、成长有影响。再有就是母体，有的时候乳汁不通，乳汁为百血，血虚、气血不足会出现这个情况，她如果单纯地就是气血不足没有乳汁，这种问题不大；如果是有乳汁，但是乳腺导管等不通，这种往往容易引发急性乳腺炎，甚至发烧。我们门诊处理了很多这类的病例，用中药有明确的效果，鬼箭羽是其中一个。其实中药里面有很多很有趣的药谚，比如有一个叫"穿山甲，王不留，妇人吃了乳长流"，就是指泡山甲片和王不留行的籽，它可以单独代茶饮，也可以煮汤煲汤喝，对通乳有作用。鬼箭羽也是其中的一种，一般用于合并有瘀血，恶露不尽，包括同时出现乳汁不通的。单味药可以去用，没问题，如果用了以后有改善，就证明比较对症，可以用；如果用了以后有变化，到时候还是要继续根据她的体质来调整。

朱垚老师

主持人

听起来凶神恶煞的鬼箭羽，没想到对温柔的女性确实有它独特的效果。

主持人

之前朱老师为我们介绍了鬼箭羽这个神奇的中药材，我们讲到它对于女性疾病特别有帮助，接下来就进入我们今天的《名方在线》。既然说到了对女性非常有帮助，那今天给咱们介绍到的这个医案是不是也是一位女性患者？

他是个男性患者。

朱垚老师

主持人

哦，是男性患者，我们来看看他出现了什么问题。

这个是我们国医大师周仲瑛教授以前治过的一例病例。他是个男性糖尿病患者。大家可以看到他这个病历。臧某，男，35岁，2001年11月15日初诊，当时主要表现是口渴、疲乏，反复发作6个月就诊。他的家族本身就有高血压、高血脂的病史。父亲是中风去世的。到今年5月以后，出现明显的口干、欲饮、乏力，然后到某家医院就诊，当时查空腹血糖很高，为10.2 mmol/L，餐后两小时14.3 mmol/L，当时服的是西医的达美康、拜糖平这些降糖的药，用药数月以后，再复查空腹血糖，有所下降，在 8.7 mmol/L，但还是超过正常范围，餐后两小时 12.4 mmol/L，甘油三酯也高，胆固醇也高，都是偏高，然后求诊于中医。他自己觉得这个症状比较明显，来诊的时候口干、口黏、疲乏无力、大便干结，出现四肢麻木、尿黄、小便泡沫多的症状，这些都是典型的（糖尿病的）相关症状。舌苔是黄腻苔，质暗，脉小弦滑。当时周老他辨证是肝肾阴虚、燥热、湿热、瘀热互结，是一个三热理论，同时治以补益肝肾，然后这样开具的一个方子。

朱垚老师

主持人 这位患者是典型的糖尿病的症状，并且他之前其实已经有现代医学的治疗，但是没有明显的改善。

控制是有控制，但是控制得不是太理想。

朱垚老师

主持人 那针对这位患者，周老当时给出的方子是什么样子的呢？

老先生根据他的"消渴三热论"理论，开具了一张方子。

朱垚老师

主持人 我们来看看有哪些药材。

方子里面有枸杞子，这个大家都知道，很常见，它本身有补益肝肾的作用。再有像黄精这一类的，中医传统讲也有补益肝肾的作用。再有这里面用到了一些太子参，太子参又叫孩儿参，中医讲有益气养阴的作用，对这一类疾病也有作用。这个可能大家比较熟悉，是切片的黄芪，但是它是以复法为主，治疗三热的。还有其他的一些药，比如麦冬，这个质量相对比较好一点，传统讲寸冬，寸冬就是道地药材，它的长度大概一寸左右，胃度分寸，它跟自己的关节一样长，是一个标准的寸冬，又称大麦冬。有的麦冬就比较小。再有像玄参、山楂、决明子，决明子是比较常见的。还有鸡内金，鸡内金不但内科用，还有健脾消食的作用，大家平时吃的鸡胗，有一层内膜的皮，就是鸡内金。这个鸡内金是炒制过的，它有健脾养胃的作用。古人发现鸡平时吃一些小石子，觉得一般动物吃不了这个，认为鸡的胃、胃黏膜一定比一般的动物更强一点，后来发现又是黄色的，取出来以后叫鸡内金。我们家里面杀鸡的时候可能会把它剥了扔掉，其实晒干了以后是很好的中药，而且健脾开胃，本身也有一定的治疗糖尿病、消渴的作用。很多时候把它磨成粉以后，放在粥里面煮给小朋友吃，是健脾开胃的，能有效地改善小儿积食。再有这个，这一团是玉米须，老百姓叫玉米胡子，中医讲玉米须有利水渗湿的作用，据现代药理学研究，它本身有很明确的降脂、降压、降糖的作用。

朱垚老师

主持人　是不是有人用这个玉米须煮水?

> 对，就是用这个煮水，家里的新鲜的也可以。新鲜的整个煮的时候，玉米叶子和玉米须都在里面，（煮的水）有降脂、降糖、降压的作用。像印第安人，这个民族是以玉米为主食的，所以这个民族在大样本流调里面，就不大容易有高脂血症、高血压。玉米属于中国传统讲的粗杂粮。最后就是用到鬼箭羽这个药。
>
> 朱垚老师

主持人　鬼箭羽在这一套药材里面是比较重要的一味药材。

> 对，其实前面也讲过，我们中医传统组方按照君臣佐使，有一个权重的排列。最重要的药是君药，其次是臣药，最后是佐使药，但是放在最后并不表示它不重要。大家看倒数第二个是鬼箭羽 15 克，传统都是这么抄过来的，从右到左，鬼箭羽其实是在最后出现。我们老先生的用药经验是辨证和辨病相结合，有的时候也会针对专病，用一些专药，鬼箭羽就是其中的一种。前面也讲到，鬼箭羽妇科用得多，但实际我们老先生对它有一个创造性地运用，就是发现它凉血散瘀，结合他自己创立的糖尿病的"三热理论"，糖尿病除了燥热、湿热还有瘀热，多偏于瘀热的下焦，把鬼箭羽这个妇科的药创新性地用在内科的糖尿病的治疗里面，取得很好的疗效，所以这是个很特殊的药。
>
> 朱垚老师

主持人　在这么多味药材里面，除了鬼箭羽之外，还有哪几味药材是主要针对糖尿病这样的病症的呢?

> 其实这个方子里面有不少，比如像我们刚才讲的地黄。除了黄精以外，还有地黄这一类的。大家都知道的六味地黄丸，就是以地黄为君药的，它有补益肾阴的作用，但实际上，并不是所有的糖尿病病人都适合吃六味地黄丸，要具体看。
>
> 朱垚老师

主持人　是，糖尿病作为现代人高发的一种疾病，跟我们现在的生活、饮食，都有一定的关系。但是我想这个病在古代应该并不高发吧，因为它需要大量的饮食，包括不太规律的作息、饮酒，我想这个跟古代人的生活方式差别还是挺大的。

> 对，这个就涉及我们疾病谱从古至今的一个变化，糖尿病在古代其实也有，我们中医传统称之为消渴。
>
> 朱垚老师

主持人　为什么称为消渴呢?

消渴，它其实是以症状学来命名这个疾病的。它主要有两部分症状，一个是以身体消瘦、水液消耗为主，所以称之为"消"；"渴"是指口渴引饮，是它的一个典型表现。现代医学认为，糖尿病的典型症状是"三多一少"，多饮多食多尿、身体消瘦，其实涵盖了我们中医讲的消渴这个病。消渴这个病在古代就有记载，应该讲跟糖尿病主体是相一致的，但也包括了现代医学的尿崩症等其他的一些症状。

朱垚老师

主持人　但是我想，在古代，得这个消渴症的人应该并不多。往往应该是在名门望族里面，得的概率会比较大一点。

对，是的，一般就是皇帝或者是官宦人家。因为很多时候，古代有的老百姓可能饥寒交迫，吃还吃不饱，很难出现这种糖代谢异常。糖尿病大部分是源于现代医学讲的代谢异常，糖代谢不掉。

朱垚老师

主持人　我听说在古代有几位名人都得过消渴？

对的，像司马相如，唐代李商隐，在一些诗词里面都有记载。实际上，司马相如应该算最早有消渴记载的这种名人。后来的慈禧太后也有这样的消渴之疾。所以应该讲，其实消渴在古代，大部分为富贵之人得的病。现在大家生活条件好了，相对来讲可能疾病谱改变，比较高发。

朱垚老师

主持人　是，您刚刚也说了，糖尿病是糖代谢异常，那很多人就会在想，那是不是因为糖吃多了，代谢不出去了，所以会得糖尿病，是这样吗？

人体的糖在体内的代谢转运，主要是靠胰岛，胰岛素，其实就是胰岛细胞的转运。正常情况，它有先天不足、后天不足之分，所以其实一定程度上讲，糖代谢异常，只是他自身功能下降导致的，不完全是糖吃多了导致的。如果他能代谢掉，吃多少糖都没问题，他代谢不掉，他稍微吃一点儿，血糖就会上去。

朱垚老师

主持人　其实还是代谢的问题，与吃多少（糖）没有太大的关系。

对，我们中医讲，跟脏腑功能的代谢有关。

朱垚老师

主持人　那就是说得了糖尿病的人，可能他吃很少的糖，还是会加重病情，因为他代谢不出去，是这个状况。那糖尿病其实大家现在听到都会挺紧张的，因为有人说它是终身的疾病，它很难完全地治愈，那么它会有哪些症状呢？像您刚刚聊到的，会消瘦。

对，身体消瘦。

朱垚老师

主持人　那所有糖尿病的患者，都会在短时间内消瘦吗？

也不一定，这个涉及现代西医学对它的分型。有些患者是 2 型糖尿病，他本身形体偏胖，有代谢综合征，血糖出现偏高，或者是血脂偏高、血尿酸偏高，然后到他身体失代偿的时候，代谢不了，会引发糖尿病，所以有的人还不一定是瘦，有些不完全会导致这种典型的身体消瘦。

朱垚老师

主持人　可能有些形体上并没有太大的变化，那其他的症状是什么？

其他症状比如刚才讲的口渴。口渴引饮，就是指他平时喝水很多。中医传统有个很有趣的医学术语，叫饮一溲一，就是喝多少尿多少。正常人一天摄入 1500~1800 ml 水，再加上皮肤代谢、呼吸带出去的水分，小便不会有这么多。饮一溲一，就是你喝了 2000 ml，尿了 2000 ml，代谢就已经出现问题了。更有甚者，在很多古籍上面有个词语，叫饮一溲二，喝进去 2000 ml，尿出来 4000 ml，就是他代谢出现问题了，小便量增多。

朱垚老师

主持人　那糖尿病患者，还会有哪些并发症呢？

现代医学认为，糖尿病的并发症有视网膜病变、糖尿病肾病、糖尿病周围血管神经病变、下肢病变比如糖尿病病足。糖尿病的一些并发症，中医叫作"变症"，就是主要的症状变化出来一些特殊的症状。比如中医传统讲，糖尿病消渴之变症雀盲，就是视力下降，晚上看不见路，甚至出现青风、内障、目翳，相当于现在讲的白内障，甚至视神经萎缩，看不见，眼底出血，失明，这都是它的变症。还有出现其他的变症，比如五大变症之一的皮肤的疮疖。其实要按我们现代医学讲，就是因为患者血糖过高，创口不容易愈合，容易长这些痈疽疔疖，同时生了一些外伤以后也长不好，所以变成中医传统讲的痈疽、溃疡这一类的。

朱垚老师

主持人　那糖尿病有治愈这个概念吗？

糖尿病的这个问题，其实按照现代医学讲，它这种慢病是一个长期的过程，现代医学可能会要求患者长期口服降糖药，或者甚至当口服降糖药继发失效的时候，进行胰岛素的注射。其实中医学认为，很多慢病病程相对比较长，但是也存在一个体质改善的问题，所以他一方面要长程用药，控制血糖，控制并发症，因为中医传统用药里一些活血化瘀的药、清热凉血的药很多，对他的血糖并发症控制很好；同时也要侧重于体质改善，如果体质改善，可能相对来说控制得会好一些，后期能不能减药撤药要看他具体的情况。

朱垚老师

主持人

其实还是重在一个控制，并且这是一个长期的过程，而且我想，如果真的有了糖尿病的话，不仅仅是在用药上，生活上的很多细节，还是要非常注意的。我觉得对于糖尿病，真的是预防更为重要。

主持人

今天聊到的是大家很熟悉的一种疾病——糖尿病，我觉得大家之所以熟悉，是因为身边人甚至是家人或者是自己都有这样疾病的困扰。它之所以高发，我想跟现代人的生活、饮食、起居都是分不开的。那么对于糖尿病患者来讲，生活上要注意点什么呢？

正常情况下像这种代谢性疾病，虽然前面我们提到它不完全是吃糖吃出来的，但是还是要限糖。已经明确发现糖尿病这种疾病或者糖代谢异常的问题，肯定要限糖。包括像一些水果的摄入，不是不可以吃，是高糖的水果还是要控制的。还有一些上火的东西、热性的水果，也要少吃。其实按照中医对它的偏性分类，有些水果偏热性，比如大家耳熟能详的榴莲、芒果，包括桃子，这些都是偏温的；有些是偏凉性的水果，比如像西瓜。如果真的要吃水果，可以吃稍微偏凉一点的，不能吃太热的，它里面果糖不容易代谢掉，还是要控制它的量。再有饮食上面，我们讲要吃清淡一点儿的，像主食。糖尿病患者面临一个问题，就是他大部分情况不可能不吃饭，大米里面含糖还比较高，所以我们一般建议患者优选的主食以五谷杂粮为主，尤其推荐小米。现代医学和传统医学在小米这一点上，我个人觉得是有共识的。现代医学主要看主食的糖的含量，大米含糖量比小米多得多，小米含糖量比较低，跟燕麦这些差不多，作为糖尿病病人的首选，现代医学也推荐。按照中医的医理，糖的代谢跟脾胃运化有关系，糖尿病传统叫脾瘅，认为是脾虚的表现。传统《黄帝内经》里面的理论，五色对应五脏，黄色的（食物）有健脾作用，所以以五谷补五脏之气，小米是首选的，既健脾，又可以控制血糖，所以我觉得这一点上，中医西医是有共识的，所以建议患者，主食可以以小米为主，哪怕小米粥。很多患者都知道，吃完大米粥以后，血糖上去以后高居不下，其实是跟大米煮成粥以后的糖的降解有关系，但是纯的小米粥、小米饭，它没有影响，对糖尿病患者是有帮助的。

朱垚老师

主持人　　刚刚说的是日常饮食中的建议，大家一定要时刻注意。如果已经有了糖尿病，生活当中一定要注意每一天每一餐的饮食的摄入。那么生活当中有没有一些比如说是药茶或者饮品，可以起到自我保健的作用呢？

有的，就像我们今天这期节目刚开始讲的鬼箭羽。鬼箭羽这个药其实单独泡也可以，不管是什么证型，你用了以后可以监测，如果对血糖有改善，证明是比较合适的，如果改善不明显，就可以不用，换别的方案。再有我们传统讲的决明子和枸杞也可以泡，枸杞子本身按传统讲是有补肾阴的作用，决明子也有一定润肠通便的作用，尤其是在糖尿病患者阴虚燥热，出现肠燥津枯、便秘的情况下可以用这个。但是我们临床上也不是绝对的，有的患者用完枸杞子以后，也会出现血糖异常波动的情况，我们也在分析原因，不仅仅是因为它成分多糖，可能也有更深层次的一些原因。还有就是像气阴两虚的这种患者，可以用一些我们中医传统的沙参麦冬汤，把这个方子变化成饮剂，沙参麦冬饮。传统讲，沙参、麦冬是补肺胃之阴的。刚才我们前面讲到，按中医的医理，上消口渴引饮大部分是肺阴不足，津液失于不散，出现口渴。中消，为什么多食易饥，吃饭吃得多？就是因为胃火湿盛，所以阴虚火旺。所以补益肺胃之阴，沙参、麦冬是可以用的。还有就是用玉竹这一类的，玉竹这个中药可以跟黄芪这一类的放在一起用。但是对于黄芪，血压太高的不宜用，单纯性糖尿病的可以用，有益气养阴的作用，（可）促进他机体的改善。

朱垚老师

主持人　　还是要看具体的身体状况，还有没有其他的一些疾病。有没有针对糖尿病的穴位，按压之后可以有效地缓解糖尿病的症状？

按中医传统讲，其实不管是用药还是用穴位，都存在一个辨证施治的问题，但是糖尿病从总的来说，它跟病位，跟肺脏、脾胃和肾脏有关，所以如果是属于吃饭吃得多，胃火亢盛的这种，那我们传统讲的足三里、合谷这些穴位，都可以对胃经有一定的调节作用，可以自我按摩、按压。如果是到病程后期出现阴阳两虚、肾阳不足的，可以通过灸法，灸夹脊穴、肾俞穴等等。但是总的来说在早期，特别是热象比较明显的时候，我们不建议盲目地用灸法，因为灸法毕竟偏于温法。真的到后期，出现这种阳虚的表现的时候，用灸法是可以的。

朱垚老师

主持人　　明白。好，接下来让我们去网络端看一下网友的提问。首先是来自西瓜视频的网友，他问："我是一名糖尿病的患者，伴有高血压，是不是一点水果都不能吃呢？"

> 这个也不是绝对的，因为其实果糖本身有一个代谢周期的问题，所以一般我们建议含糖成分比较高的水果要控制，有一些含糖比较低的水果是可以吃的，还是要具体来看。而且理论上讲，它不单是水果的问题，主食、其他餐食里面也含糖，有的甚至比水果还多，这不是绝对的。
>
> 朱垚老师

主持人　　　其实前面很多网友的提问，都是一些日常保健的辅助方法，但是我想，如果真的得了糖尿病的话，配合治疗，按时用药，生活当中注意保健都是非常重要的。

主持人　　　今天节目当中，我们又了解到了一味神奇的中药，名字虽然叫作鬼箭羽，但是它却对女性疾病包括糖尿病都有着特殊的疗效。当然今天也通过朱老师的讲解，让我们对糖尿病包括它的养护知识都有了更加深刻的了解，也希望大家可以好好地爱惜自己的身体。

（2019 年 9 月 29 日在江苏电视台参与的糖尿病中医科普节目）

附

【鬼箭羽】鬼箭羽是卫矛科植物，卫矛具翅状物的枝条，小株成丛，春生嫩条，条上四面有羽，如箭的羽毛，故名鬼箭羽。

【功效】破血，通经，杀虫，主治闭经，癥瘕，产后瘀滞腹痛，虫积腹痛。

【周仲瑛医案】臧某，男，35 岁。

2001 年 11 月 15 日初诊。

患者有家族性高血压、高血脂史，其父逝于中风。

今年 5 月以来，明显口干欲饮，疲劳无力，去某医院就诊，查空腹血糖 10.2 mmol/L，餐后 2 小时血糖 14.3 mmol/L。即嘱服用达美康 80 mg，每日 2 次；拜糖平 50 mg，每日三次。

服药数月，查空腹血糖 8.7 mmol/L，餐后 2 小时血糖 12.2 mmol/L，甘油三酯 9.3 mmol/L，胆固醇酯 2.28 mmol/L，乃求诊于中医。

自觉症状明显，自感口干、口黏、疲劳乏力、大便干结（<3 日 1 次），麻木，尿黄，疲劳后尿沫增加。

苔黄薄腻，质暗，脉小弦滑。

辨证为肝肾阴虚、燥热、湿热、瘀热互结，以燥热、肝肾阴伤为著。

治以补益肝肾、清热润燥，兼以清热利湿、活血化瘀。

【药方】制何首乌 15 g，制黄精 12 g，枸杞子 12 g，生地黄 15 g，山茱萸 10 g，地骨皮 15 g，太子参 10 g，黄芪 10 g，玄参 10 g，生山楂 15 g，决明子 12 g，麦冬 10 g，知母 10 g，天花粉 12 g，黄连 3 g，佩兰、泽兰各 10 g，泽泻 10 g，鬼箭羽 15 g，桑叶 15 g，玉米须 15 g，炙鸡内金 10 g。述诸药研极细粉，另用桑叶、玉米须煎汤代水，水泛为丸，每次于餐前服 6 g，每日 3 次。

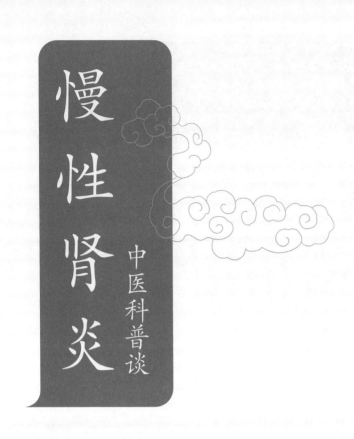

慢性肾炎

中医科普谈

主持人 今天为各位请到的专家是来自南京中医药大学国医大师周仲瑛工作室的朱垚副教授，欢迎您，朱老师。

朱垚老师 主持人好，大家好。

主持人 前几期节目，朱老师给我们带来好几味特别有趣的中药，名字都让我印象深刻，有鬼箭羽，对治疗糖尿病有着特殊的效果；前面还说过桑寄生，寄生在桑树上的一味药材；还有功劳非常大的功劳叶。今天给咱介绍的是什么中药材？

朱垚老师 今天给大家介绍的是路路通。

主持人 我们看到面前怎么像一个杨梅一样呢？

朱垚老师 对，看似很像。为什么会叫这个名字，叫路路通，它还有一个相传的典故。明代的时候，戚家军在沿海地区抗倭，风餐露宿，沿海地区湿气也比较重，后来很多士兵都出现关节的肿胀疼痛，战斗力下降。在当地有个精通医术的老翁，他给戚家军贡献了个方子，说我们当地有个枫香树，它长出来的果实是一颗一颗的，上面有孔。这个按照传统讲，对风湿痹痛有作用，拿回来以后通过烟熏的方式，熏蒸熏洗给士兵用，有改善。后来用了以后（发现）果然好用，戚继光就问老翁（这药）叫什么，他说因为上面孔很多，叫九孔子。实际上因为它九孔，用了以后里面都通着的，也叫路路通。

主持人 路路通现在它主要被用在什么样的疾病上？

朱垚老师 路路通（适）用的疾病很广，但是中药很特殊，像前面几期我们跟主持人聊到，中医对药的命名（很讲究），其实古代的医生，就是想通过对中国文化的传承，让这个名字就包含它的功效。所以路路通，其实它是以一个"通"字，来高度概括它的功效。比如像关节痹痛，包括中耳炎，耳道不通，包括女同志的闭经，月事不和，再有乳汁不通。

主持人 刚刚您说了这个名字当中，就包含了这个药的功效，路路通。那我就在想，它对利尿通便是不是也有作用？

朱垚老师 也有作用。

主持人 那它是在不太通畅的时候使用呢，还是说日常保健的时候也可以用？

一般是不太通畅的时候使用。

朱垚老师

主持人　大概是个什么样的用法？

常规的话，以前节目我们也讲过，中药比较常见的就是水提的方法，就是你通过煎煮，或者是代茶饮都可以，而且像典籍上记载的这些单方，它是单独一味。我们中医传统中药的使用里面，有七情之说，七情是指什么呢？是指相须、相使、相畏、相杀、相反、相恶和独行，就是讲有些药物搭配在一起，它会发生作用叠加，现代药理学叫作协同作用；有些药在一起，它发生一些药物衰减，叫拮抗作用。其实中国古代中药学对它就有认识，而且按照中国传统的文化来给它定名，而这个路路通，可以单独泡茶煮水，像这类的药，我们中医讲叫独行，就是单一味药直接用就可以。

朱垚老师

主持人　直接用就可以，那它除了煮水以外，能不能外敷呢？

也可以。

朱垚老师

主持人　它针对什么疾病的时候可以外敷？

有些古籍上记载一些皮肤病，也可以把路路通打成粉，或者是烧成炭，取路路通的炭剂。路路通的炭剂，它本身有收涩的作用，尤其收湿敛疮，所以像皮肤的湿疹，包括其他的一些夏季的汗斑疹，可以用它，有一定作用，但这个具体还是要辨证去看，有些人用了可能效果比较明确，有些人用完可能证型不对，也没有起到理想的效果。

朱垚老师

主持人　我发现路路通适应的病症，还是挺多的，好像每一路它都可以通过去。接下来就进入我们今天的《名方在线》。朱老师今天给咱们带来的，是一个什么样的医案？

这个是我们国医大师周仲瑛教授以前治疗过的一个疑难病症，是一个妊娠水肿的病人，大家可以看一下。夏某，女，44 岁，2005 年的一个病例。冬季的时候，她是妊娠水肿后遗双下肢肿胀 15 年余，临晚加剧，两腿酸重如捆，形体日胖，体重不断增加，下肢按之有凹陷，尿次频多，腰酸背痛，慢性病面容，面色少华，这个很典型。舌苔是淡黄，舌质淡隐紫，脉细，辨证属于脾肾两虚，气不化水，气血失调，水湿潴留。这是老先生给她的病机的辨证。治以温阳化气，调和气血，利水消肿为主。

朱垚老师

主持人　她水肿有 15 年之久了。这么长的时间妊娠水肿是不是已经转化为其他疾病了呢？

这个是老先生早年的病例，现在来看诊断是成立的，但关键是她相关的一些检查当时在病历里没有记述，以我们的经验看，长期的这种水肿有可能是肾脏疾病的早期表现，尤其像一些慢性肾脏性疾病，都会有水肿的前驱症状。所以如果出现，尤其是去做相关的检查，小便里面出现隐血蛋白的这些，都一定要高度怀疑，排除肾脏类疾病。最主要的慢性肾脏疾病，比如说肾炎、慢性肾炎、肾功能不全等。

朱垚老师

主持人　慢性肾炎其实是个挺严重的疾病，那针对这位患者，周老给开出的药方是什么样的呢？

老先生给她照利水消肿、温阳化气定了一张方。这个是我们的处方，把它重新誊抄了一遍，大家看这个就是夏某（的药方）。这里面用到的桂枝、芍药这些，我们今天现场也都带来了，像这个桂枝，中医传统有通经络、利血脉的作用，然后这个里面还有白术，他用的生白术，生白术本身也有利水的作用，这个是道地药材，按照我们传统讲，它是浙江於潜的白术，称为於术，也叫鸡腿术，看着像一个鸡腿一样，而且相传这个白术利水，古籍上讲冬季去采，冬不覆雪，就利水到什么程度，就是那个地没有雪覆盖，所以冬不覆雪，所以讲得很形象。还有个药，这个药很特殊，很多专家一般不大用，我们老先生用，实际上大家看它是薄薄的一层，像豆皮一样的这个药，这个就是稆豆衣，就是黑大豆的豆皮，这个算是比较冷门的中药，我们国医大师周仲瑛用它，主要是因为它有补益肾气、利水渗湿的作用。这个是鸡血藤，又叫大血藤，它本身有养血通经络（的作用），现代药理学研究，也有改善一定微循环的作用。然后这个药可能不讲大家看不出来，这个药也是中医传统利水渗湿的一个很好的药材——海藻。海藻既能治疝气，又能治疗瘿瘤，同时有利水渗湿的作用，所以对水肿也有帮助。这个小的是楮实子，正常情况，它是有补肾的作用，也有利水渗湿的作用。这些就比较常见，这个是生黄芪，这个是党参，道地药材潞党参，潞州的党参。然后这边有几个，大家可能耳熟能详的，这个是茯苓，茯苓夹饼，相传慈禧太后最喜欢吃的，六味地黄丸里面也有这个成分，它有淡渗利湿的作用。再就是路路通，路路通本身也有利水渗湿、消肿的作用。

朱垚老师

主持人　所以刚刚聊到的这几味中药，其实有好几个都是偏冷门的，但是往往在这个药方当中，又起到了很重要的一个作用。这个患者在使用了这个药方之后，身体是有了明显的改善，是吗？

对的，她连续用了两个疗程以后，水肿明显消退，而且后来随访了很长时间，都没有再复发，所以我觉得其实当时我们在现场整理病案的时候，看到老先生这个病案，我们觉得对我们中医应该有一个新的认识，她这么长（期）的一个病，几剂药两三个疗程下来，很快控制了，15年的水肿（都）能控制，还是效果相当好的。

朱垚老师

主持人

是的，其实说到水肿这两个字，大家感觉还是挺高频使用的一个词语。我想现在我们说的水肿跟以前的水肿，应该不是一个概念。

对，它们有相似的地方，也有不同的地方。中医学水肿是个病名，叫作水肿。我们正常情况，讲到水肿这个病，大部分就是以肢体浮肿为主。我们这次放的是个简体字，真正的水肿这两个字，首先这个"水"代表了它的特点和它的病因，根据人体内的这种病理产物，我们中医讲人体内的水湿代谢异常了以后，水液不归正化，从小便出去，它溢于四肢肌肤，就会出现水肿，所以现代医学认为是个症状。中医学认为，水本身既是个病因，也是个临床表现，也作为疾病名。繁体字的"腫"是月字旁加个"重"，体重的重，月字旁是肉的意思，重它是感觉。如果大家见过水肿的病人，特别是下肢浮肿的，他有的时候可能是单侧肿，所以一条腿是正常的，另外一条腿明显粗壮很多，他自己走起路来也觉得很沉重，所以就相当于肉多出一块来，很重。所以这个繁体字里面其实包含了大量的信息，也体现了中医药的文化，所以传统的水肿就是中医讲的，以这样一个症状来命名的。

朱垚老师

主持人

所以中医的水肿，可以对应到现代医学当中的，我们讲到的一些慢性的肾脏疾病。

对，尤其是以水肿、下肢肿或者头面肿为主的。在这里面，我们中医对这个疾病的预后，都有很多很形象生动的谚语，其中有一个叫作"男怕穿靴，女怕戴帽"，很有意思，什么意思呢？男同志如果下肢肿，肿得穿不上鞋，预后不好；女怕戴帽，就是女同志头面肿，肿得戴不上帽子，预后不好。其实也跟男性偏于阴盛阳盛的这个体质有关。

朱垚老师

主持人

他会肿在不同的位置。

对。

朱垚老师

主持人

其实现在我们也会经常说，自己今天特别肿，好像说是前一天要么就是吃咸了，或者是水喝多了，觉得自己挺肿的。但是好像很难把这个肿，跟肾脏的疾病联系在一起。那么本身这个有联系吗？

是有联系的。而且像主持人刚刚讲的这个，我们中国文化博大精深，它有很多很形象的（描述），其中有个成语叫肥肿难分。不知道是肥还是肿，但其实肥肿，在医学家眼里是很明确的。肥它这个是脂肪的沉积，按下去它不会凹陷；肿它按下去以后，它只是水液、组织间液的渗出，这种按下去以后会凹陷，同时皮肤过一段时间会复起，所以其实这种是肿。

朱垚老师

主持人　那在中医看来，这个水肿，这样的慢性的肾脏的疾病，它的病因是什么呢？

病因有很多。《黄帝内经》里面讲，五脏各有所主，肾主水液，主全身的水液代谢，所以但凡水液代谢异常，大部分跟肾脏关系最为密切。但是按照我们中医的理论，除了肾脏，还有一些是跟水有关系的。比如我们中医传统讲，肺为水之上源，通调水道朝百脉，所以出现肺脏疾病的时候，也会出现水肿。所以以往，我们临床遇到一些疑难病案，特别是国医大师治一些水肿治肺的，水肿治肾的，他也分的。还有就是脾胃功能，脾胃主运化，人正常吃进去的水谷精微这些食物，要通过脾胃运化，变成气血输入五脏，这是《黄帝内经》上的理论。但是脾胃运化差了以后，它这个水液代谢失常，也会出现肿。所以很多慢性的水肿，中医主要是从健脾、温肾、补肺来论治的。肺脾肾三脏，是中医水肿发病的主要的一个脏腑定位，不单纯是肾。

朱垚老师

主持人　我们看到在周老的这个医案当中，这位女性患者她主要的表现是下肢水肿的一个状况，并且有15年了。那么对于慢性肾炎或者慢性肾脏疾病的患者来说，还有其他什么样的症状表现吗？

也有，因为我们中医讲的这个肾，跟西医虽然不完全等同，它系统性更强，不单纯是器官性的改变，但是就由于肾脏的这个功能，也会表现出来一些并发的症状。比如我们中医讲"腰为肾之府"，所以一些慢性肾脏性疾病患者，会出现轻微的腰酸，严重的出现腰背的疼痛，甚至很明显，有些患者表现为"腰痛如折"，我们传统讲这个术语，就像感觉腰被敲断了一样。再有肾主水液，主二便，所以他会出现大小便的异常。比如小便的异常，最常见的像小便里面泡沫比较多。正常情况下，我们建议患者，先去查个尿常规，看里面有没有蛋白。但是一般如果，肉眼泡沫很多的情况下，以我们的经验，去查肯定都是有蛋白的，所以提示可能肾气虚，但他还没完全到现代医学讲的肾功能不全的地步，也不一定能确诊是肾脏性疾病。因为慢性肾炎，或者其他一些肾损害疾病的确诊，它依靠于现代医学的指标，他要符合了才行，但是肾气虚的症状是一定有的，比如腰酸、小便多泡沫，甚至夜尿多。因为年轻人理论上讲，不应该有夜尿。老人家为什么夜尿多，我们中医讲，老人年龄大了以后，脏腑功能衰减。肾气虚对尿液的固摄不行，所以晚上会起夜，起夜越多越不好，起夜六七次的，那肯定肾气虚，一两次的相对好一点儿。所以我们临床干预的时候，用补肾气的药，服用完夜尿会明显减少。但是年轻（人）如果出现夜尿频多，腰酸，小便泡沫多，要排查肾脏问题。再加上如果出现水肿，首先要怀疑肾脏的问题。

朱垚老师

主持人 这些可能都是一些信号。您刚刚聊到了一个关键词，腰痛，其实现在很多人都会说，我腰不舒服，或者说腰痛，但是是不同原因引起的，比如说因为慢性的肾脏的疾病引起的腰痛和普通的腰肌劳损、腰突引起的腰痛，它有什么不一样的痛感吗？

差别很大。这个里面讲到几个问题，一个就是我们中医讲的，从疼痛性质来讲，我们之前节目里面也讲过。如果是疼痛部位固定不移，每天固定时间都疼，一般是在血分，或者是多见于现代医学讲的腰椎间盘突出，持续的一个疼痛。如果他这个腰是以酸痛为主，隐隐地痛，有的时候好，有的时候又不行了，他这个大部分是属于肾气虚，肾阴不足，时发时止。

朱垚老师

主持人 是不是疼的地方还不太确定？

对的，再有就是像我们现代医学讲的，急性的腰部的一些肌肉的牵拉伤、扭挫伤，这种疼痛一般正常情况，按上去他的部位就会有明确的压痛。但是如果是肾脏引起的，比如像肾结石，它可能在你跑跳的时候，这个结石受到震动，中医传统叫石淋，它也会出现疼痛。现代医学的体检，有时可能会用叩击的方式来确诊。

朱垚老师

主持人 明白了，其实还是有明显的不同。那慢性肾炎有哪些并发症呢？

并发症应该讲，它这个正常如果干预得好的话，它能控制，不管是用中医还是西医的手段，它控制了以后相对来说不会有大问题。但如果控制不好，不仅仅是慢性肾炎，很多慢性肾脏损害性疾病，现代医学叫 CKD，它可能再往后去，都会出现不同程度的肾功能不全。所谓肾功能不全，就是现代医学讲的这种，到最后就是肾衰竭的情况。严重的话可能会需要透析了，这类的病症。

朱垚老师

主持人 所以还是要引起足够的重视。慢性肾炎，像这类的疾病，比如说包括刚刚这个医案当中的女性，她是因为妊娠之后引起这样的问题，那它有没有高发的易感人群或者说季节呢？

这个是有的，其实不仅仅是慢性肾炎或者肾脏类疾病，中医讲的，不管是治病还是保健、防病、养生，都讲究三因制宜，因时因地因人，我们讲的易感人群，其实是因人而异。中医讲肾主先天，肾为先天之本，脾胃为后天之本，所以在这里面，如果孩子是足月顺产的还好，如果他是早产儿，可能相对来说先天就不足，在后天养护过程中，能调补回来还行，如果一直养护也不当，体质先天就偏弱，这类是容易出现的。再有就是，像我们传统讲的这种具有遗传性的家族，有肾病家族史的，他可能比一般人更高发。这个跟先天父母遗传有关系。

朱垚老师

主持人　慢性的肾脏疾病跟季节有关系吗？

也有一定关系，比如像我刚才讲这个水肿也好，还是其他的一些慢性疾病（也好），我们中医讲，五脏跟五季相对应。其实中医里面除了四季，还有五季的概念，就除了春夏和秋冬，夏秋之间还有个长夏，所以对应的是肝心脾肺肾。所以冬天本身按照中医讲，天寒地冻，寒水司令，以肾主水为主，所以天气特别冷的时候，有一些肾阳不足，或者是肾气虚衰，这种典型的肾炎，在这个时候会加重。所以为什么讲到天冷的时候，注意保暖对肾脏病患者，也是有很大的一个意义。

朱垚老师

主持人　慢性肾脏系统的疾病，其实对我们人体的伤害是挺大的。在日常的生活起居方面，有什么需要注意的要点呢？

对的，像我们今天讲到的这个病，应该讲我们看了周老的这个妊娠水肿（的病案），包括后面聊到一些慢性肾炎、肾脏类疾病，其实这类的病按中医肾主水液的特点，很多都会以水肿为主要表现，所以在这个里面，其实饮食起居要注意的东西还是比较多的。一方面首先饮食上讲，我们传统医学认为酸苦甘辛咸，咸入肾，所以这类的病人特别是水肿的时候，不宜摄入钠盐过高，（否则）对患者是有影响的。同时在饮食上面讲究"三高一低"，高热量、高蛋白质和高纤维，同时要低盐，这是它的一个特点。所以应该讲这样的话，对他的康复包括消肿，是有帮助的。

朱垚老师

主持人　其实对于普通人来讲，因为我们经常说，有的时候第二天会肿，可能就是因为前一天吃咸了。吃的盐多，钠盐摄入得过多，其实他的代谢就会比正常慢一些。

对，再有就是它本身要通过肾来代谢，其实我们中国人的饮食结构，本身摄盐是超标的，这个大家是公认的，都是重口味，所以口味尽量清淡点，中医传统《黄帝内经》里面也讲肥甘厚味，厚滋味伤身，以薄滋味养人为主。

朱垚老师

主持人

这个是饮食上的建议，那生活起居上呢？

生活起居上也是，一般要注意防止感冒，保暖，尤其刚才前面也跟主持人聊到，冷的时候，肾脏类的疾病有可能会随着季节的变化而发病，现代医学称之为时间医学，就是有些病在特定的时点上会发，比如像夏天的中暑，冬天的哮喘、心脑血管疾病。其实我们中医学两千年前的《黄帝内经》里面，最后一章记载了像五运六气，非常翔实的一套时间医学的体系，不管是详细的这一类的五运六气，还是我们平时二十四节气，都要注重天气的变化，因为中医讲天人相应，所以很多病都会受到时间、节气的影响。常规来说，肾脏类的疾病到冬天冷的时候，按照我们传统节气讲正时正气，要注意保暖，防止感冒，因为感冒以后，肺为水之上源，本身这个肺气虚，出现感冒以后，有可能水肿的情况会加重，再有中医讲肾主水液，肾阳虚以后水液运化失常，他这个水肿情况也会加重。

朱垚老师

主持人

其实我们聊到水肿，好像说有很多的食物，包括你经常喝一些什么薏仁茶、薏米水，可以消肿。这类食物对慢性肾炎的患者有用吗？

有一定作用，包括山药这类的，包括玉米须，这些都有一定作用。

朱垚老师

主持人

那它们应该怎么去饮用？

按中医传统讲，这种豆类的包括黑豆，前面讲到黑豆衣这些药，本身都有一定的补肾消肿作用，常规一般有几种，一些像以五谷为主的，什么黑米、黑豆、薏仁米、红豆、赤小豆这些，也有利水渗湿的作用。传统的麻黄连翘赤小豆汤，中医这张经方专门就是治疗水肿的一个经典方。所以像五谷杂粮类的，可以把它煮成杂粮粥，煮了以后长期食用。有时候吃一两天，你就想马上消肿，这也不太现实，它对体质的改善是个循序渐进的过程。其次有些它是草类的，适合泡茶，比如像我们有个茶饮方，石韦、浮萍、白茅根，这几个药放在一起，各大概5~10克，然后煎汤代茶饮，也有利水消肿的作用。有些适合煮粥的可以煮粥，有些适合做药膳的可以做药膳，有些茶饮方可以作为茶饮方来用，要根据它具体的不同的形式。

朱垚老师

主持人　那其实很多人也会把这个，比如说薏仁茶，作为一种日常饮用的饮品，薏仁茶是基本适合所有体质的吗？还是说有的人群是不能够喝的？

常规情况像薏仁茶，中医讲它有淡渗利湿的作用，相对还是比较缓和的，而且是药食同源的，没有什么毒性，作为主食也可以吃，但是一定程度上讲，就是因为它药食同源，药性比较平和，它利湿的作用，也不像大家想象得（那么大），这边肿得很厉害，吃完就消下去，它只是利湿。中医在文字表达上面，它是有层级的，传统讲这个水液代谢失常以后，会有五种变化。为什么大家说，我吃了利水渗湿的这些，我怎么还有水肿，还有目胞浮肿这些情况？其实在我们中医看来，因为水是每天补充的，人的体液大部分是水，所以每天吃水谷精微，食物和液体要通过脾胃的运化代谢，刚才前面讲了肺脾肾三脏，功能出现异常以后，水液不归正化，在我们中医里面有五个等级，叫作痰饮水湿浊。浊是浑浊之气；水是指水肿，特别是体表能看见的浮肿，就是现代医学讲组织间液的渗出；然后这个湿是相对比较轻的，有的患者会觉得大便黏腻，它其实就是湿的表现。再有痰和饮，饮是清晰的，有的人早上起来以后，有轻度的目胞浮肿，中医讲都是脾虚饮盛的体质，属于水饮里面的饮，不是完全的水肿；痰是大家咳出来的黏稠的这种。而且我们中医也很有意思，它把痰分成两大类，一类是有形之痰，就是感冒发烧、咳嗽之类的外感病症，或者是老慢支咳痰喘，你能吐出来的那个痰；无形之痰是留驻于身体，经络四肢百骸，我们中医讲的不同部位的痰。比如多年前，在我们一附院病区病房，我们见过一个患者是腘窝囊肿，他实际上是在膝关节的后面长了两个大的囊肿，非常大，影响他走路，最后上手术台切的时候，切开就是一包黄色的黏稠的液体，所以我们当时就讲，按照我们中医理论，这就是无形之痰，留驻于肢体经络的。　　　　　朱垚老师

主持人　它是没有吐出来，但它其实还是在你的身体里面。

所以中医传统讲怪病多痰，很多病都跟痰有关。所以痰饮水湿浊，一源五歧，按我们中医讲，都是吃进去的水谷水液不归正化的产物，但是层级不同，所以你单是一个利湿的薏仁米，它对水肿有作用，（但功效）不会像你想象得那么强。　　　　　朱垚老师

主持人　但是现在这个商家的宣传推广，的确是很厉害。他把某一类可能只是有这个功效或者说有微弱功效的药材的功效给它扩大了，所以很多人认为单独喝这个就能有作用。

不能盲目宣传，而且要根据体质来辨别，光一个水液代谢就分五类，所以还是要分开来看。

朱垚老师

主持人

明白了，那针对不同的体质的水肿的情况，有没有一些穴位的按压的方法？

理论上讲，这个穴位按压存在一个问题，一般肿的部位肯定不按压。按照我们中医传统，对水肿这个病的认识，它不管是属于现代医学肾脏类疾病导致的水肿，还是我们刚才讲的妊娠水肿，理论上讲它都是跟脾虚，脾不能运化水液，跟肾气虚，水液代谢不掉，肺气虚，水液不能布散有关。所以我们一般建议，特别是体质偏寒的这种，他有阴水，传统有阴水和阳水，偏于阴水的这种，可以通过灸法温补，也是就像我们往期节目讲的，他可以灸一些肾经的特定穴，比如讲涌泉这些根穴，也可以灸华佗夹脊穴，灸一些肾俞、脾俞、肺俞，很好找，它跟脏腑对应，灸了以后是有帮助的。

朱垚老师

主持人

我之前还看过一个我当时还觉得挺神奇的方法，有人说面部浮肿的时候，有几个位置可以去按摩它，比如说有耳后还有腋下，好像说还挺有作用的，这个有依据吗？

这个不完全是中医传统的理论，中医传统理论中，耳穴有它对应的很多区域，耳穴直接按压，也有一定的改善作用。但是刚才您讲这几个位置，以我们的经验，大部分是淋巴结的位置，耳前耳后的淋巴结，颈丛淋巴结，包括腋下淋巴结。其实有的时候水肿，按照现代医学认为，跟这个淋巴循环障碍有关，按压按摩以后，可能也能起到疏通的作用。

朱垚老师

主持人

所以其实可能是通过不同的方法，但都是在疏通。

对。

朱垚老师

主持人

好，接下来让我们去到网络端，看一下网友的提问。这位朋友在说：您好，我是肾结石患者，请问有没有什么好的方法，让我的结石不那么容易长出来？结石实在是太疼了。

这个网友讲的这个，其实也涉及我们以前讲的问题，就是体质问题，他有的（人）按照传统讲的，是结石的易感人群，这类有几个特点：第一，我们讲，很多时候，跟他起居（习惯）、工作压力大有关系，平时喝水也比较偏少，吃的一些荤食容易形成这种钙盐结晶，这些都会有影响。再有就是体质偏瘦的这种，我们中医讲阴虚火旺，这种人也是易感体质。所以这个网友讲到这个肾结石的问题，其实一方面，可能生活起居要改善，我们中医讲是治根本的方法；再有其实像一些药茶的方案，如果不系统通过这种中药方剂调理，单纯用茶饮方，像我们以前讲的"四经"排石汤，我们周老先生也用，还有"六经"这个里面金钱草这一类的是可以代茶饮的，加上我们今天讲的路路通，它也有一定的通淋作用，所以可以在一起，共同做成这种茶饮方来喝，没问题。

朱垚老师

主持人　但是其实调节这个生活和饮食，还有包括起居，是重中之重。

对，非常重要的。

朱垚老师

主持人　好，这位朋友说，他想知道中医中所说的肾虚，是不是就是肾脏有了疾病呢？中医的肾和西医的肾到底有什么区别？我觉得这也是很多朋友想问的一个问题。

是的，它这个里面有几点，首先，我们中医的肾虚和西医的肾脏疾病，不能完全等同起来，我们国医大师曾经讲过，中医的病名和西医的病名，是一个交叉的性质，比如肿瘤，中医传统叫岩症，也有这个病，它就涵盖了这个。但是有的是有交叉，比如像我们前期节目做过的肺痨、消渴，可能跟现在的糖尿病、肺结核不能完全等同，但是大部分是在这个范围内的。严格意义上讲，中医讲的肾虚，不是一个疾病诊断，如果把它归成疾病诊断的话，它是个证候诊断，可以出现在多个疾病里面，比如像外感病也有可能，内伤病也有可能。各种病，心系的，脾胃的，它都可能出现肾虚的这个证候。而西医讲的这个肾脏病，它是个疾病诊断，这两者概念上不是完全对等的。其次，再有个问题，大家有时候可能会讳疾忌医，会对这个词很敏感，特别是男同志还动不动说肾虚，其实我觉得这个完全没有必要，为什么呢？因为肾虚属于中医讲的五脏，肝心脾肺肾，脏腑亏虚的一个状态，而且肾虚是很常见的。

朱垚老师

主持人　它就是跟我们说的脾虚其实是一个概念，你说到脾虚不紧张，肾虚其实也不用（紧张）。

就觉得跟男科有关系，其实不单纯是。就像我们最常见的小孩也会肾虚，比如讲小儿尿床，就是因为他脏腑之气比较弱，肾气虚，气不固摄，稍微受了一些惊吓或者是白天过于劳累，我们中医讲"恐则气下"，他都会有这种肾气虚的表现，出现晚上遗尿，他如果白天不劳累，他可能不遗尿。老人晚上夜尿频多，或者是出现尿床，包括余沥不尽，前列腺的问题，都是肾虚的表现。其实女同志，包括刚才我们前面讲的那一位，妊娠之后也是，中医讲肾主生殖，妊娠之后也伤肾气，实际上她这个病机证候，你看里面也有肾气虚这一条，理论上讲妊娠之后女同志也会有肾虚，所以肾虚是很常见的。

朱垚老师

主持人

而且中医的肾本身跟西医的肾不一样对吧？

不是一个概念。西医的肾脏它可能跟这个排尿，包括排毒，一些体内的代谢有一定关系，所以很多吃进去的药物，包括一些毒副作用，可能都要通过肾脏代谢。而中医传统讲的肾，更侧重于是一个以肾脏为核心，中医讲脏腑，肾脏是脏器，膀胱就是腑，它是相表里的，同时涵盖了肾脏的经络和膀胱的经络，这样一个大的功能性系统，所以它是一个系统性的概念。很多系统病在西医看来可能是别的分科的，我们中医把它划归到肾系里。但是有些部分也有重复，比如讲对水液的代谢（中西医的）理解是相一致的。

朱垚老师

主持人

肾脏是我们人体非常重要的一个器官，但有的时候不要因为听到某些词汇过于敏感就讳疾忌医，害怕去面对，其实它是比较正常的，并且可能普遍会有的一个问题。我觉得只要注意调节自己的生活饮食，而且及时就医，都没有太大的问题。今天节目当中我们又了解到了一味神奇的中药，叫作路路通，也了解到了一些关于慢性肾脏疾病的知识。节目的最后，我们也想请朱老师给我们提一些生活中的建议，如何保护我们的肾。

其实这个肾脏，按照我们中医的医理，它有一些养护的方法，比如中医讲，肾主作强、腰为肾之府，所以大家平时劳作过程中，不能过度，特别是俯仰这种过度用力。现在年轻人喜欢到健身房，大力持重，举特别超负荷的，觉得一次两次我就能扛下来，往往容易导致对肾脏的损害，甚至一些急性的扭挫伤。再有就是讲，不管是不是肾脏性疾病，到了冬天的时候要注意保暖，比如讲有些水湿的地方，或者地面温度比较凉的，很多年轻人不是特别注意，直接就坐在地上，中医讲久坐湿地伤肾，这是《黄帝内经》里面的原文，寒湿伤情于肾。再有就是饮食上面，按我们中医五色对应五脏的理论，其实像这种黑色的东西，多吃一点有补肾作用。比如黑米、黑豆、黑芝麻、黑木耳，尤其黑豆，稆豆衣就是黑豆的皮，黑料豆也有利水渗湿的作用，还有解毒的作用。再有就是黑芝麻、黑枸杞这些，都有一定的作用，建议大家这些可以多吃点。

朱垚老师

（2019 年 10 月 12 日在江苏电视台参与的慢性肾炎中医科普节目）

泌尿结石

中医科普谈

主持人

节目一开始，让我们欢迎我们的老朋友，南京中医药大学国医大师周仲瑛工作室的朱垚副教授。欢迎您，朱老师！

> 主持人好，大家好。
>
> 朱垚老师

主持人

在每次节目当中，我们都在跟朱老师从中国的传统中医药药材着手，我们会发现其实很多药材听名字好像晦涩难懂，甚至很多药材的名字很难直接和疾病联系到一起。比如让我印象深刻的鬼箭羽，听起来特别恐怖的一个名字，但是其实传承至今一直对我们的生活和健康起到非常关键的作用。今天咱们来好好聊一聊中药材，今天为咱们介绍的是哪一味中药材呢？

> 今天给大家带来的一味中药叫做威灵仙。
>
> 朱垚老师

主持人

威灵仙？听名字特别像我前段时间看的电影《诛仙》当中的一味灵丹妙药，它长什么样子？是我们面前看到的这个吗？

> 对对对，就是我们面前的这个，这是它的饮片。我们来看看它本来的样子。这个就是威灵仙。
>
> 朱垚老师

主持人

看到这朵花就觉得更像是一个灵丹妙药了。

> 它是毛茛科植物，这边是威灵仙干燥的根茎和根块。它主要的入药部位是根茎这一块，所以我们看到的饮片是它的根茎。
>
> 朱垚老师

主持人

威灵仙的名字是怎么来的呢？

> 坊间有很多传闻，相传有一座寺庙叫作威灵寺，住持老和尚给病人用药，特别是治疗风湿类的疾病，或者是骨鲠、鱼刺卡喉的，先是给患者进行一番祝词祷告，同时把这个药水给患者喝。住持老和尚是收钱的，后来他的徒弟小和尚继承了这个寺庙以后，就免费给大家开放了，因为这个药是取自威灵寺的，药效又非常好，灵丹妙药，像是仙人赐的药一样，所以叫作威灵仙。这个是坊间传闻。
>
> 朱垚老师

主持人

坊间传闻这个药很神奇。像您说的鱼刺卡喉，到现在也会有这种现象发生，我们现在的选择是赶紧喝个醋，或者说用饭去咽一咽，但好像这几种方法都不太有用。

民间有很多认为吃馒头或者吃饭或者大块的东西，纤维粗的（能）把它带下去，其实这个我们在学校教急救的时候也讲到，有些方法是不太可取的。（对于）一些较小的刺或是骨头可能有一定的作用，如果是比较大的而且它的位置卡在喉咙的深部，往往起不到作用，甚至咽下去它可能越插越深。所以现在的处理，很多都是到急诊去耳鼻喉专科直接取，如果在深部就用纤支镜把它取出来。中医传统喝醋是一种方法，认为对这种骨鲠鱼刺有一定的软化作用。但其实用威灵仙是一个常用的方法，用威灵仙煮水以后，（可以）软化这个骨刺。

朱垚老师

主持人　它是可以起到软化的作用。刚刚您也说了，这个可能是众多关于威灵仙的坊间传闻当中的一个，那在医学典籍上关于威灵仙它是怎么记载的呢？

典籍像《本草纲目》里面就讲了威灵仙名字的由来。"威"就是指的它的疗效比较迅速威猛，"灵仙"是指它效果比较好，犹如仙丹，所以叫"灵仙"。确实有这样的说法，效果很快且很好，是对它的一个肯定。

朱垚老师

主持人　带有"威"这个字就是它的药效很威猛的意思，那这么猛的一味药，它主要是治疗哪些疾病呢？我想刚刚治鱼刺卡喉肯定只是一个很小的部分。

威灵仙本身是祛风除湿、舒筋通络、止痛的一味中药，后来临床比较多见的像风湿类的一些疾病，如骨关节疼痛，包括我们以前节目里面说的痛风，甚至是痛风结石的沉积，这些都可以用。还有就是我们传统讲的滴尿，淋沥不畅，像一些结石类的，还有骨刺卡喉这一类，它都可以用。

朱垚老师

主持人　如果本身这个物质不是在体内的，比如结石或增生，或外来的异物，它都是有一定作用的。

它是祛风除湿、通络止痛的药物，所以是有止痛效果的，包括现在药理研究也明确了它的水提成分有止痛作用。

朱垚老师

主持人　我们知道很多中药材在日常生活中可以起到保健的作用，比如说可以拿来泡水喝。但是听您刚刚这么一介绍，好像威灵仙是在关键时刻起作用的，它是不是跟很多的药材不太一样？

它跟我们前面介绍的药食同源的药物是有所区别的，这一类药物就是如果有类似的病症用它（来治疗），它可以适当地通过药茶或药酒的形式，比如风湿病用它泡酒，可以加强它的药效，但是它不能作为日常的（茶饮），没有这类病而直接使用。这个还是要注意，而且它分体质，有一些体质不能用。

朱垚老师

主持人 而且它前面带了"威"字，是不是说明它的药效还是很迅猛的？在药效迅猛的同时，我们又想到"是药三分毒"，它有没有一定的毒性呢？

它性温，偏于辛味走窜的，有一定的副作用，但是往往现在我们报道的毒性很多跟原药材的选取有关，常规入药的相对好一些，有些老百姓自己上山采药，觉得这个很像它的植株，但有可能不是，所以存在药物鉴别的问题，万一采错了，同一科属的其他的药物可能存在一定的毒性。而且再有像这类药有个问题，就是它本身有一定的通络作用，我们中医里面有一个说法，就是但凡通络的药，孕妇都不适合用。现代医学讲有可能促进宫缩，会促使她出现先兆性流产的症状，所以这些都是它的副作用。

朱垚老师

主持人 还是会有一些禁忌，所以关于这个威灵仙呢，它究竟可以治疗哪些疾病，它应该怎么用，那我们也会在稍后的节目中，跟您来好好聊一聊。

主持人 接下来我们要通过名方来看看它究竟是如何治病的。马上进入我们的"名方在线"。

大家看这个病案，洪某，男，67岁，他是2001年1月8日初诊的，当时来诊的时候有明确的病史，肾、输尿管结石已经有三年了，而且多次B超检查有双肾结石，伴泥沙样结石，左肾结合系统分离，轻中度积液，输尿管上端明显扩张。两肾区时有疼痛，既往有肾绞痛病史。舌苔薄黄，舌质暗红，脉弦。当时周仲瑛周老辨证，认为这个病机属于肾虚阴伤、湿热瘀结。

朱垚老师

主持人 关于结石这个词大家并不陌生，它非常高发，我经常听说身边的同事会有结石这种问题，有的人觉得通过治疗或者排石就解决了，但有的的确对身体造成了很长一段时间的影响和不适感。结石应该算是一个比较高发的疾病。

> 对，我们来看一下周仲瑛周老给出的处方，里面有金钱草，还有海金沙、酢浆草、生地、萹蓄、瞿麦、蒲黄、乌药和怀牛膝，还有我们前面讲到的威灵仙这个药，然后有核桃肉、冬葵子、麦冬。
>
> 朱垚老师

主持人 是的，我们之前也讲到，放到这个中医药的药方当中，要么就是很前的位置，要么比较偏后的位置，都是比较重要的一味药。那么威灵仙在这个方子中是不是也起到一个很重要的作用呢？

> 对的，这个方子整体呢老先生在里面用了多味药，都是用来促进结石排出的，所以像威灵仙、石苇，还有萹蓄、瞿麦都有这样的作用，威灵仙在里面也是非常重要的一个药，尤其对于结石，它有通络、散结、止痛同时又有一定的化石的作用。
>
> 朱垚老师

主持人 前面你也说到这位患者，周老给他确诊的病名叫做石淋，石淋是中医上对应肾结石的这个名称吗？

> 它不单单是肾结石，中医传统上石淋这个病是淋证的一种。中医的淋证相当于现代医学的尿路感染以及尿路结石，整个尿路系统的疾病，但是它的一个特点是以疼痛为主，尤其在小便的时候会出现刺痛这样的情况，中医传统叫作淋证。因热导致的叫作热淋，有点像现代医学讲的下尿路感染，尿频、尿急、尿痛；如果同时出血的，中医叫作血淋，它跟现代医学的尿血特别是合并有尿路感染的，或者是这种尿路结石导致划伤尿道的出血相一致。石淋指的是结石导致的尿路堵塞，出现排尿困难、疼痛的现象，中医叫石淋。
>
> 朱垚老师

主持人 其实跟它这个字形是相关的，"淋"这个字本身是三点水的，带一个"林"字，跟我们这个尿路的系统是相关的。"血淋"，我们一看这个字面就觉得疼痛感很强，甚至会出现尿血这个症状，对于结石患者来说会比较痛苦。我相信他身体上也会有一些表现，石淋患者一般会有哪些症状呢？

> 中医传统的石淋和西医的泌尿系统的结石相关，包括肾结石和尿路结石，肾结石如果结石在肾脏里面，中医讲"腰为肾之府"，所以腰背部会有疼痛感，就像我们刚刚看的病案，他甚至会出现肾绞痛。
>
> 朱垚老师

主持人 腰的范围还是挺广的，它主要是在哪一块疼呢？

多见于患者的肾区，就是老百姓说的腰眼部。因为肾的形状像两颗豆子，按我们中医的理论，豆子有一定的补肾作用，然后它这个腰眼区，一般会有疼痛，严重的会有自发性的疼痛，现代医学叫作肾绞痛。临床上你去拍打、叩击的时候，也会有这种疼痛。

朱垚老师

主持人

除了腰疼还有哪些症状呢？

还有就是如果它是在下尿路，下尿路它出现沙石阻滞以后，中医讲也就是尿路结石，尿路除了膀胱以外，在解剖学上有三个狭窄的地方，如果结石堵在了狭窄区，会出现一过性的小便中断，（就是）突然尿一半尿不出来了，这样的情况。

朱垚老师

主持人

意识上觉得还没尿完，但是尿不出来了。

而且会觉得有小腹的坠胀，甚至觉得排尿的时候有明显的疼痛，包括尿路中断这样的情况。

朱垚老师

主持人

有的时候，我们偶尔也会有这样的感受，它会不会是一些征兆呢？或者说它当时的结石可能还比较小呢？

对，有的时候会出现这种情况，但是这种情况反复出现肯定要去排查一下。

朱垚老师

主持人

所以及时地排查和治疗是非常重要的，那如果没有做到及时治疗的话，石淋这个病会有哪些更严重的后果呢？

比如肾结石，毕竟它是一个实质性的结石，特别是多了以后，包括发得比较多了以后，它会对肾脏的功能产生一定的影响，对尿液有影响。还有输尿管的这种结石，刚才讲到狭窄会出现堵塞，有时候能自行缓解，有些严重堵塞之后，我们中医传统称为癃闭，"癃"就是小便点滴而出，排尿量减少，"闭"就是排尿不出，这个在古代是重症，现代也是急性的门诊。

朱垚老师

主持人

它是比较危险的一种症状，需要急诊，所以还是要及时发现并且治疗。中医特别讲究体质，那关于石淋是不是也会分不同的类型呢？

对的，中医认为石淋有几大类分型，一般比较多见的是分为四种，一种是以下焦湿热为主，湿热体质高发，主要表现为腰腹部的疼痛，包括小腹坠痛，小便滞涩，甚至尿中带血，还有就是因为湿热可能还合并有大便干结的情况，舌苔大部分是黄腻苔，脉象以数脉为主，就是热证。第二种就是下焦的瘀滞，瘀的情况表现得比较明显，一般表现为腹部的胀痛刺痛，我们中医讲在夜间或者午后加重，舌质上会有明显的瘀斑瘀点，中医讲的瘀斑瘀点就是颜色发深发黑的这种，也提示下焦有瘀血。第三种证型是肾气虚，中医对于体质的分辨有两方面，一个是邪盛，一个是正虚，正虚主要和肾脏有关，肾气虚的表现大部分是腰酸腰痛，连绵不尽，或者是疲劳乏力，它是合并有一些气虚的情况，中医讲"肾为命门之火"，所以表现出来四肢怕冷的情况，舌苔大部分表现为淡胖、薄腻，舌苔根部白腻苔为主。按照中医，舌头跟人体五脏是分别对应的，这个舌的前端大部分是心肺，中后端是肝胆脾胃，根部主要是肾脏。第四种是肾阴虚，除了气虚还有阴虚这一类，中医讲阴液是人体的一个重要的体液，肾阴不足大部分表现出来耳鸣这些症状，"肾开窍于耳"，肾阴不足有可能出现小便刺痛、腰腹部疼痛、排尿不畅，同时还会出现耳鸣，以后还会出现口咽干燥。舌象是整个舌质红，没有舌苔，舌红少苔的情况。大致就分为这四大类。

朱垚老师

主持人　所以我们发现分类是一个非常有意思的环节，因为就算是同一种疾病的确诊，但它在不同人的体质上，表现出来的（症状）也是不一样的。比如刚才您讲到的耳鸣，可能很少有人会把耳鸣和尿路系统的问题联系在一起。在中医上面有不同的分型，那么对于这个石淋它是如何治疗的呢？

现代医学有碎石的方法，微波碎石，还有一些其他的手段。中医传统对石淋自古就有认识，而且中药里面也很有意思，像我们刚才说的除了威灵仙，还有像石韦、海金沙这一类的药物，它专门有一类叫作利尿通淋、排石的药，这一类的药古人观察发现它们有一定的排结石的作用，按现代药理研究，可能对输尿管的扩张以及对石头的软化排出有一定的帮助。

朱垚老师

主持人　一方面它可能会把石头软化，有这样的药理作用；同时它还能把通道变宽，方便结石通过，这样就有利于排出，它是这样的一个药效。

对的。

朱垚老师

主持人　那它和石头的大小或者位置有没有关系呢？

有关系，我们前面讲到尿路有上尿路和下尿路，如果是在肾脏，是在偏上的部分，它如果过大了，短时间之内除了腰痛之外，石头也很难排出来，但是这一类就是讲一般我们临床通过用药保守治疗后，定期做 B 超，有的时候会出现缩减，石头会变小，所以现在我们也在做临床的一些实验和观察；然后就是下尿路的结石，有些结石已经下到膀胱或输尿管了，这种结石主要是用药促进它快速排出，小的可以，过大的特别是在膀胱里面的，它有时候不太容易排出，也有个过程。

朱垚老师

主持人　所以还是不能操之过急，无论采用哪种方法，还是要去配合治疗，要耐心地等待它排出。这个过程中，我想及时去观察它的变化是非常重要的，可以调整治疗方案。

现在也很方便，传统以前是通过望闻问切去了解它的一些变化、临床症状，现在有 B 超机这样的仪器，去检查一下就能明确它的位置，是在肾，还是在尿路，或者其他位置。

朱垚老师

主持人　对，其实刚刚朱老师为我们介绍到的易感人群，我觉得在生活中还是非常普遍的，比如抽烟、喝酒、平时饮食辛辣刺激，我觉得大家或多或少都会有这样不太良好的生活习惯，所以这样一个高发的疾病更要引起我们的重视。

主持人　今天我们聊到的是石淋，中医上讲的石淋其实就是我们非常熟悉的尿路系统的结石。无论是通过哪一种方法，我们最后都是希望这个结石可以排出体外，从而减轻生活的痛苦。结石患者生活当中的日常护理也是非常重要的，有哪些注意点可以告诉大家吗？

首先它跟饮食有比较大的关系，像一些含钙比较高的，含草酸比较高的食物，容易促进结石的形成。

朱垚老师

主持人　那哪些食物的含钙量比较高呢？

像虾皮这一类的，然后海鲜里面的很多食物，包括我们讲的骨头汤一类的，甚至还有就是食物里面的豆制品一类的，都还是要限制的。

朱垚老师

主持人　那很多中老年人现在还会去补钙，每天去吃钙片。

不，跟你本身的体质有关，如果不是肾虚这种体质，能代谢掉的，吃了以后是不影响的。他如果有这样的结石病史，也是这种易感人群，很有可能吃了含钙和含草酸比较丰富的食物以后就容易形成结石。

朱垚老师

主持人　反过来说，钙片好像大家都认为是无害的，只会对身体有好处，但其实并不是这样的，并不是每个人都适合吃，不是每个人都适合通过吃钙片来补钙。所以结石患者在钙的摄取上是要非常谨慎和注意的。这个是在饮食上，还有什么需要注意的吗？

还有就是刺激性的食物，像辛辣刺激的，包括火锅、烧烤这种，特别是热性比较大的。像我们前面讲到的，石淋有不同的分型，同样是结石，现代医学可能认为治疗方法是一样的，但中医根据分型的不同，我们传统的术语叫作同病异治，同样一个病用不同的治法，所以像前面讲到的下焦湿热的这种类型，辛辣刺激的、上火的都要少吃。

朱垚老师

主持人　您刚刚讲到的几种不同分型，那针对其他的几类分型，生活中有什么要注意的吗？

如下焦瘀血、下肢瘀血这些类型，在日常生活中要加强运动，还要多喝水，也是改善他的体质；还有就是肾气虚这种，在饮食上面可以多吃一些补肾的，按我们中医说的，山药这些对于补肾气是有帮助的，但是这类肾气虚的患者，反而不宜太过量地运动或者超负荷地运动，（那样）往往会加重气虚的表现。

朱垚老师

主持人　但是很多有结石的病患，医生都会嘱咐患者多运动，甚至去跳楼梯，可以帮助结石排出，还有跳绳。

这个事情确实是有的，是在他的结石比较明确了，尤其是仅限于下尿路。上尿路去跳绳的话不一定可以把结石排出，下尿路在急性期或者是输尿管结石，去做这类运动对排出是有帮助的。

朱垚老师

主持人　您刚刚说也不是每个人都适合这样的（方式）。

是的，那是短时间的一个处理方案，真的等到结石排出后，他也不适合总是做这样的运动。

朱垚老师

主持人

所以想要很快地解除病痛，还是要搞清楚自己的体质，以及究竟有哪些病症的表现是特别重要的。我们前面聊到结石易感人群还是非常普遍的，那么预防就更为重要了，但其实现代人的工作和生活压力都非常大，很多时候他们选择吃什么，可能自己反而没有太多的自主选择的权利，有时候因为时间很紧急，有时候是因为应酬，避免不了，那么我们日常生活中应该怎么预防呢？

就像我们前面讲到的，如果是易感体质，像湿热体质，而且可能有过这样的病史，可能像主持人刚刚讲的有时候选择不了吃什么，或者是人家请吃饭，吃的是川菜，全都是辣的，怎么处理呢？实际上除了在饮食上面控制以外，我们中医讲食物之间也可以调节，比如说你吃了上火的以后，可以适当地吃一些清火的。就以水果为例，大家都知道榴梿是水果之王，上火的，典型的热带水果，有的人吃完以后会牙痛，甚至有些小朋友吃完以后鼻子出血，也有对应的，比如说吃热带的山竹，它有清火的作用。饮食如果在这一餐比较上火，可以配合喝一些清凉的饮料，如凉茶这一类。如果自己有这种体质，其实在一定程度上，不管现代医学还是中医学，都讲到多喝水，促进代谢排出。熬夜也是个问题，熬夜以后虚火上炎，如果是热性体质，容易加重结石的产生。

朱垚老师

主持人

前面我们一直聊的威灵仙，它在刚有这个病症的时候入药特别好，那在这个阶段，它是不是也可以入菜，或者做成茶饮？

常规情况，民间也有一些这样的做法，把它和一些补肾的、利水渗湿的食品一起做，（但）我们建议量不要太大，一般原则上要配合做药膳，有把它和鱼放在一起蒸的，也有跟一些补肾的如猪肾、腰花放在一起做的，那这一类我们建议量控制在3~5克左右，不宜量太大，因为毕竟它不是我们前面讲的药食同源的，它是一个带有治疗性质的药。而且有些时候，如果是自己去采的（药），如果不是它的原植株，可能还会弄不清楚，它有一些毒性，就怕这方面的影响。所以一般建议就是，像我们对中药的平常的食用，真的是如果是有结石期间直接茶饮是可以的，有些人喜欢把它和花茶放在一起，也可以单独泡水，也是建议量在5克左右，不宜太多，太少了有时候效果也出不来。但是这个仅限于在结石期间，排石你可以使用这种简便验廉的茶饮方，但是如果结石过大肯定要及时就医，再有就是如果结石顺利排出，之后就不要再喝这个了，它只是阶段性地使用。

朱垚老师

主持人 这一类人群属于易感人群，他就算治疗完了，结石排出来以后，他可能还会觉得担心，会不会他以后还有这样的风险，那这个时候如果他想要去再一次预防或者生活当中去保健的话，您刚刚说威灵仙不合适，那应该喝点什么？

> 按照我们前面讲的，如果结石已经排掉了，中医讲邪实和正虚两部分，剩下来防止它再复发，就是提高他自身免疫了。大部分我们刚刚讲的证型里面有两种，一种是肾气虚的，可以多吃点补肾的，（结石）已经排掉的情况下，可以吃一些黑色的食物，如黑芝麻、黑木耳和黑米，但是豆子不是太适合这一类的结石体质，再有就是山药这一类的都有补肾的作用，平时饮食上可以多吃一点，包括我们中医讲补肾的一些药茶，都可以同时去用。还有一种是偏于肾阴不足这一类，敛液成石的，患者平时茶饮方里面喝一些补益肾阴的，像生地、麦冬、枸杞等都有一定的补肾养阴作用，可以改善他的易感体质，防止再次发生这种疾病。

朱垚老师

主持人 主要还是针对肾，要起到一些补肾的作用。我们今天聊到的石淋，它其实是尿路系统的结石，但也只是结石当中的一种。我们也想知道在中医上，比如说这个消化系统的结石或者是胆结石，形成的原因是不是都是同样的呢？是不是都是因为比如说湿热，或者是其他什么原因呢？

> 主持人讲得很好，我们中医在结石形成的机理方面，是有一个共识的，认为大部分都是体质偏湿热的或者热性体质的，然后是身体某些部位的组织的体液，因为过热以后，敛液成石，这是它的一个核心机理。不管是胆结石还是肾结石，虽然同样是结石体质，他可能在体质上，本身的这个人的身上有所不同，比如讲胆结石，它主要是肝胆湿热，而肾结石主要是下焦湿热、肾气虚，所以它在不同的位置会形成这样的结石。

朱垚老师

主持人 但是在中医上认为它的这个致病的原因，它的机制基本是一样的。接下来去我们的互动平台上看看，今天我们的网友们有哪些提问：朱教授您好，威灵仙对石淋的疗效很好，那么治疗其他淋证，比如热淋和血淋，效果怎么样呢？

主持人 这是一个很专业的观众，那我们先来普及一下什么是热淋和血淋。

前面我们也讲到了中医讲的淋证里面分为很多，像热淋、血淋、石淋、劳淋、膏淋等。劳淋是劳累的时候，出现小便的疼痛，有点相当于现在讲的老年性的尿路感染，因为老年人免疫力低了，一劳累以后，自身免疫力下降，引发免疫性的尿路感染。膏淋是指小便尿出来以后，除了疼痛以外，小便的颜色是乳白色的。有点相当于现代医学的乳糜尿，包括现代医学讲的尿蛋白偏高的，慢性肾炎合并的一些尿路感染的表现。热淋和血淋前面也讲到了，热淋其实就是本身他体质偏热，就是单纯性地相当于现代医学讲的这种尿路感染，以尿频、尿急、尿痛、膀胱尿路刺激征为主。血淋就是小便的时候里面夹有血，夹血已经是肉眼血尿了，有的时候小便颜色偏深，像茶色，或者有点偏暗红色，就应该警惕去查一下小便，可能里面已经有隐血了。中医讲的血淋大部分可能合并有一些慢性的肾脏的炎症，同时合并尿路感染。因为淋证最大的一个特点，我们在医学上经常会教学生，如何鉴别淋证和血尿，血尿可能就是小便里带血，但不疼，淋证一定是疼痛的，它合并有尿路感染的情况，所以这两种也是很常见的。石淋就是结石导致的。

朱垚老师

主持人　所以他提出的这个问题，威灵仙治疗石淋的效果很好，那么对他提到的另两类淋证有效果吗？

按中医讲，它其实治疗这种结石，这种石淋是有效果的，但是其他的因为是不同的证型，应该讲不是这个药的特色，所以原则上这两种类型是不能用的。

朱垚老师

主持人　但是威灵仙对于其他系统的结石，也是会起到作用的。接下来有网友提问：朱老师，我曾经患有肾结石，后来通过治疗排出了，我最近在网上一查，牛奶不敢喝了，豆腐不敢买了，菠菜不敢烧了，钙也不敢补了，连最喜欢的啤酒也戒了，我真的啥都不能吃了吗？

主持人　他提到的都是我们刚刚聊到的不太建议去食用的食物，那他确实是什么都不能吃了吗？

也不是，以前的访谈里面也讲到，体质是可以改变的。但是我们前面讲他的发病，结石排掉了，排掉后短时间内这些东西是不宜吃的。我们前面讲，吃一些补益肾气的、补养肾阴的，（等）他体质改变以后，后面这些也可以少量地吃，但不要马上大量地吃，大量吃以后它超过负荷，传统讲过犹不及，肯定还是有影响的。

朱垚老师

主持人　在急性期的时候，这些是一定要严格控制的，但是我觉得后期还是要一直观察自己身体的变化，这个比较重要。另一位网友提问：朱老师，我看很多人喝茶，茶杯上都是茶垢，那这个茶垢是不是就是身体里面结石的原因？我都不敢喝茶了。

这位网友观察得很仔细，其实茶垢和人体的结石的形成机理不一样。我们刚才前面讲的石淋，不是每个人都会形成结石，可能很多人都喝茶，就像我们做流行病学调查，去调查喝茶的人是不是都发结石，并不是这样，但是他一定是这种易感体质，体质偏湿热，偏于肾虚，可能会容易发。而在人体内形成的结石跟这种茶杯上的茶垢机理是不一样的。但是实际上我们看一方水土养一方人，像北方水质较重的地方，水里面含的一些矿物质比较多，确实在当地生活的，或者是外来人口迁徙到当地的，他就比一般的人容易高发，确实有它的科学道理。

朱垚老师

主持人　也不一定在体内形成（结石）的（原因）就是那个茶垢，只是跟那个水质有一定的关系，但是我想您在临床上应该有遇到类似的病患，他会有这样的困扰，会觉得这个茶垢积在身体里面。

会有问。

朱垚老师

主持人　但其实完全不是一回事。

对，对，对

朱垚老师

主持人　接下来马上进入我们的"养生百草集"。

今天给大家带来的是山药，山药有一个很重要的问题需要了解，就是硫黄熏，它们看起来都是相似的。这三种斜片，都是不平整的，都是翘边的，这个边都是弯的，这样的山药往往都是新鲜的时候，把皮刮掉以后切成片，直接烘干或者晒干，这样的山药往往是没有硫黄的。这个山药呢，平整，很光滑，我们把它叫光山药，这种山药是整根把皮削掉以后，用硫黄熏一下，把它打磨光，实际上它们是同一个上面加工出来的山药，所以从外形上看，这种山药基本上都是给硫黄熏过的。它用硫黄熏，你也不能谈硫色变，因为这个硫黄有它的作用，如果你用得好，你的量控制得好，基本上是比较安全的。有个国家标准，就要求这个硫黄有个限量，（每立方米）要控制在 400 ppm 以内，超过了，我们就认为它是劣药，是不合格的。山药有什么作用呢？健脾补益，强壮身体，营养价值很高，有些老人和小孩为了健脾，去超市买五谷杂粮的那个山药配起来打成粉吃，那一定要注意了，先尝一下酸不酸，因为你那个平常吃是大量摄入的，这个摄入量就高了。我们在山药的储藏过程当中还要注意一个问题，如果说没有硫黄熏，放在室温下，不避光，或者说避光，你放在那儿，随着温度升高，时间长了它就开始变色，但是硫黄熏的放在那儿，它始终是白的。所以我们无硫的山药在储藏的时候，晒干以后密封，或者说密封了放在朝北的房间。我们在使用过程中还要注意，因为山药里边含淀粉，又多糖，这也是它很重要的营养成分，这些东西很容易招虫子，虫蛀也是非常容易出现的。

南京中医药大学实验师
邹立思

主持人　以上就是今天节目的全部内容了。今天朱教授给我们介绍了一味神奇的中药——威灵仙，同时也关注到了石淋这个病证，其实结石在我们生活当中非常高发。前面也聊到了，因为一些不太好的生活习惯和饮食习惯，可能结石的危险就存在于我们每个人的生活当中。那节目最后，朱教授还有什么样的叮嘱和建议要给我们观众朋友呢？

对，这个石淋，一旦出现这种结石，中医讲的石淋的病证，大家也不要过于紧张，一方面就是在急性疼痛期，可以配合针灸来处理，再有就是饮食生活上面，平时一定要根据我们自己的体质去调节，还有就是可以听一些舒缓的音乐来放松心情，更重要的就是如果是在急性期要及时就医处理，急性期过了以后再进行饮食、生活的调治，防止疾病的再次发生。

朱垚老师

主持人　同时要提醒每位观众朋友们，要保持健康的生活起居状态和饮食习惯，这样咱们的身体才能棒棒哒。

（2019年10月13日在江苏电视台参与的泌尿结石中医科普节目）

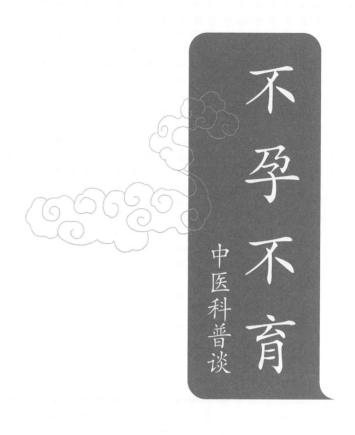

不孕不育

中医科普谈

主持人　其实我们现在经常在说年轻人的压力，而压力来自多方面。有工作的压力和生活的压力，光从工作上来说，现在996、997的工作的状态，已经成了一种常态。经常的加班熬夜，再加之生活上一些不太好的作息习惯，包括应酬，和朋友出去吃饭，还有喝酒、抽烟等等，都会对身体造成一定的健康隐患。其实现在越来越多的90后已经慢慢地意识到了保健的重要性，但是还是有很多的不幸已经降临了。接下来进入我们今天的周仲瑛医案。国医大师周仲瑛曾经在2010年的7月21号接诊了患者小陈，当时小陈是29岁，工作顺利，家庭幸福美满，结婚多年，和妻子一直计划着要生一个孩子，谁知道一年半过去了，妻子还是没有动静。在这期间，他们试了各种各样的办法，但是还是不见效，小陈也是渐渐没有信心了，在家人面前也是渐渐地变得少言寡语，脾气也是越来越暴躁了，最终在小陈妻子的鼓励和陪伴下去进行了检查。检查之后发现，小陈有几个特点：一是这两三年来，他都有耳鸣的状况，而且是没日没夜的，就像蝉叫一样的刺耳；二是手心脚心都比其他地方温度要高；三是小便的时候也有尿不尽的感觉；再就是皮肤上还长了牛皮癣，嘴巴里也有口气，最后的化验结果是精子活力低下。今天也请朱教授给我们分析一下，像小陈这样的状况，究竟是出现了什么样的问题。

他这个是属于精子活力降低的这样一个情况，按照我们中医学传统，从症状学上讲，他的临床表现就是结婚以后没有避孕的情况下，夫妻没有正常地受孕。这个患者来求诊，除了他这种，有精无力的这个检查报告以外，再有他的临床症状，表现出来大部分都是跟肾气亏虚有关。按我们中医学来讲，肾气亏虚，肾精不足。因为中医传统理论上有肾开窍于耳，《黄帝内经》典籍里面就有，讲耳聋耳鸣。为什么正常人，就在很多病症里面，都会有耳聋耳鸣的情况，一般像这个传统认为是精脱为聋，液脱为鸣。这个意思就是指肾精亏虚的时候，严重缺失的时候会出现耳聋，肾液不足的时候会出现耳鸣。所以他这个就是典型的肾阴不足然后出现耳鸣的情况。耳鸣跟他这个无精症，在一定程度上讲是有相关性的。

朱垚老师

主持人　现在的不孕不育，尤其是我们今天提到的小陈身上的这个问题，他应该是有不育的问题。

对，男子不育。

朱垚老师

主持人　不育的这个发病率达到了多少？

还是可以的。临床上应该讲，确切地讲，它不是不育发病率，而是属于现代医学（讲的）精子无力症的这种，应该讲很多，可能接近30%都有这样的情况。

朱垚老师

主持人　　　　30%？还是挺高的一个发病率，而且这个30%我想已经是确诊的。

> 对，因为它很常见，男性的精子活力其实受到很多（因素）影响，但是活力低的时候，也许正好这段时间受到各种各样理化因素的影响了，活力偏低以后，但他可能没有生育的需求，所以就现在临床上看，很多在育龄期，如果是活力偏低这一类的弱精症、少精症，它很容易导致不育的一个产生。
>
> 朱垚老师

主持人　　　　今天我们可能聊到一系列关于不育的治疗方法和措施，但是也将给大家介绍其实在身边非常容易就可以得到的一味药材，我们稍后为大家介绍。

主持人　　　　我们现在先聊一下，在中西医方面，对于不育症，它的治疗方法我相信是不一样的，它们分别是什么样的？

> 对，现代医学对它产生的原因有很多种分析，包括一些理化因素的刺激，包括男性的精索静脉曲张，这个我们临床也遇到过的，重度的精索静脉曲张也会导致他的精子的一些问题，从而导致出现男性的不育。它大部分的治疗方案，像精索静脉曲张，可能以手术为主，其他的像一些精子活力低（的情况），它通过各种相关的药物干预方案来处理。我们中医传统像这一类的，因为传统没有特别微观地去对它进行关注，只是从他临床的这个表现来看，婚后一两年甚至更长时间，都没有孕育、受孕，认为可能是有这方面的问题。所以我们中医理论讲，肾主生殖，主先天之精，一般都是通过补肾的方式来调养。
>
> 朱垚老师

主持人　　　　比如说这个家庭，虽然说可能男方他的精子的活力不高，甚至他患有不育症，但是这个不育症带来的影响，是不是仅仅只是他们会没有孩子？

> 除了他自身这个病以外，感觉有的时候，他还没有什么特殊的症状，刚才您讲的周仲瑛的这个医案，患者症状还是比较典型的，但是如果后期他不干预，长期没有怀孕，有可能对他的家庭生活、夫妻感情产生影响，甚至因为这些事情，还有离婚的情况，所以这个也会带来一些比较深刻的社会问题。
>
> 朱垚老师

主持人　　　　那么针对这个小陈的医案，我们国医大师周仲瑛给出了什么样的一个方子呢？

周仲瑛先生开了一张针对他体质的方子，我们一起来看一下。他这个方子应该讲，针对他这个精无力，包括他全身的调理，定了一个方案，里面用了一些，我们今天也带来了，像生地、山萸肉、淮山药、丹皮、茯苓、泽泻、灵磁石、五味子、楮实子、菟丝子，然后再有覆盆子、枸杞子等等，这些底下是黄柏、知母、龟板、蝉衣和潼白蒺藜，这个方子其实是老先生当时根据小陈的体质来开的，因为我们中医传统讲究辨证论治，根据他体质一人一方来定方案，这个方子是一个复法组方，方子虽然不大，但是里面复合了很多张中医传统的经典方剂，补肾益气，其中前面六味，我们大家耳熟能详的六味地黄丸，就是以生地黄为主的，地黄、山萸肉、淮山药，我们中医传统讲，这三味药有补肾的作用，称之为"三补"；同时有"三泻"，丹皮、茯苓和泽泻，这个有泻肾浊、益肾气的作用，所以应该讲，这个就是大家耳熟能详的六味地黄丸。但是（鉴于）他同时又有耳鸣的情况，老先生在这个基础上加了磁石，包括五味子这两味药，这两味药加六味地黄丸，我们中医讲，它是六味地黄丸的类方，叫做耳聋左慈丸，传统专门治疗耳聋耳鸣的。加了两味药，它就变成第二张方子了。然后再有，这个里面枸杞和菊花，大家平时也拿它泡水喝，枸杞传统讲是有补肾阴的作用，菊花有清肝明目的作用，对于情绪急躁、肝火上扬的这种有影响，同时加了这两味药，跟六味地黄丸配在一起，也是大家耳熟能详的，外面市面上有卖成药的，叫杞菊地黄丸。枸杞和菊花，补益肝肾，所以其实它一张方子里面，复合了以六味地黄丸为基础的三张方子在一起。同时这个里面的五味子、楮实子、菟丝子、枸杞子加覆盆子，也是我们中医传统上治疗男科，男子少精、弱精、精无力的。我们讲是头一块牌子叫千古第一方，叫做五子衍宗丸，古人很有意思，因为求子嗣，他认为这个子，大部分这种种子类的，就相当于这个植物有这样的一个种子作用，这一类的大部分被认为能够促进男性的精子活力，促进他生育，有补肾的作用。所以古人有这张方子，就是五味全是种子类的，叫五子衍宗丸。衍宗就是繁衍、传宗接代，这个（药）名古人起得很贴切，既把它的药物组成放在里面，又把它的主治功效放在里面，所以五子衍宗丸是男科治疗不育症的，精子活力低的，是排第一的一张方子。

朱垚老师

主持人

所以我们看到这个方子里面有这么多味药，它其实是融合了很多的不同的，其实我们很熟悉的，或者说从古到今一直沿传已久的一些药方。当中有一味药，覆盆子，其实我觉得现在大家应该挺熟的，因为它现在算是一种网红的药材了。我们经常听到这个，其实覆盆子也是我们今天要给大家来着重介绍的，大家也很方便能得到的一味药。（那么，）覆盆子对我们身体有什么样的好处呢？

我们国内传统它就是覆盆子科，国外这两年也比较流行，有的（地方）叫树莓，实际上还是种属上有点儿差别，但是功效基本一样。中医传统认为，它是干温无毒的，可以长期服用，认为它这个本身有补益肾气的作用。而且它的名字很有意思，它称为覆盆子，名字就包含了它的功效，为什么呢？因为古人认为晚上起夜，夜尿频多，是肾气虚的表现，所以一般那个时候的古人都会准备一个夜壶在旁边，或者是一个尿盆，然后他吃这个药，相传长期吃没有什么毒性，它有补益肾气的作用，吃了以后，最大的一个特点，首先不起夜了，不起夜以后，他就把尿盆子扣过来了，所以（此物）叫覆盆子，它（的名字）是这么来的。

朱垚老师

主持人

刚刚聊到了这个覆盆子对我们身体有非常大的好处，除了现在我们在很多的食品当中会发现商家会添加它，作为一个卖点，此外，我们的生活当中可以去怎么用它呢？

覆盆子其实现在市面上也有很多商家直接在做，比如像欧美，本身欧洲人就有习惯是把覆盆子做成果酱直接涂抹的，里面是有它的有效成分的，但它这个是食品级的。中医传统的这个，我们国家药品和食品其实是分开的，同样是入药的薏仁可能跟食用的薏仁，在超市里卖的是有点儿区别的，比如传统的熟薏仁是要经过炮制的。它（覆盆子）有几种做法，一种是传统的覆盆子本身可以泡酒，泡酒以后甚至有的在里面加一些糖，融在里面之后，这个酒是甜酒，覆盆子本身是甜的，口感会好一些，有补肾、收涩止遗的作用。传统认为，老人或者小孩，肾气虚以后，都会有夜尿的情况，尤其是小朋友尿床，它也可以，但是一般不是用酒，而是直接煮水，老人可以喝点覆盆子酒。再有就是刚才我们前面讲的不孕不育，这个不育，精子活力低，少精，（服用）传统的五子衍宗丸。刚才讲枸杞子，大家平时也拿它泡茶喝。覆盆子也可以，买了以后，稍微煎煮一下，有养生壶的，煮个20分钟，然后把它倒出来，后面再喝，再加水进去，它可以直接饮用，对身体也是有帮助的，很有帮助的。

朱垚老师

主持人

也可以作为代茶饮。

对。

朱垚老师

主持人

那如果长期饮用覆盆子代茶饮的话，会对我们的身体有什么样的好的影响呢？

对于覆盆子这个药呢，除了我们药方里面给患者开，也有单独拿覆盆子或者枸杞子等药给他泡水煎着喝的。以前遇到一个患者，也是用了这个药，它这个药本身有养肝明目的作用，同时补益肾气，所以患者反馈回来，泡了一个月药饮以后，明确夜尿次数明显减少，同时视力有所改善，（说明）这个是有它的临床效果的。

朱垚老师

主持人

好。谢谢朱老师的讲解。今天相信大家对于覆盆子这味药材有更加详细的了解，同时其实也能够更加客观地看待这个不孕和不育，我们在遇到很多疾病的时候都觉得难以启齿，甚至不愿意面对，其实我们在遇到任何身体上状况的时候，最好的状态就是去勇敢面对，而且很多时候是预防先行尤为重要。关于生育，我觉得只要是夫妻二人做好了准备，幸运的天使一定会降临在你们的身边。

不育症是指在一年或者更长时间没有避孕也没有受孕生育，已婚夫妻发生不育约占15%左右，其中男性不育的发病率占到30%，所以针对这样的不育症患者，我们今天结合国医大师周仲瑛先生这个医案，给大家看这个医案里面这样一个方子，一般像这样一个方子在我们之前讲的医案里面也提到过，对男性的弱精症、精子无力是有作用的，一般以煎煮汤药的方法，一个疗程大概至少是两周，以我们的经验，至少要连续用到一个月到一个半月左右，后期因为正常情况，它的一些配伍组方也可以根据患者用完以后的实际反映进一步再调整。现在年轻人生活压力都很大，尤其是加班，相对来说是生活中的常态，熬夜、抽烟、喝酒以及运动量相对较少，对男性而言就容易增加男性疾病的这种风险。今天给大家介绍的，就是我们讲的对男性很有帮助的覆盆子这个药。最简单的方法，就可以单味药，用它来代茶饮，最好是通过相关的一些煎煮。用这个养生壶，买个一般剂量是大概在15克到30克都可以，然后通过煎煮的方式，煎煮20~30分钟来服用，服用完而且一天（内）也可以往里面再续水。代茶饮，饮用一天，以我们经验也许需要再用一段时间，至少要两周到三周以上，对男性的健康是有帮助的。

朱垚老师

（2019年10月19日在江苏电视台参与的不孕不育中医科普节目）

类风关与慢乙肝

中医科普谈

主持人

各位好，欢迎来到正在为您播出的《新@非常周末》。我是祖晋。今天节目当中也为大家请到了我们的老朋友，让我们欢迎南京中医药大学国医大师周仲瑛工作室的朱垚副教授。欢迎您！

主持人好！大家好！

朱垚老师

主持人

现在天气渐渐转凉了，我们在路上经常看到很多骑电瓶车的叔叔阿姨，会在电瓶车的前面放上一个大的棉垫子，既可以护肘，又可以护住各个关节。他们说如果不保护好的话，一旦受凉就会得关节炎。那么，在中医上，究竟如何来认定关节炎？又如何预防和治疗关节炎呢？马上进入我们今天的周仲瑛医案。

周仲瑛医案选：

张某，女，45岁，2001年9月17日初诊。

两手多个指间关节发生疼痛并伴有肿胀，两腕关节亦有肿痛，两手指间关节及两腕红肿、灼热、疼痛，

夜半痛甚，肩、肘、膝等大关节处有痛感。

既往有类风关病史。

口干，尿黄，舌苔薄黄腻，舌质暗红，脉细数。

病机表现为寒热错杂。

主持人

今天这个患者是家住连云港的张某，半夜醒来满身剧痛，钻心的疼痛让她生不如死。但第二天醒来之后，疼痛又出现了好转。反复几次之后，张某发现了疼痛的规律，她的疼痛总是在半夜的时候加剧，其中肩关节、肘关节和膝关节的表现尤为明显。患者两手多个指关节、腕关节都有红肿、灼热、疼痛的现象。被疼痛折磨到神经衰弱的张某在2001年9月，找到国医大师周仲瑛。今天我们也请朱老师给我们分析一下，这位患者出现了什么样的问题。

这个患者她关节疼痛，其实在现代医学上属于既往病史，（她）有类风湿性关节炎，现在医学叫做类风关。我们中医传统有一个病名，叫做痹证。痹证，实际上它这个"痹"，本身在中医里面就是以关节疼痛的意思。它的字也很形象，从字形上讲就是关节疼痛的一个形式，所以正常情况"痹证"它的一个特点就是以关节的这种疼痛为主，有可能像案例（中的）患者（一样）红肿热痛，也有可能没有红肿，但是疼痛比较明显，中医都统一称之为痹证。

朱垚老师

主持人

就是我们所说的关节炎吗？

相当于现代医学里面的风湿性关节炎和类风湿性关节炎。只要是这种关节疼痛的，甚至我们中医传统讲的痹证里面的这种热痹，在下肢的，近似于现代医学中的痛风性的关节炎。

朱垚老师

主持人　很多中老年朋友都特别注重保暖的问题，因为他们说一旦受凉，关节就会疼，关节炎就会犯了。那是不是这种风湿性关节炎，它主要的致病原因就是受了风寒呢？

（风寒）它是一个外因，中医讲所有的疾病发病，都是有外因和内因的问题，但是内因是主导作用。所以就痹证这个病来说，不管是风湿还是类风湿，我们中医称之为痹证。痹证它这种关节痹痛的原因，主体认为是体内的气血亏虚，脉络失于濡养。举个很形象的例子，我们中医讲人体的气血正常运行，血液在脉管里的流动就相当于水在水管里（流动）一样，其实很形象的是什么呢？就是如果这个里面，水液充满的时候，管子充满是没有问题的；但是当水液只有一半的时候，它里面肯定会有空气，它这种风寒气、热气都会随之而来。所以中医传统中，它的易感人群，就是我们前面讲过的易感体质，大部分是偏于血虚的，气血不足的。

朱垚老师

主持人　当他受到了风寒的时候，会有这样的问题。

他容易受风寒侵袭，受到了特别是风寒湿的这种侵袭之后，流注于肢体关节经络，就容易引发这种持续的疼痛，这是它的一个特点。比较多见的是户外工作的，有些科考的、地质的，包括从事修桥、筑路、勘探等这些户外工作的，可能按我们中医理论受风寒湿侵袭会比较多。有时候甚至野外露营、扎营，在这些地方虽然可以铺个地垫，但还是可能有寒气侵袭。侵袭一定是因为这个人体质气血不足，侵袭的地方则是哪个地方虚，（风寒）它从哪先进去。

朱垚老师

主持人　那与我们的饮食、作息有关系吗？

饮食作息一般正常情况下是一个诱发加重的因素，而不是一个主要的病因。正常情况如果是我们中医讲的痹证，它分风寒湿痹和风湿热痹。如果是偏于气血不足、体质偏寒的人，他饮食上过食生冷、凉性的或者是水产品之后，比如我们传统讲"肉生火，鱼生痰"，水里面的东西，大部分是助痰生湿的，有可能会因为他的体质更容易诱发；或者已经出现风寒湿痹的，吃了一些生冷寒凉（的食物）后会加重他的疼痛，这个是有相关性的。

朱垚老师

主持人 我们讲到了各种关节的疼痛，很多高发的其实是中老年人。本身人的关节随着年龄的增长就会呈现不同程度的老化，那是不是如果得了关节炎的中老年人，他们可能就只能在家里待着，也不能出去登山、运动，连跳广场舞都不行了呢？

也不是这样的，正常情况下要看他的病情。因为像痹证这个病，现代医学里最多见的是类风湿关节炎，严重的时候是关节疼痛、屈伸受限，甚至到后期严重的致残，病人扣扣子、穿衣服都弄不了。你说（让）他去跳舞，并不是说跳舞能缓解（症状），而是他也去不了，他活动是受限的。有些病人来我们门诊的时候都是拄着拐杖或坐着轮椅来的，走路都已经受到影响，你让他去动，他也很难动。所以像这种病人，无论是通过药物调治比如西医的激素类药物、免疫调节剂等等，还是中医的一些治疗，都是为了让患者的自身情况改善。但是对于还没有产生（严重症状）的这种易感人群，肯定一方面是通过药物、食物的干预，特别是中医里很多是药食同源的，它可以提前干预，更重要的是适当改善体质，适当去运动，可以对它有一定预防作用。

朱垚老师

主持人 那您给我们具体说一说，如果是针对已经得了关节炎的这一类患者，在中医上有什么样的治疗方法？

有两大类：一类是风寒湿痹，中医讲它的病因是受了风邪寒邪的侵袭然后出现的关节痹痛。我们中医把风寒湿痹还分了三大块：比如主体以风为主，受风导致的，或者表现出来以风向关节游走性疼痛为主的这种，中医叫做行痹。患者来了以后会说这边痛，过两天又变到那边痛，这种游走性的疼痛，中医叫行痹，主要以风为主，一般用防风汤。如果关节受凉加重，时有遇冷刺激加重，体质也偏寒，舌苔白腻苔的，我们中医讲属于痛痹。一般关节疼痛给患者热敷，症状是有缓解的，所以大部分传统中医用的是乌头汤，乌头是大热的药物，乌头、附子这一类的药是温通散寒为主的。再有就是以湿气为主，比如久坐湿地，受湿气侵袭，甚至有一些船家渔民，他（们）可能是以养水产为生的，长期就住在水边甚至是船上；或者就正常情况下受到寒湿侵袭，湿气重浊，表现出来疼痛还有关节肿大，然后不容易好透，病程比较长，我们中医传统是以湿来论治，这种叫做着痹，关节疼痛重着，着痹。这种用的是薏仁汤，薏仁本身就是除湿的，所以这是一大类的治法。如果是风湿热痹表现出来热象的，大部分传统中医用的是清热解毒的一些方剂，比较典型的是白虎汤加桂枝汤等等。这些治疗是对症的，所以它总的分两大类，一类是偏寒性的风寒湿痹，（另）一类是风湿热痹。

朱垚老师

主持人

就是这两类其实都会导致人的关节疼痛，会导致关节炎，但是它们治疗的方法是完全不一样的。

是有差别的。

朱垚老师

主持人

而且日常的保健方法也不一样，比如说我们讲到风寒湿痹的，他可能就要尽量去避免风寒，因为他很怕冷，一旦受寒可能就会引发关节炎发作。那如果是风热湿痹的这一类患者呢？

正好相反，如果是关节表现出来不但疼痛，而且临床表现是红肿热痛，在一定程度上讲，跟我们现代医学讲的痛风性关节炎很像。然后他受到一些，比如冰敷、冷敷，在急性期的时候反而有缓解。而这一类的，他可能除了避免过热以外，更重要的就是饮食上面尽量不要吃一些动火的、辛辣刺激的、助湿的，包括白酒，有时候反而是有影响的。但是风寒湿痹的（患者）正好相反，（假如是）这种关节痹痛，他喝一些药酒反而能改善。

朱垚老师

主持人

所以如果你有风湿性关节炎，还是要了解一下自己的体质和自己的症状究竟对应的是哪一种，我们才可以找到对应的方法（来治疗）。那么，针对今天医案中提到的这位患者，周老师给出了一个什么样的方子，我们也来看一下。

这个患者应该有一个很特殊的地方，周老给的这个方子用的是苍术、黄柏、知母，然后包括防风、防己、片姜黄，还有就是桂枝、赤芍、南星以及川草乌，再有就是雷公藤、天仙藤和青风藤。老先生因为是强调病机辨证，然后复法组方，虽然药味不多，但是这个里面是由几张方子合方的。在这里面可能最特殊的就是用到片姜黄，因为一般常规的患者是手关节、掌趾关节、膝关节的（疼痛）比较多见，这个病案里面的患者肩关节也疼痛。按我们传统的中医有很多医案药案，它里面讲到头痛需用川芎，然后肩痹痛必用姜黄，其实指的是片姜黄。片姜黄针对肩臂疼痛是有作用的，在这里面针对她的关节疼痛，使用这样一味药。其实在临床上不仅仅是痹痛或者类风湿性关节炎出现肩臂疼痛用片姜黄，我们正常情况像一些五十肩、肩周炎，只要出现肩颈（问题）包括一些颈肩综合征，用姜黄、片姜黄都可以改善。

朱垚老师

主持人

颈椎病呢？

中医里的颈椎病（治疗）一般用葛根，因为药食同源。超市里面也能买到葛根粉，这些可以多吃一点。姜黄主要是针对肩臂疼痛，头痛一般用川芎，（用药）它是有区分的。

朱垚老师

主持人 所以它是很细分的？

对，有细分的。

朱垚老师

主持人 所以大家如果想更加详细地了解我们周老开出的神奇药方，在西瓜视频 App 上搜索并且关注《新 @ 非常周末》就可以看到了。当然今天我们也在这个药方中提到了一味药材叫做片姜黄，那在生活当中应该怎么去用它呢？

片姜黄在中药里面，大家对它的饮用有一些小小的误区。我们在多次节目里面也都给大家讲明（过）这个问题，就是中药里有些药可以长期作为保健药，代茶饮或者（用）养生壶煎煮，药理学也叫水提，提取后直接饮用。片姜黄也是可以通过泡茶或者养生壶煎煮，煮 20 分钟代茶饮的。但是和我们之前节目里介绍过的桔梗很像，这个药它不宜特别长时间使用，如果出现临床症状，出现肩周的疼痛或是肩关节的不舒服以后，不适的症状影响到生活质量，你可以用这个泡水或者用它适当地煎煮，用养生壶煎煮。一般原则上单独用的话，在没有医师指导的情况下，建议不超过一周。症状如果缓解了，那就不用再用了；症状如果没有缓解，那可能对这个药的辨证把握不是很到位，最好去到我们门诊专门请专业的中医师来指导，来用药。

朱垚老师

主持人 是的，我们今天了解到了片姜黄这味神奇的药材。当你的肩部有不适症状的时候，可以尝试来进行饮用，但（请大家）记得，在没有药师指导的情况下，单独饮用的时间不要过长。也希望各位尤其是中老年朋友，在天气渐渐转凉的时候要注意时刻观察并且保护好自己的身体。

在节目中我们提到风湿和类风湿的问题，我们中医传统称之为痹证，以关节疼痛为主。不管是我们前面讲的风寒湿痹还是风湿热痹，一旦出现这样的情况，大家应该及时就医。不管是现代医学还是传统中医，对它都有规范的治疗方案。而在这个病案中，给大家展示的我们国医大师周仲瑛教授治疗痹痛的一个方子，大致是这样一个组成：苍术、黄柏、知母、防风、防己、片姜黄、桂枝、赤芍、南星各 10 克，川草乌、全蝎、雷公藤各 5 克，天仙藤、青风藤各 15 克。这个方子主体是针对关节痹痛、风湿热痹这一类的，包括风寒湿痹，是有它的特殊作用的，尤

主持人

不知道电视机前的观众朋友有没有遇到过这样的状况，会觉得肌肉胀痛、肌肉无力，甚至觉得抬不起手，下不了床，也走不了路。很多朋友遇到这样问题的时候，都会觉得是不是前一天运动过量了，或者是没有休息好。如果您出现了以上的症状，很可能是出现了一些疾病的隐患。那么接下来马上进入我们今天的周仲瑛医案。

周仲瑛医案选：

曹某，女，16岁，1999年4月14日初诊。

两下肢软弱无力2年余，曾于脑科医院确诊为多发性肌炎，予强的松，最大量达60 mg/日。就诊时服50 mg/日，5个月来多次复查，各项检查改善不显。

刻诊：两下肢软弱无力，举步乏力，登楼上行难以支撑，腿足末端肌萎缩，两手臂乏力。近3日来形体渐胖。呈满月貌，肌肤有大量花纹，经潮正常，怕热多汗，二便尚调。舌苔淡黄腻、边尖红，脉濡。

主持人

家住淮安的小女孩曹某，从14岁起就经常称自己的两条腿没有力气，软乏无力。开始她的妈妈并没有觉得有什么大问题，但这样的情况持续有两年的时间，渐渐发现（小曹）上不动楼梯，（喊）小腿疼，甚至感觉（孩子的）两条腿有些萎缩。这个时候曹妈妈慌了，赶紧带着女儿去到医院检查，最终是在脑科医院（小曹）被确诊为多发性肌炎。自己的女儿明明才十几岁，怎么会得上这种怪病呢？在医院前前后后治疗五个月之后依然不见好转。由于多发性肌炎的危害巨大，女儿每天都要服用强的松，看着曾经花一般的女儿饱受病魔的摧残，曹妈妈恨不得拿自己来替女儿受罪，于是她带着女儿开始了漫漫的求医路。我们今天要问一下朱教授，14岁的一个小女孩，她就出现了这样的问题，这是一个什么样的病症？

她这个病症，我们周老师医案看诊的这个病例，现代医学诊断她是多发性肌炎。多发性肌炎我们中医统一把它归到一大类病里面。因为中医对这种四肢痿软无力，包括肿胀，肢体功能的一些影响，不能正常行走了，这些（症状）中医统一称之为痿证。痿证这样一个病，传统讲狭义的就是足痿不能认地，是指下肢肌肉有点无力。但后来这个痿证相对扩大，就泛指全身的肌肉痿软无力。中医讲的痿证，它在现代医学里面涉及面很广，比如像我们老百姓最常见的，了解比较多的是重症肌无力。重症肌无力也是中医讲的痿证的一种，再有像脱髓鞘病变、锥体外系疾病，包括运动神经元病，以及西医讲的肌营养不良，肌肉的萎缩以及病案里面的这种多发性肌炎，都是肌肉以及控制肌肉畸形的系统，神经系统的一些病变导致的。

朱垚老师

主持人　它是属于免疫系统的疾病吗？

多发性肌炎本身属于免疫系统（疾病），像重症肌无力，包括脱髓鞘病变等神经系统的这些病，它们也与自身免疫力有关。

朱垚老师

主持人　它是在全年龄段都会发生吗？

多发性肌炎应该讲全年龄段都能发生，但是一般的话是中年妇女比较多见。女性多见，是高发的人群。

朱垚老师

主持人　是，所以在十几岁的花样（般年龄）的女孩身上发生了这样的疾病，家里人肯定是特别着急。那发生这样疾病的原因是什么呢？

现代医学对它的机制、病因的认识并不是特别明确，认为与自身免疫还有一些理化因素有关。但按我们中医传统讲，痿证主要与他本身先天的体质有关，可能本身先天体质偏弱，然后后天在生活中起居饮食不当，（导致）后天的脾胃功能、气血失常。

朱垚老师

主持人　所以这反而是跟脾胃相关的，导致了肌肉上的一些问题。

对，与脾胃相关。因为《黄帝内经》里面认为脾主四肢肌肉，以前我们节目里面讲到减肥的时候，都讲到形体过胖或者过瘦，只要（是）在肌肉上的问题，都与脾虚、脾胃功能差有关系，所以这个痿证也是这样的。

朱垚老师

主持人　那这个多发性肌炎，它在西医上的治疗方法是什么呢？

西医治疗，认为与自身免疫有关，所以像刚才讲到用一些激素类的药物，包括一些免疫的调节药物来治疗。这个应该也是西医现代医学里面比较常见的难治性疾病之一，有的时候用了激素类药（治疗）的患者，临床有的时候也不一定有特别好的疗效控制，有些控制还可以，有些也不行。

朱垚老师

主持人　原因可能就是没有一个明确的致病因。

现代医学包括病机，很多研究现在不是特别明确。因为疑难病还是非常多见的，现在很多疾病都是疑难性疾病，在现代医学的发病机理上也不是特别明确，有待进一步研究。

朱垚老师

主持人　在中医上认为是脾胃？

对，脾胃功能失常，气血生化无源。

朱垚老师

主持人　所以中医上的治疗方法应该就是通过调理脾胃来治疗？

对，调理脾胃、补益气血这样的一些治疗方法。

朱垚老师

主持人　那具体有什么治疗方法？

痿证其实在我们中医里面也是有分型的，什么样的情况导致脾胃功能、气血运化失常而出现痿证呢？它里面有，比如像湿热下注型的，或者是气血亏虚型的。气血亏虚型的比较多见，也有湿热下注型，再有瘀血也可能会导致这样的一些问题。在我们的治疗里面，它有不同的方案，中医讲辨证分型，分了不同的方案来治。

朱垚老师

主持人　针对这个 16 岁的少女曹某，周老师给出的是什么样的一个方子呢？今天也请朱老师给我们介绍一下。

当时老先生开的方子是这样的，里面用了苍术、白术各 15 克；然后再用了葛根、黄柏、防己、薏苡仁；还有木瓜、黑料豆，包括土鳖虫、五加皮、黄芪；再就是石斛以及鸡血藤，这样一张方子来用的。这张方子既有健脾、利湿、除湿的作用，同时也有疏通经络、益气养血的作用，尤其这里面用到鸡血藤，这个药很特殊。鸡血藤又叫大血藤，因为它主要有几个作用，一个是我们中医传统讲藤类药主要有祛风除湿的作用；同时藤类药，（如）鸡血藤也有补益气血的作用；再有就是鸡血藤现在药理研究也有调节免疫的作用。这个药很特殊，所以这里面也用到鸡血藤这个药。

朱垚老师

主持人　鸡血藤在这个药方当中，其实起到了一个非常关键的作用，可以这么说吗？

对，它也是一个重要的药。之前节目里面我们讲过，中药里面分君臣佐使，它的君药相对权重比较重，但是也不表示它的臣药、佐使药就没有价值。鸡血藤在里面应该是辅助药物之一，如果要给它划分君臣佐使的话，可能是属于臣药。但它是很特殊的一个药，有补养气血、疏通经络的作用在里面，同时也兼具祛风除湿的作用。

朱垚老师

主持人　针对多发性肌炎这样的疾病，是不是说一旦有了这些症状，其实就已经有了多发性肌炎，还是说在初期的时候，其实是可以通过缓解让它不会继续恶化？

这个问题应该这么讲，就像刚才主持人叙述的这个病案，患者出现肌肉的无力酸胀的情况，其实并不是讲出现这种症状，一定会是多发性肌炎，对它的诊断西医也有一系列比较明确的诊断标准。按我们中医讲，痿证是肯定可以诊断的，特别是肌肉痿软无力，但是现代医学的病因学它是根据不同的诊断标准来判断，而且就算出现肌肉的酸胀或者是痿软无力，也要看它的时间长短。如果只是一过性的，就像过多的运动或者是过度劳累、劳作以后，他也会出现这样的症状，但是如果休息一两天，甚至一周左右就缓解了，这种不能作病态来论治。对于患者这种持续性的，持续了一两年，甚至伴发严重的肌肉萎缩，特别是可能在当地医院，如果是在地方上的一些医院，它不能明确诊断，肯定是高度怀疑跟这种自身免疫，或者神经系统的疑难病相关的，要进一步到有条件确诊的医院去确诊排除，所以并不是说出现这个症状就一定是。

朱垚老师

主持人　如果长期出现这样的症状，已经持续了比较长的一段时间，还是要引起足够的重视，因为大家可能对于这一类疾病相对来讲是比较陌生的一个状态。今天也在这剂药方当中提到了鸡血藤这味药材，这味药材在生活当中我们就可以用吗？

这个药材是可以的，鸡血藤这个药我们之前节目里面讲过，中药最简单的方法就是很多饮片类的药代茶饮，或者是稍微煎煮一下，相当于现代药理学这种水提的方法，饮用它的药液。中药有的可以短期（用），有的（可以）长期用，鸡血藤长期用是没有问题的。它本身是有补益气血、疏风通络的作用，尤其就是体质偏虚的这种气血不足，或者是血虚的体质都可以用，甚至像我们中医传统的下肢的一些病变，或者上肢的，只要是经络的病变，甚至皮肤的都可以用。我们国医大师周仲瑛教授的经验，（针对）很多皮肤上的一些病变，甚至包括白癜风，他也用鸡血藤，（它）有祛风养血的作用。

朱垚老师

主持人 鸡血藤是可以长期用的？

可以长期用，没问题。但是量的话，原则上如果大家煎汤带水，一般控制在 10 ~ 15 克左右。代茶饮如果仅是开水泡，用 2 ~ 3 克、3 ~ 4 克就可以，这个是没有问题的。
朱垚老师

主持人 好，今天要特别感谢朱老师，再次为我们讲解了多发性肌炎这样一个疾病。不要觉得离我们的生活特别遥远，要记得生活当中密切地观察自己身体当中发生的变化。

这次节目里面，我们给大家讲到多发性肌炎，其实按照中医传统讲，多发性肌炎包括重症肌无力，还有运动神经元病、脱髓鞘病变等，我们中医都是划归为痿证的治疗范围，认为（是）肌肉痿软、肌肉萎缩，无法正常运动的这样一个疾病。这个案例里面，我们看到国医大师周仲瑛教授治疗的多发性肌炎，其实它是一个自身免疫系统疾病。按我们中医讲，不管是多发性肌炎还是重症肌无力、脱髓鞘病变等等，这些肌肉痿软无力的一些病症，它实际在演变的过程中，后期可能会有整个呼吸肌畸形的一些损害，甚至出现呼吸暂停的情况。所以应该讲，（它）既是疑难病，后期也可能有一些重症的转归，所以还是应该引起大家的重视。我们前面讲到国医大师周仲瑛先生开具的这个处方是治疗这个病症的，可供大家参考。中医主要是以益气养血、除湿健脾为主，补益肝肾。在这里这个方子，大家看用的是苍术、白术各 15 克；葛根、生薏苡仁、鸡血藤各 20 克；黄柏、木防己、木瓜、晚蚕砂、黑料豆、土鳖虫各 10 克；五加皮 6 克；生黄芪 25 克；川石斛、草薢各 15 克。这样一张方子，我们当时也给大家讲过鸡血藤的问题，鸡血藤有养血、益气通络的作用，同时有祛风湿的作用。所以一般鸡血藤也可以用来煎汤泡水，或者是少量的代茶饮，一般在 3 ~ 5 克左右。而这张方子煎煮是常规的，一般中医的治疗也是两周一个疗程。如果真是出现多发性肌炎的情况，可以参考这样的方剂，但还是需要根据他具体的症状来辨证用药。
朱垚老师

主持人 当我提到乙肝这个词的时候，你会有什么样的感受呢？我想很多人避免不了会有紧张和恐惧的心态。甚至很多朋友会"谈乙肝色变"，如果听说了身边有乙肝患者，很多人巴不得是全副武装，敬而远之，甚至是言语当中充满着疏远和歧视。那么乙肝究竟是不是像我们感受的那么恐怖呢？今天我们一起来深入了解一下。马上进入我们今天的周仲瑛医案。

周仲瑛医案选：

汪某某，男，36岁，慢性乙型肝炎。1981年8月15日初诊。

10个月前因右胁隐痛就医，检查发现肝功能异常，GPT（谷丙转氨酶）增高。HBsAg（乙肝表面抗原）阳性，住市某医院，治疗2个月后病情有所好转出院。

但多次复查肝功能均不正常。右胁肝区常有隐痛胀痛，腹胀，纳少，口苦。恶心，便溏不实，面色绯红，赤丝血缕显露，查体：肝在肋下2厘米，剑突下3厘米，有触痛，质Ⅱ°硬，脾（一），腹（一）。

舌苔薄黄，舌质红，脉小弦。

辨治为湿热瘀毒互结，肝脾两伤，血分热毒偏盛。

主持人

家住南京的汪某，他的胁部经常隐隐作痛，去医院检查，发现自己的肝功能查出来异常，谷丙转氨酶猛升，而且是乙肝病毒携带者，汪某只好住院治疗。出院之后，本以为控制住病情的汪某却发现病情根本没有好转，多次复查肝功能均显示不正常，而且自己的右肋下肝区依旧胀痛，同时自己腹胀，口苦，恶心，大便不成形。花了钱还没看好病把汪某给气坏了，所以今天也要问问朱教授，他的乙肝（病）为什么一直不见好呢？

就是主持人讲到乙肝，它（的）全称是慢性乙型病毒性肝炎。（肝炎）现代医学分了很多种，甲乙丙丁戊都有。应该讲这些肝炎，除了甲肝的病程以外，很多病程像乙肝、丙肝这些，治疗时间、疗程上面不管中医西医都会相对比较长，这种病毒性的肝炎也是目前医学界的重大难点之一。现代医学（有）很多抗病毒的治疗，像干扰素这些，中医传统也有。我们在临床上去处理，包括周老他们的治疗，有的患者例如这个病案，有的是可以治的。有的指标受控制、病毒复制受到抑制以后，症状是可以改善的。但是总的来说，它的病程相对会是比较长的，因为它本身就是个慢性病。其实回归到我们本身对疾病的治疗来讲，很多患者生病以后，他又比较着急，都希望尽快康复。我们老百姓有句话叫"病来如山倒，病去如抽丝"，就是不管是外感病还是内伤病，一旦生了，特别在知道自己的病情以后，他整个人就觉得各方面（比如）工作什么都受影响，甚至有些严重的像感冒、发烧、一些外感病、内伤的一些重症，像肿瘤等等，以及前面讲的一些病症，可能对他影响也很大，但是病情的改善相对来说时间会比较长，特别是内伤杂病会有个过程。所以像您讲的胁痛，它不会那么快有所改善，就算是西医，现代医学的规范治疗，已经给他进行了一个规范疗程，可能还会随着他的病有所反复，这是正常的。

朱垚老师

主持人　　　　是，您刚刚讲到胁痛，胁痛是乙肝在中医上的一个名字吗？

对的，我们中医学对于胁痛，对于传统痛症它是有划分的。很多古籍里面专门有疼痛门这一门类，传统讲疼痛门里面有23种疼痛，从头痛、颈痛、项痛、痹痛、胁痛、胸痛，一直到背痛、腿痛等等。胁痛是一大块儿，但是这个胁痛，因为它这个"胁"字也很特殊，传统的"胁"字是三个"力"，然后下面一个"月"，表示这里是出力的地方。大家看两胁，一般抬重物的时候都是这样的，所以现在简化字里面，异体字里面也有，（"胁"字）就是一个指示在力的两边，有点像人体两胁一样，很特殊的一个字。讲胁痛，因为两胁以我们中医讲，它对内的脏器涉及很多，比如像肝脏、胆囊。所以像一些急慢性的肝炎、胆囊炎、胆结石，包括两边两胁，我们讲的肋间神经炎都会出现胁痛的表现。现代医学中这些不同的疾病，按照中医学传统内科，它总体被划归在胁痛的范围中，就是统在胁痛这个病理下。

朱垚老师

主持人　　　　关于胁痛，它的治疗手段有哪些呢？

实际上中医治疗针对它的病因，传统的中医讲辨证论治。因为我们周老师以前编中医内科的教材，他们也是执简驭繁，把多类型的不同的胁痛分成这四种主症，主要的表现就是两胁疼痛的特点有所区分。一个就是我们前面讲的情绪不畅的，这个类型叫做肝气郁滞，表现出来是两边胁肋的胀痛，一般同时会容易生气、着急或者生闷气，再有喜欢叹气，然后舌苔可能是白腻苔这一类的。我们中医讲，脉象可能是弦脉，整体这样一个情况是以肝气郁滞为主。这种大部分中医都是以疏肝解郁的，像柴胡疏肝散这一类的来治疗。然后再有第二类，就是刚才前面讲的饮食不当，体内湿热过多，饮酒、吃辛辣刺激的（食物）等等这些，出现肝胆的湿热，也包括像我们现在讲的外科遇到的一些带状疱疹，胁肋骨会出现，包括它的后遗疼痛。那我们中医的治疗，也都是从肝胆湿热论治，大部分用的是龙胆泻肝汤这一类的。这一类的情况表现出来的是两边胁肋疼痛有火烧感，感觉火烧火燎的，而且疼痛比较明显，小便发黄，大便可能偏黏，表现出这种湿热的症象，舌苔会整个偏红，所以这种是第二类，湿热型的。第三类就是讲中医辨治，如果是瘀血导致，像刚才前面讲的，它有可能表现出来到晚上的时候，当然白天也可以，但是比较多见于晚上，固定的部位两胁有刺痛感，就像是针刺一样，所以它的疼痛性质是不一样的；然后舌苔上面很典型，有的患者病程久了会出现瘀斑、瘀点，典型的瘀斑颜色发暗，一块一块的，这种大部分是用活血化瘀的，像血府逐瘀汤这一类来治疗。再有最后一类是隐隐的疼痛，两胁隐痛，这类（在）我们中医属于肝肾阴虚。有些甚至有一些肾脏性疾病，病程久了以后，也会导致患者出现一些胁痛的表现。像中医讲他肾阴不足以后，对肝脏也有一定的影响。所以主要是按这四大类来论治，来分症论治。

朱垚老师

主持人　所以还是要分症论治，针对我们刚刚看到的医案当中的这位患者，周老给出的药方是什么样的呢？

对。老先生他开出来这张方子，针对这个患者，因为比较特殊，他是一个复合的病症。复合的病症虽然是胁痛，但它主要是以慢乙肝为主。我们周仲瑛先生，他对慢乙肝的治疗，是按湿热瘀阻余热的理论论治，所以开出来这张方子用的是水牛角15克；然后丹皮10克，丹参10克，赤芍10克，紫草10克，大生地12克；然后虎杖是20克，凤尾草15克，败酱草15克；以及郁金10克，焦六曲10克和土茯苓15克。整个这张方子也是一个复法合方，虽然药味不多，但里面有凉血散瘀的犀角地黄汤，包括虎杖、平地木、败酱草这一类，本身有清解湿毒的作用，而且这里面用了土茯苓，这味药很特殊，也是本身就有清热利湿解毒的一个作用，用在这里面对患者控制病毒的复制，治疗这个症状，既辨证又辨病，都是有作用的。

朱垚老师

主持人　土茯苓它主要是针对什么样的病症，用的这味药呢？

土茯苓这个药很特殊，虽然它叫茯苓，但是前面有个土字，它其实与茯苓不一样，是两种药。茯苓它主要是健脾利湿，偏白色的，土茯苓一般是它的代品。就像我们江苏当地不产茯苓，茯苓以云南地区的云茯苓为道地药材。土茯苓正常情况主要是偏于利湿的作用，利湿利关节，但是更重要的是有解毒的作用，以我们国医大师周仲瑛的经验，他用土茯苓，土茯苓本身是入肝经和肾经，所以像前面我们做的一些节目中也讲过，像一些痛风、高尿酸血症，老先生可能用它来降血尿酸，然后在慢性病毒性肝炎里面，他用土茯苓也有清化湿解毒，有效控制病毒的作用。这个药也是一个网红药，前两年的热播剧《芈月传》里面就有一段，芈月在月华台，被囚禁了以后，人家在她饭里下毒，她就靠吃土茯苓解毒。

朱垚老师

主持人　她用的是对的，是不是？

对，用的是对的，（土茯苓）它本身也算是可以食用的，吃了以后，后来又喝了绿豆汤才活下来的。所以这个应该讲，他们的编剧还是比较严谨的，因为中药的药效讲的是对的。

朱垚老师

主持人　所以这是土茯苓，土茯苓跟茯苓本身是两种不同的药？

对，茯苓也是药食同源的，而且是首选，我们中医传统认为它健脾利湿。相传以前慈禧太后最喜欢吃的北京名特小吃茯苓夹饼，实际上就是茯苓里面加饴糖。茯苓有健脾利湿、美容养颜的作用，有一定的美白作用。土茯苓则主要是偏于利湿解毒，（用于治疗）关节疼痛，而且传统中医用土茯苓，还可以用来治疗梅毒、淋症这些病症，特别（是）水银中毒、汞中毒，中医传统也用土茯苓来解毒。

朱垚老师

主持人　那茯苓和土茯苓，在生活当中，我们可以怎么去用它（们）呢？都可以，比如说泡水喝吗？

对，两种其实泡水喝都可以，没问题。因为在多次节目里面，我们都给大家讲过，其实我们中医传统的单味药或者一两味药的小方代茶饮，茶饮方，其实是简便验廉，效果很好。但是茯苓一般泡水以后，可能口感不是特别好，所以一般茯苓有的时候被做成一些小吃，像传统的茯苓夹饼，或者用茯苓做一些药膳都可以。土茯苓直接泡水喝是可以的，没问题，包括适当地煎煮以后，可能出来的成分更多一些。

朱垚老师

主持人　所以它们其实针对的病症并不完全相同，虽然说名字上面很接近，大家有的时候还是要仔细区分一下，千万不要觉得土茯苓和茯苓好像是一种东西，它们其实只是名字接近而已。今天节目当中也是通过朱老师的讲解，了解了胁痛就是我们经常说到的乙肝，有更加客观的一个了解，同时也了解到了土茯苓神奇的功效。

乙肝，在我们中医里面也称为胁痛，这个胁是指腋下到第12肋之间的总称。胁痛其实既包括现代医学讲的，一些慢性急性的病毒性肝炎，也包括胆囊炎、胆石症，以及肋间神经炎，所以这个病涉及面还是比较广的。我们这个病案里面，周老师针对慢性乙型病毒性肝炎开具的这张方子，我们可以看到它这里面用到水牛角15克；丹皮、丹参、赤芍、紫草各10克；大生地12克；虎杖、平地木各20克；土茯苓、凤尾草和败酱草各15克；广郁金和焦六曲各10克。这个方子对慢性乙型病毒性肝炎，本案患者是有效的。在节目当中也讲到土茯苓本身有清热利湿、解毒的这样一个作用，所以对代茶饮包括对这张方子的综合运用，大家又要根据它辨证考虑。正常情况，如果是要煎煮服用，以常规临床经验一般是两周一个疗程，原则上用一到两个疗程。特别是两个疗程以后，可以去检测一下相关的一些指标，但是我们还是建议患者应该根据他的病症改善情况，及时请专家来判别是否要（对）药物进行调整和加减。

朱垚老师

主持人　传承中医文化，让更多人了解中医药；学习保健养生知识，尽在《新@非常周末》。以上就是本期节目的全部内容，更多精彩内容，我们下期再见。

（2019 年 10 月 20 日在江苏电视台参与的类风关与慢乙肝中医科普节目）

前列腺增生

中医科普谈

主持人 各位好，欢迎来到正在为您播出的《新@非常周末》，我是祖晋。传承中医文化，让更多人了解中医药。今天节目当中也为大家请到了我们的老朋友，让我们欢迎来自南京中医药大学国医大师周仲瑛工作室的朱垚副教授。欢迎您！

主持人好，大家好。 **朱垚老师**

主持人 从出生到老去，伴随着我们身体器官从发育到成熟，到最终的衰竭，其实身体的每一个器官在人的一生当中都会恪尽职守、竭尽全力地保护我们身体的正常运行。但是由于男女身体构造的差异，在男性年老的时候，前列腺这个器官其实或多或少都会出现一定的问题，让生活质量变得低下，那么如何保护前列腺呢？接下来马上进入我们今天的周仲瑛医案。国医大师周仲瑛在 2010 年 2 月的时候接诊过一位 87 岁的周某，老爷子是高寿了，但是身体的基础疾病还是不少的，周老爷子患有冠心病、肺心病、老慢支、糖尿病等等。在近两个月当中，周老爷子小便开始困难，老是想要去小便，每次尿量也不是太多；大便每天有 3~4 次，比较干燥，也是和小便一样，量不算太多；嘴巴特别干，想要喝水，喝了水（后）胃部又胀气难受，吃什么都没有味道。我们要问一下朱老师，周老爷子他是怎么了呢？

就是在我们看的这例病案里面，周仲瑛老先生接诊的这例病案，这个病人年高、肾虚，基础疾病很多。这个病案里面也讲到，有肺心病、冠心病，包括他前面做过一次前列腺的手术，后面又出现严重的排尿困难，这个其实是典型的前列腺手术以后的一个复发。他这一例患者出现的这个症状，是典型的前列腺的增生和肥大。这个病在我们中国古代也有，它有一个很特殊的名字，古人管这个病叫癃闭。 **朱垚老师**

主持人 尤其是"癃"这个字比较陌生一点。

癃这个字，它是病字头，里面摆个"隆"，"隆起"的"隆"。实际上这两个字，在我们中医里面是两个临床表现：前列腺增生的，"癃"是前列腺增生以后，小便点滴而出，量很少，称之为"癃"；"闭"是最后，前列腺增生到一定程度以后，完全阻塞了以后，导致这个小便不出，叫做"闭"。 **朱垚老师**

主持人 周老爷子因为他已经 87 岁了，所以他出现了前列腺的问题其实是比较普遍的一个状况。

> 对，病案中这个患者也姓周，他前面做过一次手术，后面又出现增生，而且出现小便排尿的一些问题，所以（是）很典型的术后的一个再增生的问题。
>
> 朱垚老师

主持人　他其实是又复发了？

> 对，是这样。
>
> 朱垚老师

主持人　说明这个病症其实在中老年人身上是比较高发的一个状况，它比较高发的年龄段在哪里？

> 正常情况，前列腺的这个问题，它是（常发于）40 岁之后的男性。因为前列腺是个很特殊的腺体，因为我们搞内分泌（研究的），知道人体大部分腺体都随着年龄增长呈萎缩趋势，只有男性前列腺随着年龄增长而增生增大，那是很特殊的。
>
> 朱垚老师

主持人　是每个人它都会增大的吗？

> 大部分情况讲肯定是有这个趋势，但是有些人表现得相对比较慢，进程比较慢，而且有些病理性的因素干预，会加速它增长，而且增大了以后，它本身就会表现出来一个病理疾病，对排尿的影响，所以应该讲是老年男性里面最常见的一个病症。
>
> 朱垚老师

主持人　那它的发病率达到了多少？

> 正常情况到 80 岁以上的男性能接近 90%。
>
> 朱垚老师

主持人　90% 了。也就是说，几乎 80 岁以上的大部分男性都有这样（的症状），或多或少，那是不是其实挺多人已经习惯了这样的状态，就没有去管它，也没有去干预？

> 也会有这样的情况，因为随着我们国家现在不断的发展，国力的强盛，人民生活水平的提高，健康保障、医疗水平提高以后，平均年龄也越来越长，都是越来越高寿，所以都到 80 岁 90 岁了，甚至 100 岁的都有。在这个问题上，现在越来越呈高发的趋势，越来越凸显。
>
> 朱垚老师

主持人　对，可能很多的老爷子选择了比如生活当中就靠吃吃药，觉得可以缓解一些症状，或者是像医案当中的这位周某，他选择了做手术，其实这些都属于偏西医的治疗方案。那在中医学上，关于您刚刚提到的癃闭这样的问题，它是怎么去治疗的呢？

中医传统对这个癃闭，也认识到这个问题，因为癃这个字就很形象，所以我们在中国古代这么多年的过程中，古代医家也对这个病有细致的观察，一般认为，它的治疗有几种：一种主要是通利小便，中医专门有个术语叫利尿通淋，他就是小便不通，所以要促进他小便的排出，同时对他像合并的，癃闭的一些症状，用一些活血化瘀的药来改善它的增生。同时，在我们业内有些专家认为，它这种前列腺，在一定程度上讲，是一个中医肾阳虚的表现，是一个代偿性的病理增生。现在也有专门的科研团队，研究前列腺的一些问题，一些专家认为用补益肾气，中医讲扶正的方法，补肾阳的方法，也对这个增生是有控制作用的。

朱垚老师

主持人　前列腺对于男性来讲是非常重要的一个器官，那除了您刚刚聊到的关于前列腺的增生肥大之外，前列腺还会出现哪些问题呢？

像前列腺（问题）也有男同志比较多见，就是慢性的前列腺炎。现在也是低龄化趋势，很多年轻的患者可能就二三十岁，也有这样前列腺炎的表现，临床比较多见的，可能出现一些尿频尿急、尿等待，去上厕所排尿排不出来，小便分叉，"余沥不尽"，就是中医术语，用现在老百姓的话讲，就是老有滴尿、漏尿的情况。男同志也有滴尿，余沥不尽，再有就是小腹坠胀，还有就是中医学讲，它是跟下焦湿热有关，膀胱经的湿热有关，特别（是）吃一些辛辣刺激，助湿热的，尤其当喝酒以后，他会明显觉得小腹坠胀或者胀痛的情况加重。所以如果是喝酒以后，小腹坠胀情况加重，这些都有可能提示潜在有前列腺炎的一些问题。

朱垚老师

主持人　那针对我们这个医案当中提到的 87 岁的周某，国医大师周仲瑛周老给出的药方是什么样的呢？

对，周仲瑛老先生针对患者个体化的情况开具了一张方子，首先它这个药是熟大黄 6 克，然后用的是桃仁，还有就是水蛭和肉桂。肉桂这个药本身也是补益肾阳，有这样的作用。然后（是）黄柏、知母，这些实际上是我们中医传统一个通关散的路子。大黄柏、桃仁、水蛭它实际上是中医传统的抵挡汤的路子，有活血化瘀的作用。所以在这个方子里面也能看出，周仲瑛老先生对于前列腺增生，也用了一些活血化瘀的思路，然后还用了沉香、乌药、紫菀、桔梗以及南北沙参、生地、猪苓、泽兰泻和车前子、川牛膝、晚蚕砂、太子参这样一个方子。因为我们周老先生，他是病机辨证、复法合方，里面有多张方子复合。前面讲到的抵挡汤、滋肾通关丸，包括他用到的沉香、乌药，这个也有我们中医传统讲的四磨汤、五磨汤的路子在里面。沉香本身也是一个比较好的药材，针对患者（的病情）、这个病例里面的患者，肺心病、冠心病这一类的，肺病也有问题，（利用）沉香有补肾纳气的作用，但是其他的这些（药材），大部分都偏于补肾，益气养阴，通利小便，像车前子这些，都有通利小便的一个作用，这里面有一个很特殊的药，就是我们讲的桔梗，桔梗这个药在这张方子里面，我们称之为是教科书式的范例。

朱垚老师

主持人

此话怎讲？

因为桔梗传统上是（用于）治疗肺经、呼吸系统疾病的。桔梗这个药很特殊，大家对它也是耳熟能详，因为它是个药食同源的药，安全性很好。像我们中国东北地区，如延边少数民族（聚居区），再就是国外的像韩国、日本等，在一些料理里面都有桔梗专门做的小菜，或者拿桔梗煲汤。桔梗在冬季，本身有宣肺止咳、利咽化痰消痈的作用，所以在我们中医临床上讲，桔梗也可以治疗肺脓疡、肺痈。周仲瑛老先生在用这个，前列腺增生，本身他还合并冠心病、肺心病等基础疾病，（周老）用了桔梗，用了紫菀，尤其桔梗这个药，它用了以后，通利开宣提肺气，对前列腺增生、排尿不畅有作用，所以（这个方子）是典型的教科书式的案例。

朱垚老师

主持人

我们刚刚聊到，说桔梗它是一个药食同源的药材，对身体很多方面都可以起到帮助，那在生活当中我们应该怎么去用它呢？

其实这个药应用很广泛，前面也说过，我国的国家市场监督管理总局，它的管理还是很规范的，就是把食用级的和药品分开。正常情况很多食用级的，是可以用桔梗来腌制成咸菜，冬天吃是相对比较好的，再有用它煲汤都可以。但是我们药品级的，一般大家需要到药店或者正规医院或者是门诊部去购买，买回来以后这种可以通过代茶饮、泡水的方式。一般我们建议这个药品级的量不宜太大，一般都是3克左右，不超过5克。可以直接拿开水冲泡，（或者）煎煮也可以。它开水冲泡就可以达到这样的效果，有利咽、宣肺、止咳的作用。喝的时间不宜太长，如果是咽部不舒服、慢性咽炎，或者有轻度的咳嗽，一般原则上就是三五天，（尽量在）一个星期以内。

朱垚老师

主持人

好，谢谢朱老师今天的讲解。其实今天我们了解到了桔梗，在生活当中其实是非常常见的一味药材。也包括更加详细地了解到了，关于前列腺增生肥大的一些治疗方案。其实很多的老年人在遇到这样问题的时候，觉得通过手术治疗的方式，可以通过短痛的方法，来解决这个长期困扰（他们）的问题，但今天（朱老师）其实也给大家提供了一个新的思路。尤其是对于老年人来讲，可能通过长时间地这样调理身体，会对我们整个身体的状况起到一个比较好的效果。

前列腺增生的发病率在男性中非常高，而且随着年龄的增长，呈增加的趋势，一般男性前列腺增生通常发生在 40 岁以后，80 岁以上的（发病率）接近 90%，基本上在老年男性中是非常高发的一个病。前列腺增生包括前列腺炎都出现一些年轻化的趋势，我们这次节目里面正好讲到国医大师周仲瑛教授治疗癃闭的这个方子。我们可以看一下，近年来，他这张方子按照中医传统的煎服法，成方以补益肾气同时治疗癃闭为主。前列腺的增生，一般用的话，常规使用至少需要用 2~3 个疗程，一个疗程在两周左右，但是也是我们中医传统讲的，一个疗程用完，需要根据他的一个情况，体质改善情况和病情变化情况进一步来优化方案。之前我们在这期节目里面讲到国医大师周仲瑛教授治疗前列腺增生的这样一个病例，里面提到桔梗这个药，大家平时食用桔梗，可以用它做相关的一些咸菜、腌菜，包括用它来煲一些汤，做粥效果都是可以的。而药用的饮片的这个桔梗，如果大家去药店或者医院门诊部买了以后，可以用它来冲泡。冲泡一般我们建议剂量在 3 克左右。3 克它本身这个剂量不大，吃了以后也比较平和，用它泡水（喝），有利咽的作用。特别对一些外感疾病，或者多痰，都有一定的作用，但是这个药建议大家，它的使用（时间）一般是在 2~3 天内冲泡（饮用），隔一段时间以后，如果再有症状的时候再去用，不宜长期来冲泡。

朱垚老师

（2019 年 10 月 19 日在江苏电视台参与的前列腺增生中医科普节目）

妇科疾病

中医科普谈

主持人　　妇科疾病是女性的常见病、高发病，但是很多女性朋友对于妇科疾病没有一个正确的认识，同时也缺乏一定的正面对待的态度，再加上一些不太健康的、不太卫生的生活习惯，导致很多女性可以说是疾病缠身，而且是久治不愈。那么今天节目当中，就为大家介绍一个比较常见的妇科疾病，马上进入到我们今天的"周仲瑛医案"。今天为大家介绍的这个案例，是国医大师周仲瑛在2005年4月份的时候接诊过的一位病人：35岁的张某有4个月没有来过月经了，会分泌出清晰的液体，没有白带，后来使用了黄体酮，最后只排出来黑色的血水，月经还是没有正常。患者就去医院做了妇科的B超检查，最后发现有一个2厘米×2.1厘米的子宫肌瘤，同时伴有附件的小囊肿。之后就在医院进行治疗，还出现了不同程度的乳房胀痛、胸闷、小腹酸胀，虽然是有所好转，但是恢复极其缓慢。这位患者也是非常苦恼，所以就来求助周仲瑛老先生了。我们今天也请朱老师为咱们分析一下，这位女性身体上出现了什么样的问题。

现在放的这个案例，是我们周仲瑛老先生之前治过的一例患者，她这个典型的表现，是月事不潮，我们中医传统叫做闭经，月经不来了，不能正常行经为主要症状，而且时间比较长，但是在进一步的检查过程中，发现她有子宫肌瘤，出现子宫肌瘤以后导致她这样一个情况。同时她相关激素水平也有所影响，（就是）性激素水平。所以这个按我们中医讲，她存在多重诊断，既有闭经的诊断，同时她这个体质，也有虚劳的诊断，同时在妇科上面，出现子宫肌瘤，我们中医传统叫做"癥瘕积聚"，这样一个特殊诊断。

朱垚老师

主持人　　子宫肌瘤一般高发的年纪，是不是就像这位患者，她是35岁。

对，这个年龄是比较高发的年龄。

朱垚老师

主持人　　子宫肌瘤会有什么样的影响呢？

子宫肌瘤是一个现代医学的名称，它（一般是）长在（子宫）肌层，但是也有的在浆膜层。它这种肌瘤，现代医学认为它是良性的，我们中医学认为，它不管是什么性质，长在什么位置，它是属于宫腔里面瘀血的一个表现，特别是体质偏寒的女性。中医讲寒瘀阻络，阻瘀胞宫，会形成这样一个特殊的情况——肌瘤。所以临床上面可能表现出来比较多的，我们中医讲有瘀血导致的出血，比如讲它可能有两种趋势：一种月经量过多，中医传统讲的比如崩漏这些，西医叫做功能性子宫出血，还有一种是瘀血导致的月经量减少，甚至严重的，就像病案里面这例患者，她出现闭经、月经不潮，甚至4个月不来。我们还遇到过半年、一年、两年不来的。所以应该讲，它表现出来两种截然相反的（症状），但是回归到本源，从我们中医角度，（从）病机角度讲，都是（由于）瘀血导致的问题。

朱垚老师

主持人　子宫肌瘤它高发的年龄段，其实刚好跟女性的育龄期是重合的，所以会对女性的生育造成影响吗？

有影响的。尤其对生育这块，它也有影响，特别（是对）有生育需求的，时值育龄期她想生孩子的这种。因为按照我们现代医学讲，如果月经周期不规律了，其实她的排卵也是受影响的。因为一旦出现，就像我们案例里面，患者出现闭经了，或者她可能排卵也不正常了，更无从谈所谓的正常的受孕、生育、孕育这样的问题，所以有可能会导致继发性的一些不孕的情况存在。

朱垚老师

主持人　所以今天说到的子宫肌瘤，它在一定程度上可能会剥夺一个女性成为一个母亲的希望。刚刚也说到，如果患了子宫肌瘤，其实很多人会选择用手术的方法，在中医上我们会选择什么样的方法去干预它呢？

主持人这个讲得很好，刚才前面我们也谈到这个问题，我们中医传统特别像我们国医大师周仲瑛老先生，他们是讲究病机辨证，强调这个疾病发病的机理，认为子宫肌瘤大部分和瘀血或者瘀热有关，或者是传统讲的寒瘀阻络，但总是离不开这个瘀，所以（治疗）会用一些活血化瘀的药。这也就是我们在临床上经常看到，现代医学对于这种子宫肌瘤，特别是达到手术指征的，患者会首先选择去手术，但是手术之后，很多病例还会再长，这样的还不在少数。所以很多的时候，现代医学对它的干预方案，认为如果是不在育龄期，已经生过孩子，（或者）没有生育需求，认为最好的方法，防止患者再复发的，就是整个子宫全部切除。我们现在从内分泌角度看，长期临床观察发现远期是有影响的，在一定程度上讲，因为毕竟子宫也是一个体内，也是一个比较大的内分泌的腺体。（假如）你把它拿掉以后，它对更年期、围绝经期之后，患者自身的一些疾病也会有一些诱发作用。但是育龄期肯定不能拿掉子宫，患者肯定还是要把肌瘤单独做掉，但做掉以后复发率还是很高，这就是我们以往节目里面讲的，患者这种体质，容易长子宫肌瘤的这种体质，叫易瘤体质。用中医的干预，可能更主要的是，不管是（动）手术还是没有（动）手术，没到手术指征的用这个干预，不仅仅是"消癥化积"，或者是消散肌瘤的作用，而且更重要的是什么呢？（是）用了以后是对她体质的改善。我们临床观察到有的患者是有明显缩减，小到甚至有的再去复查找不到，大的它有的时候会有这种融合性的，变小一点儿还是分散的，但是总的来说，包括手术之后用、术前用，它都是改善体质、防止患者以后再发生的，这样一个重要的观点。

朱垚老师

主持人　如果是有子宫肌瘤的患者，她的身体上会有哪些表现呢？

女同志最常见的子宫肌瘤的一些表现，前面讲到月经的一些影响，或多或少，或者月经周期过长，或者干脆闭经不来，这是一方面；再有一方面就是，有些会出现下腹部的异样感，特别是一些大的肌瘤，明确手能触摸到的，自己会觉得下腹的一些坠胀等等，甚至腹痛的一些伴随症状，这些都是比较常见的。

朱垚老师

主持人　针对我们今天刚刚聊到的这个医案当中的 35 岁的张某，周仲瑛老先生给她一个什么样的方子呢？我们今天也来看一下。

周仲瑛老先生针对刚才这个病案，开了这样一个药方，它里面用到醋柴胡 6 克，赤芍 10 克，当归 10 克，然后用到熟地 10 克，桃仁 10 克，红花 10 克，肉桂 3 克，川芎 10 克，熟大黄 5 克，还用到水蛭 3 克和土鳖虫 5 克，最后还有仙灵脾 10 克，这个是针对她这个情况定的一个方案，主体方实际上有疏肝理气的四逆散在里面，同时有凉血散瘀的犀角地黄汤，像赤芍这一类的。同时有抵挡汤，我们中医传统讲的这种凉血散瘀的，像大黄、水蛭、土鳖虫，这些有抵挡汤的方子在这儿。同时有桃红四物汤，（用于）活血化瘀的。最后还有仙灵脾，在这些凉血散瘀（的药）里面，用了温补肾阳的这样一个（药），所以既有中医里攻邪治病的药，也有扶正、提高免疫的这样的一个组成，所以也是一张针对她这个体质的复方。

朱垚老师

主持人　我们看了很多周仲瑛老先生的药方，会发现大多数药方当中的这个药材特别多，而且集合了很多不同的药方当中的精髓，但是好像这个药方相较而言相对简单一些，是不是有一些特别神奇的，或者起到一些至关重要的作用的？

对。这个方子里面其实应该讲开的还是复法组方，但方子并不大。这里面比较突出的像仙灵脾这个药也很特殊，全方偏于凉血散瘀，而仙灵脾这个（药）偏于温补，补肾的，在这里面应该讲是很特殊的一味中药。

朱垚老师

主持人　仙灵脾如果单独来分析它的话，它主要是适合女性的吗？

它这个药很特殊，传统上仙灵脾这个药，男性用得比较多。按照传统仙灵脾又叫淫羊藿，所谓淫羊藿，就是指它长得形似藿香，古人观察到，羊吃了这个药以后，它这个生殖能力比较强，但总的来说这个药偏于温补，（能）补益肾阳，治疗像男子的肾阳亏虚、下肢虚寒等这些，都是用这个，温补肾阳都用淫羊藿。这个女同志也可以用。我们传统讲，行经期如果出现血块的这种情况，瘀血比较明显的，可以适当地配合红花来一起搭配，这两味药搭配在一起，有暖宫、补肾，同时有一些化瘀的作用。但是如果用红花，我们建议，不一定非得用藏红花，藏红花作用比较强，就用普通的，我们药店里面买的红花就可以。因为藏红花大家不好把握这个量，量大了以后，她可能出血量会多一点儿，化瘀太强了，所以一般用普通红花就可以。

朱垚老师

主持人

今天节目当中我们也聊到了大家比较常见的妇科疾病——子宫肌瘤，同时也认识了一味神奇的中药材，叫做仙灵脾。如果大家想更加详细地了解更多养生的常识，可以在西瓜视频 App 来搜索到《新 @ 非常周末》，记得要关注我们。

（2019 年 11 月 3 日在江苏电视台参与的妇科疾病中医科普节目）

夏季养生

中医科普谈

主持人 朱教授，刚刚我说到了，人到了夏天之后，很多的状况就会在我们身体上出现了。

是的。 朱垚老师

主持人 胸闷、气短，还有人反映说，一到夏天就会有浑身发飘的感觉，像脚踩在棉花上面一样，软绵绵的。首先问一下朱教授，为什么人到了夏天就会出现这些症状呢？

他这个情况（要）分两个方面（分析），一方面就是外部环境的影响。按我们中医传统讲，《黄帝内经》里面把一年是分为五个季节的，除了老百姓正常讲的春、夏、秋、冬，还有第五个季节。在夏季和秋季之间，有一个叫长（cháng）夏，也有的专家讲叫长（zhǎng）夏，但不管是怎么讲，它肯定是多出来的这个季节。 朱垚老师

主持人 那在几月和几月之间呢？

这个一般它不是按在几月和几月之间，它是按照节气来算的，在我们南京这个地方，它比较对应于我们现在讲的梅雨季节。 朱垚老师

主持人 也就是南京人最讨厌的一个季节。

对，桑拿天。 朱垚老师

主持人 衣服晒不干的季节，对吧？

对。 朱垚老师

主持人 然后就感觉整天很闷很湿，室内的湿度都到 80% 以上，整个人感觉胸闷不舒服。

主持人这些讲得很对，其实它这个按照《黄帝内经》里面讲的，它分五季，是跟中医传统的五行和五气相对应的。五气呢，其实像它这个长夏，它其实对应的应该讲就是湿气，湿气重。夏季的一个特点，就是天热下逼，地湿上蒸，交汇于中，所以它有个复合的病理因素就是外在的环境，就是一个热，一个湿，湿热交困，就我们讲的桑拿天。很典型的，你蒸桑拿也是又湿又热，对吧？所以在这里面呢，就是讲的它这个季节容易出现这样的情况，是外部环境导致的这个情况。其次就是按我们中医人体讲的，《内经》里面讲到了人体的五脏，比如讲肺，肺 朱垚老师

脏它有几个特点，第一，它是主气司呼吸的，人体所有的这种浊气排出、清气吸入，这个气体的交换，不管是现代医学还是我们传统医学，它都是跟肺脏有很大关系。而且肺有个特点，肺主皮毛，人体的这个皮毛发汗解表，大部分出汗都跟肺有关系，很多皮肤病，我们在临床上也是从肺论治。所以在这个时候，夏天的时候，湿热影响到人体的排汗，大家觉得皮肤黏、排汗不畅，中医叫做湿邪恶表，进一步影响了肺的气化功能，所以他就会觉得气化受到影响，会出现肺气虚，出现气短乏力，全身的气机失调以后觉得软绵绵的。然后肺本身在胸部，他出现胸闷这一系列的症状，其实都有它背后的机理。

朱垚老师

主持人

懂了，那么哪些体质的人群，容易在这个季节，您刚刚说的长夏这个季节，会有慢性症状，导致发生的这个情况呢？

我们国医大师周老呢，他耄耋之年有一个理论叫病机十三条，把很复杂的上万种疾病，归纳到中医十三条病机里面，后来我们前两年在他这个基础上，做了一个学术理论创新，就是亚健康人群的体质判别，把亚健康人群分成十三种体质，我们称之为"十三症素体质"。而且在这个临床研究过程中呢，我们发现，它不但对亚健康人群体质是个判别，而且对于很多体质，对疾病有着推进或者阻碍的作用。其实像您刚才讲的这个问题，就是体质和疾病的发生关系，用现代医学的话讲，这个时候出现菌痢、胃肠道的一些问题，这种人群，他可能在这个季节之前没发，到这个季节很容易被诱发，这种现代医学叫做易感体质，容易感染某种疾病。我们中医学《黄帝内经》里面也最早提出这种体质的问题，所以其实回过头看呢，站在我们"十三症素"的这个体质评价（角度）上面，像湿热体质的人，比如我们中医传统讲的瘦人，人偏瘦的，瘦人多火，所以说容易上火；胖人多痰湿，所以形体偏胖的，他夏天比较难过。

朱垚老师

主持人

就像我这样的。

您还不算是。

朱垚老师

主持人

确实，我特别讨厌夏天。我宁愿一年四季过四个冬天，我都不愿意过一个夏天，因为夏天对于我们来说就是，我们先不说疾病吧，就是胖人，因为脂肪比较厚的原因，就特别容易出汗，就会觉得不舒服。现在偏瘦的人好像在人群当中占少数，偏胖的人反而占多数，所以像我们这样比较胖的人在夏天要注意什么呢？

这个就存在几个问题。首先从整个大环境上讲，就是现在我们条件好了，基本上都有空调，能够自主地在办公或者生活的环境里把温度调到比较适合的状况，这个肯定是要根据自己（的需求）调节；其次，再有一个就是饮食，饮食上面多吃一点健脾利湿的，像我们中医里面按照《黄帝内经》理论，五色和五脏有一个对应性，比如讲"青赤黄白黑"对"肝心脾肺肾"，夏天的时候呢，偏于脾虚，湿气比较重，所以正常情况（应）健脾，吃一些黄色的食物有助于健脾，比如说像小米、玉米面、南瓜、胡萝卜这些。黄的（食物）它偏于健脾。

朱垚老师

主持人

因为很多中老年人会认为，冬天和夏天，是食疗食补最佳的两个季节，所以我们老话有"冬吃萝卜夏吃姜"的说法，是不是在这两个季节，如果你想对自己的身体进行一些调理的话，其实用食疗来说，正好是这个时候。

很有帮助，其实一年四季都可以用食疗来调补，但是在夏天和冬天，是身体最容易出问题的时候，是两个极端天气，特别热和特别冷，所以为什么我们现在有一些冬病是夏治，然后有时候冬天是进补，像江浙沪这一带是专门吃膏方。夏天吃姜，我们中医传统讲的主要是防止阴暑，古代除了讲这个阳暑以外，就是受到暑热之气中暑的表现，现代医学叫做热射病，同时还有一种阴暑，阴暑就是夏天的时候太贪凉，吃了冷饮，古人虽然那时候没有冷饮，但有西瓜，搁井水里面冰，然后用井水去冲澡，这些也会导致阴暑，所以阴暑的表现往往是消化道的一些问题，恶心、呕吐、食欲不振，所以这个时候吃姜呢，它有发汗解表、和中健胃的作用，同时有解毒的作用。你吃一些凉的，它可以治疗你的一个阴暑症，吃了凉的以后，阴暑以后呢，吃姜是有帮助的。所以夏天反而是要发汗，好多人不明白为什么夏天要吃姜，其实古人讲的有他的养生智慧在。

朱垚老师

主持人

刚刚朱教授说了古人是冲井水澡，就会有这个问题，现在年轻人也一样，他们不洗冷水澡，但是他们喝冰可乐。每到夏天的时候难受了，年轻人立马就会到商店里面去买两瓶冰可乐、冰饮料，感觉一下子灌到肠胃里面，通体舒畅。其实在这个时候，你喝冰的东西，是对身体有极为不利的影响的。

这个里面有几种不好，按照我们中医来说不太符合养生（之道），一个本身冷的东西下去以后，现代医学叫热传递，太凉了以后要靠你（的）体温去中和，但按我们中医讲呢，喝下去以后首先影响脾胃功能，尤其这个脾阳，脾阳虚了以后呢，这个凉气伤及脾阳。生冷东西伤及脾阳，会导致运化不好，他就容易出现吃饭以后运化不动、纳呆，按照我们中医对人体的认识，认为脾胃相表里，它构成了我们的消化系统的最核心的部分，所以胃就相当于一个大袋子，你吃进去的东西要放进去。

但胃本身，中医并不讲胃的蠕动，中医认为，食物的运化是靠脾，脾像一个磨子，胃像一个袋子，要靠脾来磨。但是没有阳热之气的推动，就（会）消化不良，出现纳呆的表现。所以这个地方也是中医学和现代医学的差别。

朱垚老师

主持人

所以你看中医里面的很多说法，脾永远是在胃肠之前，你看我们经常说"脾胃不和"，没有说"胃脾不和"的吧。我们吃的那个药，补脾益肠丸，补了脾你才能益肠，所以脾对于肠胃来说是非常关键的一个重要器官。

对的，因为我们中医学传统它并不强调肠道，因为传统讲五脏六腑，认为五脏——肝心脾肺肾是人体的根，它主各部分的运化，而六腑只是配合五脏工作的，所以他把脾胃放到消化道里面最核心的位置。像我们现在临床治疗疑难病症，像这种慢性的结肠炎、溃疡性结肠炎等这些肠炎，中医也不单纯治肠，还是调脾，把脾胃功能调好，他肠道病也好了，所以这是治疗上的一些差别。

朱垚老师

主持人

在夏天，我们有这样的一些症状出现以后，应该通过什么样的一些方式来调理自己的身体呢？有没有那些药性不太重的？因为对于老百姓来讲，这只是一些慢性症状，能不吃西药就不吃西药，如果要用中药的话也希望是比如说代茶饮，一些药性偏温和、比较合理的一些方式来滋补我们的身体。

有的，像主持人刚刚讲的，其实夏天的这个时候，按照我们中医讲的这个暑热之气它对人体有几方面的影响，一方面本身中医讲暑热之气是伤及气阴的。所谓的气阴就是一方面，夏天人容易疲劳，就刚才前面讲了，乏力、胸闷；还有一方面呢就是出现阴伤，表现出来口渴，津液匮乏，夏天可能饮水量就比平时多，要补液。所以我们中医传统有一张相当于是药食同源的一张方子，什么呢，就是生脉饮。其实古代用的是人参、麦冬、五味子三味药，组成的这张生脉饮，它是一张经典的方剂。而生脉饮这张方子出自金元四大家李东垣的《内外伤辨惑论》，李东垣，像学过中医的或者自己有所了解的，知道他是中医古代的金元四大名家。他的特点就是擅长调理脾胃，所以他出了一系列的经典名方，过了上千年，现在我们还在用。生脉饮是其中一张，它是补益气阴的一张经典方，原方是人参，传统讲人参本身就有补养气阴的作用，麦冬有补养肺阴（的作用），五味子有敛肺的作用，所以它在夏天的时候饮用，能有效地减少你这种气阴的耗伤，实际上对身体有个调补作用。我们中医学里面，有不同的剂型，传统讲老八剂，丸散膏丹酒露汤锭，不同的时间用不同的药。而生脉饮呢，它叫饮剂，大家以后可以去看，但凡中医里面叫饮的，比如讲天麻钩藤饮、生脉饮，这些就是告诉老百姓，平时就可以代茶喝，它才叫饮剂。

朱垚老师

主持人　那我们可不可以在家里就根据医生给的这个配方、克数，自己去采购，然后就可以泡了？

可以的，并不一定非要到医院让专业医生去帮你去配置。生脉饮有两种，一种就是讲传统临床我们（医生）开方，开出来这个方子，作为汤药或者是丸剂，做在制剂里面，临床医生开的处方，就是现在讲的处方药的问题；还有一种就是，如果你不用人参的话，常用的生脉饮，像我们国医大师周老，他以前临床用生脉饮，用的也是变化很多。比如讲小朋友，他不能用人参的，出现这种气阴两虚的，周老一般会用太子参来代替，太子参传统又叫孩儿参，专门（给）小朋友吃（的），比较平和又不上火，用来补益气阴；如果是脾胃功能不好，像您刚才讲到脾胃功能差的，一般我们国医大师周老会用党参来代替，党参它实际上专门到中焦，补益脾胃的；如果是产后气血亏虚的孕妇，血虚同时又怕冷，产后百脉空虚，一般我们周老先生会用红参代替，红参它偏于补养气血，温阳、大补元气，实际上是参的加工品，用它来代这个生脉。这样的话就会有多种变化。而现在，老百姓也不一定自己专门去买，大家居家的时候，夏天的时候想用一点生脉饮，现在很多专门有药厂做成的成药的口服液，一小支一小支，非常好，直接喝了以后就有补益气阴的作用，随身带着很方便。

朱垚老师

主持人　那这个生脉饮，有没有特例人群是不适合饮用的？

本来它的原方里面，人参、麦冬、五味子，人参虽然大补元气，但是有的体质偏虚，虚不受补的，或者像小孩这种体质，或者成人偏湿热这种体质，小朋友这种热性比较大的，吃完了以后可能有影响，有的出鼻血，或者有一些上火的症状。但是刚才前面讲了，我们国医大师周老，他对这个君药人参可以根据不同的人的体质（进行调整），刚才讲的产妇用红参，小朋友用太子参，脾胃虚弱的用党参，气阴不足比较严重的用西洋参，那可能它相对适应性就更广一些，这是唯一需要把握的，其他应该还好，这个方子很平和。

朱垚老师

主持人　那除了这个生脉饮，夏季我们还有什么可以代茶饮的好东西？

夏季根据这个节气，暑湿比较重，我们国医大师周老他有一些经典的代茶饮的方子，像我们临床经常把这种小方开给患者，平时配合治疗代茶饮，或者是保健用。最常见的像比较适合夏季用的三叶饮，所谓三叶饮呢，就是三种叶子泡的茶。一个是荷叶，中医讲夏天因时因地，荷叶本身长在水里，就有清暑益气化湿的作用，现在很多专家像我们临床有时候也拿它用作减肥减脂，有些有减肥需要的。

朱垚老师

主持人　我特别重点提一下，很多老先生老阿姨们，千万不要认为荷叶，我（自己）到荷塘里去采，洗洗干净就放水里泡。中医里面说的荷叶，一定是经过处理的，经过烘制烤制的，就是在药房里卖的那个是荷叶，你别说我到那个荷塘里去，我去采一片荷叶，我泡一泡，不对。好，这第一个是荷叶，还有……

第二个是桑叶，桑叶也是药食同源，中医传统讲，桑叶本身有清肺热（的功用），所以像我们清代很多医家，（比如）温病学派，治疗外感病的风热咳嗽了，感冒了，用桑菊饮，实际上就是用桑叶。桑叶有清肺热的作用，而且现在研究（表明）桑叶本身有降脂降压的作用，对血糖也有调节作用，是非常好的药食同源的药材。

　　　　　　　　　　　　　　　　　　　　　　　　　朱垚老师

主持人　荷叶、桑叶，那第三叶是什么呢？

甘菊叶。甘菊叶它实际上我们省内是专门做过专项研究的，甘菊叶本身有一定的甜味，所以叫甘菊叶，就像甘草这些，它本身也有降压降脂抗肿瘤的作用。而且这个药夏天的时候它本身有甜味，它是入脾的，健脾胃的。这三叶代茶饮以后，应该讲在一定程度上对夏天清暑益气，清退暑热，退肺热，保气生津都有帮助，所以应该讲，三叶饮是比较平常的，可以拿来代茶饮，口感也比较好。

　　　　　　　　　　　　　　　　　　　　　　　　　朱垚老师

主持人　好的，总之建议大家在夏天吃清淡一点比较好，如果你冬天你说你大鱼大肉，我为了贴膘，贴秋膘，那夏天就应该清淡一些，让自己的肠胃舒适一些、轻松一下，这样的话你身体自然就会轻松。感谢今天朱教授给我们一些非常棒的分享，让我们在这个炎炎夏季，如果身体出现了一些状况，我们有办法可以去对付它。

（2021 年 6 月 19 日在江苏电视台参与的夏季养生中医科普节目）

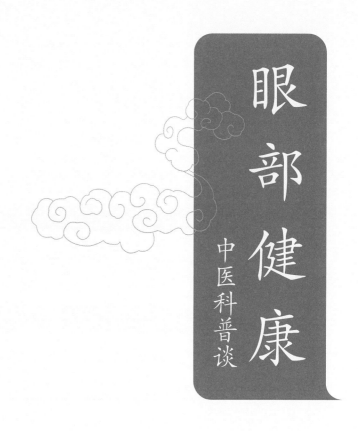

眼部健康

中医科普谈

主持人　欢迎来到《非常中医》，大家好，我是杨运。弘扬中医药文化，科普健康养生知识，本环节由江苏省中医药管理局和江苏综艺频道联合打造，三甲医院名医为您的健康保驾护航。都说眼睛是心灵的窗户，眼睛也是我们感知这个美好世界最直接的通道之一。可是由于现代人使用电子产品的时间过长，包括熬夜、长期的作息不规律，现在我们的眼睛的问题好像出现得也越来越多。所以今天我们就好好聊一聊关于眼部健康的问题。依然欢迎今天的嘉宾，南京中医药大学的副教授，朱垚老师。欢迎朱教授。

大家好。　**朱垚老师**

主持人　我们刚刚说到眼部的问题，最近我经常会听到这样的一个词，叫干眼症。

对，是的。　**朱垚老师**

主持人　好像现代人得干眼症的越来越多。可是我在思考一个问题，朱教授您说如果干眼症是因为用电子产品、长期作息不规律所导致的，可是古代人也没有手机，古代人到了晚上七八点钟就上床睡觉了，他们也没有什么娱乐活动。古代人难道就不会得干眼症吗？干眼症是现代人才会得的一个独立的病症吗？

古代也有，像中医传统的这类病，古代的眼科专著《审视瑶函》里面讲，叫做白涩病，就是指眼睛干涩。中医里面其实是把人体的这个眼睛分为五轮，与五脏相对应，比如像白睛的病变、黑睛的病变，所以传统上有些病名一直保留到现在，比如白内障、青风内障等等。青风内障相当于现在的视神经萎缩，包括爆发赤眼，这些都是我们中医传统古代的（眼）病，古代就有这些记载。　**朱垚老师**

主持人　白涩症的症状包含哪些呢？

一般就是指眼部干涩。因为古人对这个疾病的描述主要是从症状上讲，眼部干涩。而现在可能认为它相当于慢性的结膜炎，过度用眼、视疲劳都是一些加重因素。　**朱垚老师**

主持人　那么眼部不舒服的人，一般体质上来说他属于什么样的体质？

体质应该讲，这个按照我们中医《黄帝内经》里面的理论，眼睛被认为与脏腑，和人的肝脏相对应。所以传统上讲，肝开窍于目。《内经》上讲"肝受血而能视"。所以正常情况下，当这个人的肝脏出现病变的一些问题之后，比如肝阴肝血不足，他可能表现出来（眼部问题）。肝阴不足的时候，眼睛视物有飞蚊、有黑影；肝阴肝血不足、肝火偏旺的时候，眼眵就会比较多，老百姓讲的眼屎比较多，说的是火气比较旺。再有就是久了以后肝血不足，视力会下降等等这一系列，其实中医都是从肝论治。

朱垚老师

主持人

所以我们眼睛不舒服了，中医上面肯定会从你的肝开始入手。

对。

朱垚老师

主持人

把你的肝功能调理好了以后，可能眼部疾病慢慢就会发生变化。

是的。

朱垚老师

主持人

这其实是一个很神奇的事情。

是的。

朱垚老师

主持人

我们眼睛不好，我们去治肝，这跟西医就不一样。所以中医博大精深，它神奇就神奇在这里。我眼睛不好先治肝，我如果去看西医，我眼睛不好，只会治我的眼睛，只会针对我的眼睛去做治疗。还是要治本，很多东西要去治本。

其实这个就相对比较学术了，中医学里面的肝与西医学里面的肝不太一样。西医学里面的肝，它是一个消化系统的脏器，参与消化道，比如分泌一些消化液。但是按我们中医讲，中医学上的这个肝，它是肝脏的本脏和整个足厥阴肝经构成的一整套系统，它更相当于功能性的系统。而且在中医学里面认为肝主情志，所以像有的人情绪容易着急、发脾气，中医叫肝火旺。我们用清肝火的药，他很快情绪就会好很多。然后刚才讲的眼睛视力下降，用养肝明目的药，很多他用完了以后也明显缓解。所以其实站在中医学的角度，它是一个很大的功能系统。肝在我们中医里讲肝为血海，体阴而用阳。尤其像女同志，女子以肝为先天，以血为本。我们以前也做过讲座，就专门讲到女性的月经问题。所以假如肝不好有可能导致她妇科出现闭经、痛经或者月经过多等方面的问题。中医学中的肝是一个大的系统，与西医学的肝还不能完全对应。

朱垚老师

主持人

那么我们的肝为什么会出现问题，是不是跟我们原本的体质也有关系？比如说是什么阴虚体质之类的。

对，主持人讲的这个是对的。它本身与体质有关系，体质学也是现在我们的一个研究方向。我们现在发现很多新生儿刚出生的时候，按照我们中国古代《颅囟经》里面讲，只要没有养护的问题，他的脏腑之气是平和的。但是后来随着你的养护、饮食这种偏盛，它就会有差异。比如像喜欢吃辛辣刺激的，中医讲辛辣刺激的其实就有伤肝阴的作用，所以吃完辣的以后人肝火比较旺。我们中国文字很有意思，以前的节目里面我们讲过几次，像中国讲的荤菜，草字头加个"军"，其实并不是讲现在的肉食，传统的荤菜指的是什么呢？指的就是葱蒜韭菜辣椒，这些就是辛辣刺激的。为什么呢？因为在古代，（荤菜）它是部队里面吃的。部队里面胆子比较小的，吃完这个以后火气比较旺，他就容易出现易激惹。中医讲肝火旺，肝火生发出来了，他就符合一个军人的气质。

朱垚老师

主持人　杀气。

对，所以从古代文字学上讲，它底下是个"军"，并且是个草字头，它还是个素菜。

朱垚老师

主持人　对，我也听说过。有大五荤小五荤之说，所以荤菜、辛辣刺激的吃多了之后，我们就伤肝。

对，容易肝火比较旺。而且实际上这类吃下去以后，容易伤及肝阴，生发肝阳，促肝火。

朱垚老师

主持人　那如果我们的眼睛出现问题了，可以明确是我们的肝脏所导致的白涩病或是干眼症，我们应该怎么调理，用什么方法呢？

正常情况，如果已经出现这样的症状了，理论上按我们中医讲，它背后的一个病机特点就应该是肝阴肝血不足。那么比较简单的，大家比较好操作的，像现在一些中成药，也就是中医的一些经典方剂，像杞菊地黄丸。它是一个比较好的养肝明目、补益肝肾的中成药，出自中医传统的《医级》。它这里面就讲到这个药，实际上杞菊地黄丸是六味地黄丸的一个类方。可能很多观众朋友都知道六味地黄丸，但是它有很多类方，杞菊是其中一个，专门治疗肝阴肝血不足导致的视物昏花、视力下降、干眼症，是非常好的一个药，可以长期饮用，没有什么问题，比较平和。

朱垚老师

主持人　所以我们平时可以用一点这个方子，来补自己的肝。

对，如果出现这个情况，可以平时用一点来养护。这个方子非常平和，因为六味地黄丸最早出自宋代医家钱乙，我们中医讲他是中国古代有记载的第一个儿科医生，号称"儿科圣手"。他写了一本《小儿药证直诀》，他一辈子专门研究小儿病的治疗，这里面这一张方就是专门给小朋友平补平泻的。大家想想看，从药物安全上讲，小朋友能吃的是非常安全的。

朱垚老师

主持人　对，非常安全。

它（这）六味药三个是补药，三个是泻药，还平补平泻，让这个方子既上不火又不伤正，所以这是补养肾阴的。然后在这个基础上，后来历代医家演化出来很多类方，杞菊地黄丸就是其中一个，它里面加了枸杞和菊花。枸杞传统就叫明目子，它是补肝的，长期吃有养肝明目的作用，但是枸杞略微有点偏温。而古代医家《医级》里面他们发明的这个方子比较注重平衡。菊花是清肝火的，又防止你上火，本身有养肝明目的作用。所以这两个药味又形成了一个杞菊地黄丸的君药，它主要就是养肝明目的作用，再加上这是直接治视物昏花、视力下降的。正常六味又有补益肝肾之阴的作用，所以这个方子标本兼治，对于干眼症包括我们中医讲的白涩病这些都是有帮助的。

朱垚老师

主持人　中医神奇就神奇在它讲究平衡，对吧？而且你看，喝枸杞容易上火，我们加点菊花，这样的话，菊花里面的（好）功效被你吸收了，枸杞里面的（好）功效被你吸收了，它们不好的互相抵消了。

对，抵消了。

朱垚老师

主持人　这非常神奇。枸杞跟菊花是我们平时能买得到的，包括刚刚说的那几味药，就可以对我们的肝脏，对我们的眼睛，产生一定好的、正向的作用。

对。

朱垚老师

主持人　那除了喝这些东西以外，有没有其他的方法？比如说中医里面还有针灸、推拿、艾灸这些方法。

您讲的这个中医里面也有，可以辅助治疗，但是有什么问题呢？为什么我们现在这两年讲很多的一些治疗方法虽然好，不管是中医的针刺，还是艾灸，又或是拔罐、推拿，但是不同的病，它有它的适应范围，不能盲目扩大。比如像您刚刚讲的干眼症，干眼症按中医讲它的病机特点是肝阴肝血不足，甚至有的时候有肝火上炎、虚火上炎的表现，这类患者不适合通过做艾灸的方法来改善，所以理论上是要注意的。再有，针刺要具体看，因为针刺涉及透皮，它必须由职业医师来操作，比如像我们三甲医院里面也有眼科分科的专家，他是专门研究这方面的，可以请他配合治疗。但是其实从本质上讲，通过药物的干预，甚至食疗或者是一些茶饮方，对它也是有作用的。辅助治疗是一方面，但是在这个地方也提醒大家像干眼症是不建议去做艾灸治疗，至少从中医的医理上不太符合，因为它是生热的。它本身就干燥，艾灸是祛寒的一个方法，而它是一个重热的，用完了以后还会加重。

朱垚老师

主持人　是的是的，艾灸这两年其实是一个很火的，在家自我养生的一种方式和手段。我们看很多电视剧里面，动不动就有一个男主人公拿出了一个小盒，然后就开始灸。其实到底灸得对不对，灸的穴位，（和）他的用法可能是不对的。

包括他的体质适不适合。

朱垚老师

主持人　对，适不适合。千万不要给自己断病，现在有很多的老年人自己会给自己断病。他说，我又有点问题了，跟谁差不多，他就是这么弄好的，我也这么弄，去买点药吃吧。其实很有可能就走错了方向。

对。

朱垚老师

主持人　所以还是要听医生的，到医院里面去看一下。

其实我们经常在临床会遇到这样的患者。他有的时候会对号入座，但其实他不知道，看似你主症相似的情况下，体质的差别就在次症、兼症。这个是需要长期的医学训练以后，由专业医生去诊断他是什么体质，适合做哪些养生康复的手段，或者饮哪些药茶、膳食。还是有差别的，不是说大致像，我就可以用，这个要注意。

朱垚老师

主持人　对，就算是感冒发烧，（症状）都很有可能不一样。说到中医的养护，还有就是穴位有没有可供选择的？比如说可以缓解我们眼部疲劳，对于有这些症状的，有没有什么相应的穴位？

您讲的这个穴位，其实是一个老生常谈的问题，尤其是视疲劳的。所以我觉得我们国家对于这个是有前瞻性的。大家记得多少年前我们上中小学的时候就有眼保健操。

朱垚老师

主持人　现在还有。

> 眼保健操现在还有，其实眼保健操这么多年，它的取穴实际上是以前的专家根据临床经验加上大规模的调查研究，证明确实对近视眼（治疗），预防近视、缓解视疲劳是有帮助的。
>
> 朱垚老师

主持人 大家有没有眼睛不舒服的时候？有没有什么问题？今天（可以）问一下我们的朱教授。

观众甲 教授你好，我现在经常眼睛干涩、痒，经常容易眼睛模糊。

主持人 就是模糊了一下然后又回来了，是这样子吧？

观众甲 对，但是我原来眼睛非常好，最近就出现这种情况。

> 像他讲的这个症状，确实是肝阴肝血不足、肝火上炎的表现，但是他去查眼科，有可能有慢性炎症，因为有异物感，没有炎症的时候是没有异物感的。所以正常情况按照现代医学，他可能会用一些消炎类的滴眼液比较好。但是按我们中医讲，其实有两类。像他讲的这个情况，如果单纯视力下降、视物模糊，我们中医传统一般用珍珠明目液，它有滋养的作用。
>
> 朱垚老师

主持人 对。

> 就像刚才讲的内服杞菊地黄丸是可以的，外用珍珠明目液。如果还觉得里面有异物感，还有一定的炎症甚至目睛充血，我们中医传统用熊胆明目液。熊胆明目液是清肝火的，熊胆本身是清肝火的，清肝胆之火效果很好。如果他两个情况都有，一般我们会建议珍珠明目液和熊胆明目液交替点。比如一天点四次，两种（药）交替点，既有滋润的作用又有清火的作用，中医讲既扶正又祛邪。同时内服一些杞菊地黄丸，可以吃一段时间。
>
> 朱垚老师

主持人 刚刚医生说了，虽然你去做检查了，但西医的检查只能告诉你没有什么甲肝、乙肝、脂肪肝，但是针对你的肝的功能，比如说虚火什么的并不会给你诊断。就是没有本质上的疾病，但是它不一定表示你的肝功能就特别好，它可能会有一些潜在的小问题，所以导致你的眼睛不舒服。有没有服过药或者（外用）像医生刚刚说的那个珍珠明目液或者是熊胆明目液，有没有去使用过这样的药？

观众甲 没点过。夏天到了，现在可以用菊花和枸杞来泡，可以吧？

其实像他刚刚讲的，除了内服以外，我们讲的这个代茶饮，中医它是很灵活的，可以把杞菊地黄丸这里面的君药，这个药，对，枸杞和菊花拿出来代茶饮。代茶饮当药茶喝又比较平和，因为枸杞和菊花也是药食同源的。但是建议，如果你夏天泡，枸杞少一点，菊花多一点。

朱垚老师

主持人　因为夏天很容易上内火。

对，你要灵活地调节一下。而且以我们的经验，真是这个情况，你可以做代茶饮，枸杞你可以不放，就单独放菊花、石斛、麦冬、桑叶这一类的，它们本身都有养肝明目的作用。包括决明子，它本身是清火的，这些往往不上火。不一定放枸杞，冬天的时候放枸杞。

朱垚老师

主持人　没有什么大问题，但是你得去调养自己。

观众甲　谢谢。

主持人　我们再问一位。

观众乙　教授好，刚才听您的讲解，我们受益匪浅。我就想问一个问题，我们服用杞菊地黄丸的时候，饮食上要忌讳什么？

刚刚观众问的这个问题在我们临床上也是很常见，很多患者非常关注，因为中医传统讲，用药的时候非常重视饮食宜忌。不但有一些东西不适合吃，对这个药物有影响，对病情有影响，还有一些东西吃了以后则是能促进病情康复的，（这就）叫饮食宜忌。既要告诉你哪些东西不能吃，也要告诉你哪些东西能吃。

朱垚老师

主持人　有的吃了反而有好处。

对，这其实有个大的原则，就像刚才，我们前面也讲到，按照我们中医的医理，肝开窍于目，肝受血而能视，所以肝阴肝血不足的时候眼睛干涩。你吃杞菊地黄丸，是为了养肝阴养肝血明目，起到这样一个功效。理论上讲，你在配合饮食上面要注意几点：第一，前面讲的，辛辣刺激的、伤肝阴、生发肝阳的，这些少用；酒尽量要控制。再有，一些上火的东西也要少吃，因为有好多患者自己有感觉，他可能吃一些火锅、烧烤、麻辣烫，吃完了以后，第二天感觉眼睛干涩，其实就是这个道理。所以你在这里面，但凡对肝阴肝血有影响的，与这个药性相反的这类食物，只要是热性的，都要尽量控制。

朱垚老师

主持人　火锅、烧烤、麻辣烫，辣椒、大蒜、韭菜，这些要少吃。

> 对，有的人吃了韭菜、大蒜以后眼睛会充血。
>
> 朱垚老师

主持人　这些就是刺激性的东西。

> 刺激性的东西，中医讲伤肝的，伤肝阴的。另外一种就是讲适合吃哪些。回归到我们中医《黄帝内经》，它里面讲到五色对五脏的理论，青赤黄白黑对肝心脾肺肾。青色的有养肝的作用，所以像一些绿叶子的菜（可以）多吃一点，包括像青豆这些都可以多吃点，甚至像现代医学讲的蔬菜沙拉，这些是有帮助的。国外也很有意思，我们做相关研究，就看有些国外的研究报道，讲患者出现抑郁症，（处于）抑郁状态，然后建议每天吃五种新鲜的蔬菜。有的国外团队研究过，认为新鲜蔬菜（有）抗抑郁作用。其实我们就按我们中医医理是很明确的，不需要做临床研究。为什么呢？因为肝主情志，肝气不舒，抑郁的时候吃青色的绿叶子菜，它本身就有养肝阴、疏肝气的作用，所以结果是意料之中的。但是他去做了研究，反而验证了中医学的一个道理。
>
> 朱垚老师

主持人　有一样东西吃了之后，可不可以对眼睛有好处？之前到国外还买过类似于保健品一样的东西，很贵，蓝莓。

> 蓝莓，有作用。
>
> 朱垚老师

主持人　蓝莓是对眼睛有好处的，有这种说法？

> 按照现代医学讲，它里面富含的这一类的像维 C、维 A、叶黄素等等，从营养学角度都有作用。我们现在有时候做的研究发现，中医学很多药膳食疗的东西与现代营养学在某些点上是有对应性的，只是大家术语不同而已。
>
> 朱垚老师

主持人　好的，谢谢朱教授今天的分享。如果您想要了解更多健康知识的话，可以扫下方的二维码加入我们"非常中医"的粉丝团，或者您也可以下载抖音、快手、今日头条，可以关注我们的官方账号，会有权威的名医为您在线答疑。

（2021 年 6 月 19 日在江苏电视台参与的眼部健康中医科普节目）

胃部健康

中医科普谈

旁白

家住南京的仇女士，今年52岁，一年前发现胃部不适，胃口不好，且伴有入睡困难等症状。三个月前，家人发现其情绪抑郁，精神不振，容易疲劳，于是去就诊。经过一系列检查后，诊断为萎缩性胃炎伴有糜烂。

主持人

今天我们要聊到的这个器官，真的是几乎所有人多多少少都会有一点小毛病，因为有一句老话叫"十人九胃病"。特别是现代人的生活，跟以前不一样了，我们现在吃得饱了，吃得好了，甚至是吃得乱了，吃得杂了。因为现在大多数的外卖又融入我们的生活当中，所以我们的胃负担太重，压力太大，问题也越来越多。到底应该如何关爱我们的胃，让我们的胃健康起来呢？今天依然请来了我们的这位嘉宾，南京中医药大学的副教授——朱垚老师！

大家好。

朱垚老师

主持人

刚刚我们看到的这个案例，胃不舒服。她到底是因为什么所导致的？

从我们中医角度讲，中医对胃病的判断，看到底是痛还是不痛。因为中医有些部分的疾病诊断就是临床症状，胃痛就是一个诊断。我们现在研究，胃痛大部分对应现代医学中，比如像浅表性胃炎、糜烂性胃炎，包括胃溃疡、十二指肠球溃，它会表现出来以痛为主的症状，我们中医在治疗上以治胃为主。还有一种像刚才这个案例，她一开始不痛，就是胃胀。所以胃痛不痛是个分水岭。胃胀，我们中医叫胃痞，临床观察中医讲的胃痞、胃胀、嗝气，如果让患者去做胃镜检查，往往可能对应着现代医学的萎缩性胃炎。而这一类萎缩性胃炎的患者，表现出来就是胃胀、嗝气，甚至我们老百姓讲老寒胃，吃点凉的东西，马上胃不舒服。

朱垚老师

主持人

可是，我不知道我听（说）的是不是真实的，科不科学，萎缩性胃炎它是不是有可能恶化成胃癌？

您说的这个是现代医学里面研究的。一般胃镜是有创性诊断，胃镜进去以后，如果看到一些病理，会要取一些病理组织，老百姓讲"夹一块肉下来"，然后回去切片做病理报告。因为现代医学里面的病理诊断是权威诊断，病理诊断萎缩性胃炎，很多萎缩性胃炎患者常见的是诊查以后有肠化，肠上皮化生。按照现代医学讲，肠化是胃癌的癌前病变，讲白了就是"走到悬崖边上了，再跨一步（就）下去了"。但是我们现在这两年在临床观察，很多患者查出有肠化后就比较焦虑，总是问什么时候变胃癌。其实我们觉得，现代医学研究认为两者有正相关。当你工作压力大，休息不好，饮食调控不佳，经常吃一些刺激性的，比如我们以前节目里面讲到的亚硝酸盐，我们江浙沪这一带喜欢吃腌制品，咸鱼、咸鸭子、咸肉等等，吃少量无所谓。

朱垚老师

主持人　咸鱼、咸鸭、咸肉，一到过年的时候咸货全上来了。

所以你（吃）少量无所谓，但是一直长期吃这些有不良刺激的，甚至接触一些放射性的或者其他理化刺激因素，那就有可能真的在悬崖边上了，把它推下去了就转胃癌了。我们从临床实际角度看，我也见过有老胃病、萎缩性胃炎的患者，发现20年了，每年做一次胃镜和活检，一直是肠化，20年没有进展。所以这个问题也不能把它绝对化，正好也是（趁）做这个节目，我们也希望能最大程度消除患者的恐惧心理。
朱垚老师

主持人　肠化并不是说一定会变成癌。

对，只是现代医学研究认为它与癌症成正相关，这个正相关就导致哪些因素刺激了你，把你往那儿推了，但是应该有些因素能把你往回拉。
朱垚老师

主持人　就跟溃疡也是一样。

一样。
朱垚老师

主持人　你长期的溃疡，也不一定代表它一定会导致癌症，但是如果有外部的不好的刺激因素，它也会把你推下去。

对。
朱垚老师

主持人　是这个意思。

我们临床也遇到了不少（患者）已经肠化的病例，长期药物干预以后，它其实在一定程度上是可逆的，不是绝对的。所以我们现在也在做相关的临床大数据研究，用更多的一些循证医学来证明，用中药干预以后，对（患者）肠化细胞的一些改善问题。
朱垚老师

主持人　我们来聊一聊浅表性胃炎，为什么呢？因为现在的年轻人，包括我自己，我去年也做了胃镜，查完之后统一得出的结论就是浅表性胃炎。请问浅表性胃炎到底是什么样的一个胃炎呢？浅表性胃炎到底严不严重呢？它能不能恢复呢？为什么一做胃镜，十个人里面（有）九个都是浅表性胃炎呢？

浅表性胃炎是现代医学的一个概念，刚才我们讲，中医学、西医学它们的术语不太一样，包括对疾病的诊断也不太一样。浅表性胃炎它其实是基于胃镜，包括它的病理性质来判定的，认为是它的浅层受到一些损伤。其实很常见，就像主持人刚刚我们也交流过，如果是前一天过量饮酒，喝酒喝多了以后，也会导致胃黏膜的一些损伤，出血。但是你长期暴露在这种不良刺激下面，过量地饮酒，那有可能就会形成浅表性的胃炎，会造成胃黏膜的损伤。而萎缩性胃炎是另外一种病理变化，所以其实在我们吃一些辛辣刺激的，超过身体负荷的食物（时），比如本来不能吃辣的，你到四川去吃特别辣的，（觉得）好不容易去一趟，"味在中国，食在四川"，我一定要吃辣的，（当）你吃了火锅以后，明明不能吃，吃完了以后，就很容易诱发胃部的疾病。

朱垚老师

主持人 所以明白了，现在为什么十个年轻人去做胃镜，九个都是浅表性胃炎，因为他们吃得实在是太不注意了。明明可能你前两天胃已经有点不舒服了，今天依然聚会喝大酒、吃火锅、吃烧烤，辛辣刺激的吃得太多了，你当然会形成炎症。

长期刺激。

朱垚老师

主持人 对，你一旦形成炎症了，那肯定就是浅表性胃炎了。

这是最常见的。

朱垚老师

主持人 这是最常见的，是不是？

对，这是最常见的一种，它的检出率很高。

朱垚老师

主持人 那么这个浅表性胃炎怎么来的？吃出来的？

对，这也回归到我们中医讲的，胃病的治疗是"三分治七分养"。你就算给他治好了，过两天他不注意了，又出现这个问题。

朱垚老师

主持人 所以又出现你去做胃镜，还是浅表性胃炎。

您讲的这个浅表性胃炎，我在门诊以前是看了很多，其中有一个（患者），是做业务推广的销售员，一顿能喝一斤到一斤半。他做业务推广，当时（有）胃炎还有胃溃疡，后来调了有将近半年，很稳定了，我们当时讲这些都要注意，结果半年以后，他认为治好了，就不来了。过了一段时间，我们无意中在路上遇到了，然后他说，朱老师，之前吃药那段时间，不但胃好了，我发现我现在能喝到两斤了。我当时一听，坏了，没多久又得来找我。果不其然，过了一两个月又来了。所以就是由于这种病理因素，后来我们对胃病的患者，我们觉得治疗只是一方面，更重要的是健康宣教，改变他的生活、饮食、起居习惯，因为"七分靠养"。

朱垚老师

主持人

对。

你老是不良刺激，冷的、热的、辛辣刺激（的）、酒食，你帮不了他，你只能阶段性地治疗。

朱垚老师

主持人

没错，这个胃大家一定要好好关注，为什么呢？因为现在大家胃都不舒服了，所以就很容易忽略掉自己身体出现的状况，因为有一句俗话说得好，叫做"胃是喇叭，肝是劳模"。什么意思呢？胃一有点不舒服，它就会体现出来；但肝不一样，因为肝可能上面神经会比较少一些。

对。

朱垚老师

主持人

对于肝，它不到万不得已的时候，不会给你发求救信号。所以肝一旦有问题了，你看前段时间有好多明星艺人，我们熟悉的人，都是一发现基本上就是晚期了。但胃不一样，胃是一有问题它立马就不舒服了，但是就是因为这样，所以年轻人很容易忽略，认为他也胃疼，我也胃疼，那弄点药吃就是了。这个时候，一定要小心，你要懂得自我分辨，在这种情况之下，你要发现这是胃给你在发送一个强的求救信号。我们在家里面，出现什么症状的时候，这个时候不能再拖了，要去就医了？有没有什么自检的方法？

关键点就在痛上面，因为中医讲疼痛实际上是急性病之一。如果只是隐痛，那我们中医讲，有可能胃阴不足，那倒问题不大，你吃点药或者是请医生在门诊调理调理就可以；如果是胃出现刺痛，持续的、不能缓解的，一定要去看。再有很容易被大家忽视的是消化道出血，或者是当溃疡面的创面处于静脉上的出血，它出血量比较小，血从下走，很容易被大家忽视。我们中医讲叫远血，就是上消化道出血，它流到下焦，进入肠道以后，包括与胃酸里的铁反应以后，大便出来是黑便，大家不太重视，这个是最容易被漏掉的；如果是动脉上面，它出血从上面吐出来，那你不用讲，出血它也是急性病，肯定就要去医院了。所以持续的疼痛不能缓解，是要就医的，出血不用讲。但是我们在临床上容易被忽略的，被大家漏掉的就是黑便，所以要观察自己的大便，比如说每天晨起上厕所大便的时候，如果大便颜色偏黑，一定要注意。

朱垚老师

主持人 这种黑是什么颜色的黑？是像墨汁一样的黑（吗）？

有个医学术语叫做柏油便,就跟柏油马路上黑得发亮的(一样),颜色偏深这种。

朱垚老师

主持人 这就是便隐血了？

对。

朱垚老师

主持人 胃反流，现在有很多年轻人都有这个毛病。

对，是的。

朱垚老师

主持人 胃反酸，胃反流。胃反流到底是因为什么所导致的？它能不能彻底地治好？

您讲这个问题,其实从我们中医角度讲,它不管是胃食管反流,食物的反出,还是呕吐,还是嗝气,在我们中医里面是同一个机理。我们中医《黄帝内经》里面讲,五脏是实体脏器,六腑就是胆、小肠、胃、大肠、三焦等等,它是空腔脏器。空腔脏器,食物进去了以后,它往下走是正常的,一直到最后被吸收,食物残渣排出体内。所以我们古人有个观念讲到,"六腑以通为用,胃以降为顺",都是一个道理。不管六腑是以降还是以通,就是讲空腔脏器,它里面的东西要往下走是正常的,往上走就不正常。

朱垚老师

主持人 对。

所以我们中医传统,周仲瑛周老讲到,呕吐,胃气上逆,胃气不往下走了,产生了一些病理变化,导致胃气上逆,把食物冲出来了;没有食物,气往上反;没有气,水往上反,胃液反酸,都是一个道理。所以这一类虽然按现代医学讲,呕吐、反酸、嗝气是不同的症状,甚至有不同的疾病的表现,但在我们中医看来都是一个治法,叫和胃降逆,把它降下来,顺降,它就正常了。

朱垚老师

主持人 刚刚我们说的这些，关于胃的一些小毛病，有没有什么好的方子，可以让我们来调理的？

主持人讲的这个,其实很多,中医里面很多经典方,简便效廉的验方,包括一些成药,其实对这个很有帮助。在这儿我们推荐中医传统的一个经方,经典方案,叫香砂养胃丸。

朱垚老师

主持人　我听过，我还吃过一段时间，效果还挺好。

朱垚老师　对。

主持人　香砂养胃丸，它里面的主要成分是什么？

朱垚老师　香砂养胃丸它这里面主要是香砂。其实中医的药物命名规则很有意思，就像以前我们节目讲的逍遥丸，它是以功效命名，吃完你就疏肝理气，逍遥。香砂养胃丸是以药物组成和它的主治来命名的，一方面，它主要是养胃的，听这个名字就知道；其次，香砂是指它的君药，比如像木香、砂仁，再有像白术、陈皮、茯苓、甘草等等。像我们在加味过程中，还有枳实、藿香、蔻仁等等这些。所以这个方子大的方向起两个作用：一个就是疏肝理气，和胃降气，这里面有疏肝的，有和胃的，把最常见的中焦的肝和胃的关系给理顺了；再有它这里面用一些酸甘化阴的药，比如像甘草这一类，它本身也有养胃的作用，所以在这里面，它主要起到一个降气、通气、和顺（的作用），同时以养胃为主。这个方子也比较平和，很多药物像砂仁、蔻仁，方子里面的陈皮，老百姓平时做菜也会放，属于辛香料。所以中国传统餐饮的智慧它不是独立的。我们中医为什么讲吃汤药，汤药的来源就是商代的宰相，从奴隶到宰相——伊尹，他有两把刷子，其中一个就是做得一手好菜。

主持人　是，他也是我们古代中国几大厨神之一，伊尹。

朱垚老师　对，十大名厨。

主持人　对。

朱垚老师　同时煲得一手好汤，他这个汤其实就把草药放在里面，（治疗）解决人的病。所以传统厨子和医（生），（药食）有同源性。从伊尹那个时代开始，到现在汤药还保留下来，是中药的主要制剂。香砂养胃丸这里面，好多都是辛香料，本身就有理气和胃，作用于中焦，健脾化湿的作用，所以它这个方子虽然药味不多，但是组合比较平和，长期吃，对胃病、浅表性胃炎，包括萎缩性胃炎，都有有效的缓解作用。

主持人　那我们一个疗程要吃多久？

常规情况以临床轻重来看。以我们临床讲，如果病情比较重，确实是有这方面的持续的胃痛、胃胀、不舒服，原则上至少用到一个月到一个半月。如果用完了以后，总体吃得很舒服很好，那无所谓；如果吃得感觉不舒服，那就有可能不太对症，你要请专业的医生，指导你辨证用药，是不是要换个别的成药，或者换个汤药来吃。如果是吃得比较舒服，你吃个两周下来就明白了，可以持续吃到三个月。以我们的经验来看，人体的体质改善至少要三个月，体质改善以后停药，它一般不会再复发，相对会好一点，也就是老百姓讲的"断根"。

朱垚老师

主持人　有没有不适应的人群？

不适应的人群？它这个方子整体是理气、养胃、化湿，偏燥的，所以像一些内热比较大的，特别容易上火的，尤其是吃完了这个以后出现不舒服的感觉的（不适宜）。其实不管是中药还是食物，适不适合自己的体质，最简单的方法就是你一开始小剂量地用一点儿。比如像大家知道芒果上火，（那）你少吃一点儿，第二天特别留意一下。你看小朋友体质比较清灵，反应比较明显。有的小朋友吃完芒果长"针眼"了，有的流鼻血了，就证明火气大了，所以成人或者老年人都是这样的，你这个药，或者是成药，或者是一些养生的药茶，这些食物适不适合你（自身）体质吃，一开始小剂量用，两三天观察一下。如果没问题，吃得比较舒服，是合适的；吃得不舒服，就不适合吃，身体是不会骗人的。

朱垚老师

主持人　明白。很多人去吹那个气，（看是否）有幽门螺杆菌。我丈母娘她去吹气，吹出来有幽门螺杆菌，可是她又不想吃抗生素，因为在老年人的心目当中，（认为）说吃消炎药，而且还让她吃那么长时间，14 天，把抵抗力全部吃没了。（那）有没有什么中药是可以代替（的）？比如说消炎药，对于降幽门螺杆菌的指数是有用的吗？

这个里面我们发现，现代医学它对幽门螺杆菌其实发现很多年了。

朱垚老师

主持人　对。

早年没有采取积极的态度。为什么呢？因为觉得就是一个菌群，不需要调节。但这两年为什么越来越积极？因为有相关的临床研究，现代医学临床研究发现它与胃癌成正相关，大家就开始紧张焦虑了。

朱垚老师

主持人　对，而且好像现在目前研究表明，说大部分的胃病，可能跟这个东西都有一定关系。

所以现在大家普遍的态度就是积极干预。它标准的疗法，现代医学一般传统有三联疗法，四联用药。但是我们临床实事求是讲，观察到一些比较明确的，有些患者他是体检或者是做社区检查吹气的时候查出来有幽门螺杆菌，他自己其实并没有临床症状。我们临床观察幽门螺杆菌，最典型的症状是口腔异味，很多时候不是因为龋齿，口臭实际上是因为幽门螺杆菌。前面我们节目讲到胃火比较大，有可能有幽门螺杆菌。体检检查出来了，他并没有临床症状，但是我们现在正在统计这方面的数据，发现很多患者用了四联用药以后，尤其是里面有克拉霉素，确实这个抗生素克拉霉素用完以后，有的患者会出现胃痛，有时候还会很严重，所以导致他治疗中断。

朱垚老师

主持人　它很伤胃。

有些患者两周的标准疗程用完了以后，早年他们是做完了直接去检测，一般大部分情况能转阴，极少数患者标准四联用药（以后）不能转阴；基本上现代医学的临床医家，大部分建议一个月以后去复查。现在我们做的课题组研究是纯中药干预幽门螺杆菌，发现单纯用中药，两到三周也能转阴，一个月以后复查，80%的人都转阴了。我们现在发现从近期疗效来看，中药和西药差不多，但是（从）远期疗效（来看），中医很有优势。因为我们这个课题已经做了很多年，最长的做这个临床观察，随访患者已经随访了七年半，他后面没再吃任何中药西药了。因为幽门螺杆菌，大家知道，共进餐会传染。你一起吃火锅，不分餐，他马上就感染，包括老年人，可能是好意，帮忙带孩子，（带）第三代，（如果）嘴对嘴喂饭，小朋友就会感染。

朱垚老师

主持人　（比如）拿自己的筷子夹个菜给小朋友。

我们最小的患者3岁，就有感染幽门螺杆菌的，所以还是要注意一定的饮食卫生。

朱垚老师

主持人　如果不是因为帮我们带孩子，她还查不出来这个幽门螺杆菌。因为我们家的阿姨和过来带孩子的老人，我们都查了，都强制性让她们去吹气，所以才吹出来这个。

所以我们现在发现，中药干预，它其实近期跟现代医学疗效差不多，但是优势在远期，远期（根据）我们现在随访，现代医学我们也在随访相关数据。我们回头看这些数据，很多临床患者，在一年到一年半之后，幽门螺杆菌复检复阳的概率高达40%，十个人里面可能有四个复阳。我们没有完全统计，所以想这个数据可能远比实际还要高，因为好多患者我们都会记录在病案里面，根据临床实际病例，现在还在做统计。我们现在最长的中医的随访（是）七年半，目前这个项目就做这么长时间，都没有再用西药干预，也没有再复阳。而且患者很有意思，来了以后跟我们讲，说他跟人家一起吃火锅，也都没再感染。所以为什么我们讲，中医它的临床疗效很有意思呢，临床疗效（好），确实治好了，患者推荐了一堆来看幽门螺杆菌的（病友）。

朱垚老师

主持人 为什么我一定要花时间来赘述这个问题呢？因为幽门螺杆菌这两年讨论得特别集中。

高发。

朱垚老师

主持人 高发得特别集中，大家也关注了，而且已经有医学认定，大多数的胃部疾病都跟这个东西有关系，所以我们应该关注自己的这个方面。如果没有吹过气，或者是没有做过检查，先了解一下自己胃内有没有这个菌，（假如）有的话，我们针对性地去治疗。

对。

朱垚老师

主持人 如果不吃消炎药，你看，还可以有中医这种更好的方法。

是的。

朱垚老师

主持人 好，感谢朱教授今天的分享，胃（病）真的是我们所有人都非常头疼的一个事情，但是朱教授刚刚讲得对，三分治七分养。

对。

朱垚老师

主持人 你想要不治病，你就要养好胃。平时我们在饮食上，千万不要贪嘴贪凉，要保护好我们自己。这是最重要的一个（器官），食物进去最直接的一个器官。现在的条件实在是太好了，我们吃得实在是太复杂了，所以一定要管住自己的嘴，迈开自己的腿，让自己的胃健康起来。

对。

朱垚老师

（2021 年 6 月 27 日在江苏电视台参与的胃部健康中医科普节目）

女性健康

中医科普谈

主持人 欢迎来到《非常中医》，大家好，我是杨运。弘扬中医药文化，科普健康养生知识，本环节由江苏省中医药管理局和江苏综艺频道联合打造，三甲医院名医为您的健康保驾护航。今天我们就来聊一聊，现代女性在这个社会当中扮演很多的角色，不像古代女性，可能她们只要持家。现代女性不一样，她们在家要当温柔的女儿，要当操心的妈妈，出去以后还要独当一面当女强人。各种身份导致各种压力也随之出现，压力一大，身体就会出现很多的状况，所以今天我们的主题就是要关爱我们女性的健康。为了讨论好这个主题，我们邀请来了今天的专家——南京中医药大学的朱垚副教授。欢迎朱教授。

> 大家好！
>
> 朱垚老师

主持人 我们刚刚说到了女性的健康，在这个社会出现的问题会越来越多。首先我觉得女性很多很多的疾病都来自心情和压力。一般来说，因为她的心情压力会导致什么样的疾病呢？

> 主持人讲的这个情况我们现在在临床遇到很多，因为很多来门诊的女性，中青年的，确实压力非常大。从我们中医角度讲，女性的这一类情况，在以前我们做过的几次公开讲座中就讲到这个问题。我们清代医家傅青主，写了一本传世的《傅青主男女科》，其中《傅青主女科》是妇科的一个归列，很多妇科专家都要看他这本书来学习临床的治疗。这本书背后就讲了一个最核心的问题：女子是"以肝为先天，以血为本，经带胎产，耗气伤血"。他提到妇科的一个很特殊的情况，以前我们在多次讲座里面讲到，女性一辈子都要养护的一个是养肝，一个是养血。而女性的一些疾病的发生，跟这两个都有相关性。比如讲肝，以前我们节目里面讲到"肝主情志"，所以它不单纯是一个现代医学里面讲的消化系统。中医讲的肝是一个功能性的（系统），如果是压力过大的时候，情绪不畅，则更容易出现些什么，首先就是精神方面的问题。所以这就是我们为什么讲很多女性在产后容易出现焦虑、抑郁。
>
> 朱垚老师

主持人 会有，我爱人当时就是脾气变（大）起来，我无法用科学去解释。说变就变，翻脸跟翻书一样快，迅速地转变，真的很奇特。

> 所以这个时候更需要家里人去关爱和理解。
>
> 朱垚老师

主持人 对。

因为好多人不知道，她这是"病理状态"，可能多少年以后或者当时症状很严重，去就医才知道是产后抑郁或者焦虑。而这个病为什么很常见，在我们中医古籍里面，几千年前，妇科的《经效产保》里面都记载到产后的三病：痉、郁冒、大便难。就比如，我们讲所谓的这个"郁"，就是现在讲的产后抑郁。为什么会出现，其实跟女性的生理特点有关。中医讲"肝为血海""肝主情志"，女性平时在没有生育的时候，肝的疏泄失常，血海不足，血海不充，则月经会稀疏甚至闭经；生完孩子以后，（处于）百脉空虚，血虚的状态，肝失所养，所以容易出现情绪的不畅，在这个时候，她是血虚导致的血不养肝而出现抑郁、焦虑的情况。这就是在一定程度上讲，为什么我们中医传统（建议）产后补血非常重要，这能缓解她产后抑郁的情况。回归到刚才主持人讲的，女性在正常的工作状态中，可能不是产后，但是压力大，也会导致她肝气不舒。我们在临床上，以前多次讲座里面也讲到，我们中医称之为肝经综合征，就是什么呢？就是足厥阴肝经这一条经它会出现问题。最常见的就是女性来月经之前经行头痛，可能来月经的时候经血不足，脉络空虚以后不能上乘清空，大脑失养以后会出现现代医学讲的血管神经性头痛。中医讲就是血虚头痛，月经的时候经行头痛比较明显。其次肝开窍于目，有的时候会出现目睛干涩。我们临床看甲状腺疾病，会出现甲状腺凸眼，女同志也比较高发，再往下会出现一些甲状腺的结节、甲状腺的腺瘤，也是肝经循行的路线。

朱垚老师

主持人　我们单位好多年轻的女导演、女制片人，可能刚刚才 30 岁左右然后就（有）甲状腺结节了。

对。

朱垚老师

主持人　在男性身上好像发现得比较少一些。

对。

朱垚老师

主持人　所以跟女性的生理的特殊构造有关系。

对。然后再往下，我们观察到的同一条肝经上面，还有乳腺结节、乳腺纤维瘤，轻的还有乳腺增生。然后再往下，肝脏上面有血管瘤、肝囊肿。再往下，可能因为肝经绕阴气，所以她还有卵巢囊肿、子宫肌瘤等等。就是（同）一条经，可能一张方子，一个中成药就能解决全部问题。

朱垚老师

主持人　是的，您说得太对了。前段时间我们这儿也来了个专家，他是妇科方面的专家，在他们的临床发现的过程当中，大部分比如说得了乳腺癌的，得了子宫瘤的、卵巢癌的，虽然有遗传，或者是其他的外部因素，或者内在因素，但是综合考量你会发现，这些得病的女性，她们在家基本上脾气都很差。她们喜欢钻牛角尖，好多事情绕不过去，一旦有一点小事，整天就非常郁闷，然后就去想，就走不出来，很痛苦。基本上十个患这方面疾病的人，有九个都是这样心情的人，所以这很重要。女性生气对自己身体的影响有多大，可想而知。

对，但是往往有时候是不受她控制。因为她已经是肝郁的状态，只会恶性循环。她不断生气，她想走却走不出来，我们现在做了相关的流行病学调研，就发现这个问题。所以在这个里面，很多女性有时候养生保健，用一些适当的成药，疏肝、理气、解郁的，包括泡茶的茶饮方，这些都对肝郁有缓解作用。

朱垚老师

主持人　除了年轻的，比如我们的爱人之外，还有我们的父母，他们会经历更年期这样一个过程。

是的。

朱垚老师

主持人　更年期的转变可能更严重，对于我们来说也更可怕，对不对？女性经历更年期，这个更年期的"跨"（很重要）。跨得好，很有可能对她的寿命、健康来说，是起了很好的一个作用；如果跨得不好，很有可能一些重大疾病就会找上门。

对，有一定道理。

朱垚老师

主持人　更年期的时候可能影响更大，这个原因是什么呢？

这个更年期呢，其实早在我们中医传统《黄帝内经》里面就有明确的记载。女性的生理特点，《黄帝内经》在开篇里面就讲到，女性她有个数，这个数字是以"七"为算，以"七"为核心，她所有的生理周期和生命的周期都跟"七"有关。《黄帝内经》里面开篇就讲到，比如讲一七的时候发长齿更，就是7岁的时候开始换牙，然后长头发，一开始头发很稀，后来开始长头发；到二七的时候，《黄帝内经》里面讲的，"天癸至，月事乃下"。我们现在经过多年的临床研究，发现他讲的这个"天癸"，"癸"实际上是对应人体的肾阴，就相当于现在讲的雌激素。到了14岁的时候，她雌激素达到一定程度了，然后就自然来月经了，"月事乃下，方能有子"，这个时候就能结婚生孩子了。古人讲，男的是八，所以男的 16 岁，女的 14 岁，很早就（可以）结婚了。现在基本普遍属于晚婚晚育，对吧？然后再往后，女子三七时的变化，四七时的变化。三七二十一，四七二十八，然后到五七，到六七，到七七，七七的时候是什么呢？七七四十九岁。天癸竭，地道不通，形坏不能有子。

朱垚老师

主持人　快要进入更年期了。

她明确就进入更年期了。"天癸竭"就是指，用我们现代话讲，"天癸"这个术语对应现代医学的雌激素，雌激素水平降低到一定程度，它叫"天癸竭"，月经就不来了；紧接着"地道不通，形坏不能有子"，就是指子宫的（萎缩），像现在讲女性去做 B 超，发现子宫萎缩了，已经是萎缩性子宫，更年期以后就不适合怀孕，宫腔环境也没有排卵，所以古人也观察到这个问题。而且很有意思的是，没有完全讲更年期，但是讲到她这个症状，这个相关的症状就是在 49 岁。

朱垚老师

主持人　那针对女性心情方面的这些问题，所导致的一些健康问题，我们有没有什么特别好的药方，可以给她们进行一些调理？

就像刚刚主持人讲的，很常见的，现在女性压力比较大，可能像我们讲的肝经综合征，我们在全国率先提的肝经综合征。它实际上这一条经，可能在现代医学里它分（属）不同的科，而且治疗肝郁手段也不一样，疗效也不尽相同。但是我们认为，从本上讲，她是肝气不舒，肝阴肝血不足导致的。所以理论上讲，我们中医传统有一张经典方剂，现在也是成药，这个方剂是最早在宋代《太平惠民和剂局方》里面记载的"逍遥丸"。

朱垚老师

主持人　光听这个名字，就很逍遥，特别适合。"逍遥"，你心情不好，逍遥一点，所以叫逍遥丸。这里面有哪几味药？

它这个药，实际上，里面有像柴胡、芍药，然后包括像甘草、薄荷、当归等，这些药物，主要核心的一个配方有两个要义，两个作用点。第一，它这一类的是疏肝理气的。传统的就是用柴胡来疏肝，我们中医讲柴胡，大家平时喝的那个小柴胡，实际上我们现在考证最好是按照经方里面，用春柴胡，它有发汗解表的作用。

朱垚老师

主持人　春柴胡？

春天生的，生柴胡。逍遥丸里面，应该用的是醋柴胡。柴胡醋制了以后，酸的是入肝的，它有疏肝理气的作用。所以它这张方子几味药的组成，核心的问题是解决两个，第一个就是疏肝理气，解决肝气不舒、肝气郁结的一个表现。然后再有，肝为血海，这里面用了当归、芍药等等，它们其实有养肝血的作用。中医传统讲，这张方子既疏肝理气，又补养肝血，能解决肝这一条（经），我们讲的肝经综合征的全部问题，但是吃的疗程不一样。所以我们现在发现很多肝脏本病或者乳腺病，你吃逍遥丸，可能吃三个月到六个月，很快能缓解、改善，但是甲状腺疾病你（可能）要吃的时间更长，因为（甲状腺）在这个经络的远端，药力不容易达到。

朱垚老师

主持人　明白了。是不是有这样的症状就可以吃呢？还是要先去进行一系列的检查，确定一下再去吃？

理论上讲，逍遥丸这个组成，它是几千年的经方，而且它这个方子原方的量，还是做成丸剂。现在很多药把它做成了成药，便于大家服用，这个方子的剂量是很平和的，里面好几味都是药食同源的，比如它里面用到生姜。实际上，生姜、薄荷，这些其实都是药食同源的药。理论上讲，如果有这样的情况，在有时间就医的情况下，肯定在医生指导下是最合适的，能明确自己的体质适合用什么方，是不是要在逍遥丸基础上再加味，或者是用别的方剂。现在节奏很快，大家有的有时间，有的女性患者她没有时间去，像刚才前面讲的又要上班，（下班）回来做饭，还要带孩子做作业，还伺候老人，所以她可能没时间去就医。那也可以用这个药先吃一段时间，没有任何问题。

朱垚老师

主持人　看看效果，这个药的副作用不会影响你的健康。

这个药基本没有什么副作用，很平和，长期（可以吃）。平时很多专家，（包括）我们内部的中医学专家，有时候也拿这个药作为保健药自己吃，长期吃它有疏肝养血的作用。

朱垚老师

主持人　那么就有个问题了。我最近心情也不好，我感觉我的（情绪）也有点问题，男人可不可以吃呢？

您讲的这个问题，我们在临床是有患者来问过，还闹过笑话的。因为其实这个药，它有疏肝理气的作用，它不仅局限于妇科的月经不调。虽然成药的说明书上面是按照我们中国传统的古籍讲（是用来）调理妇科月经不调，但是在临床上，这些古代的经典方剂是活用的。比如讲治疗甲状腺疾病，就像刚才讲的，甲状腺疾病男女比例四到五比1，并不是说男性不（会）得。

我们临床就遇到，曾经有男性患甲状腺疾病，我们给开了逍遥丸，第二天跑过来找我们，说朱老师你给我开的这个药，这个是调月经的。但实际上是有效果的，后来我们把情况讲明白以后，医理讲明白，他回去坚持用药，症状明确（得到）缓解。所以，中医学它的这个方子的运用非常灵活。我们国医大师周仲瑛周老以前就做过这种经方的变通运用，其实这个跟辨证有很大关系，不能仅局限于看它传统的一个适应证。

朱垚老师

主持人

所以男人可以吃，男人也有压力，男人也要疏肝益气，对不对？男人要是心情不好的话，也会导致一些疾病，我甚至还听说过男人得乳腺癌的。

有。我门诊接诊过。我们门诊也看肿瘤，很多肿瘤，接诊过三例男性乳腺癌，虽然不多，但是确实也会有这种情况。

朱垚老师

主持人

是，也会有这种情况。所以我们不仅要关爱女性，也要关爱男性，大家都不要发脾气。除了药以外，有没有什么食物啊？在我们的生活当中，比如说我爱人脾气不好，一看就是比如说气血不畅，有没有什么多吃一些就可以有帮助的，让她变得温柔起来？

在我们中医，她这个症状是直接能改善的，不管是药物调理，还是（食物）。我们中医讲的有几个方面：一方面，像我们讲药茶，可以泡点药茶。我们国医大师周仲瑛有个经典方——三花饮。三花饮就是三种花类的药，因为中医传统认为女子如花。比如像我们国医大师周老，还有我们第一届国医大师——广西的班秀文班老，他们都善用花类药治疗女性病。我们知道这个三花饮，它里面有白菊花，清肝火的；红玫瑰，养肝血的；绿梅花，疏肝气的。基本上把女性的这个肝火、肝气、肝血全部兼顾到了，而且又是花类的，我们以前节目也讲过，其实女性可以自己泡一泡，而且本身还有一定的美容养颜的作用，花类的药。

朱垚老师

主持人

买点儿花茶，我听医生讲的，喝这三种花，不仅可以补气，补气血、养血，而且还可以美容养颜。年轻女性不妨试一下。

然后就是刚才主持人问到的饮食调理问题。饮食调理其实就像我们前面讲的，它与肝气、肝火有关系，所以情绪主要是肝。理论上讲，像一些养肝的食物，前面讲绿叶的菜、青豆，多吃一点，然后少吃一些辛辣刺激上火的，注意这些是有帮助的。

朱垚老师

主持人

酸辣粉、螺蛳粉，尽量不要吃了。

我们中医讲情志治疗。中医自古就提出来一个很先进的理念，叫做情志治疗。移情易性，什么意思呢？就是讲的情志病，除了你用药以外，还可以通过调节情志的方法治疗，以情治情，以情胜情。什么意思呢？比如讲她情绪不好，你带她出去玩一玩，出去旅游一趟，她可能马上心情就好很多。

朱垚老师

主持人

那我们现场有没有朋友，想问一下朱教授，提一些问题的？因为今天来了四位女性，这四位女性应该有目前正在经历更年期的，或者是已经经历更年期的，或者你们生完孩子之后，有没有发生过刚刚我们说的脾气、各方面抑郁的这种情况？

现场观众

教授你好，我想请问一下，我这身体现在好像感觉不是很好。生了儿子以后，好像体质就有一些改变，怕冷怕风，我想现在马上快进入更年期了，是不是能够经过一段时间的调理，让体质有些改变？

主持人

就是马上要步入更年期了。听说有这样一个说法，就是在女性的特殊时期，比如说在坐月子的时候，（或是）在更年期，把病带走。如果调理好的话，反而把慢性疾病就带走了，就治好了，有这个说法吗？

从我们临床的角度讲，有很多患者反馈给我们，说坐完月子以后坐得不好，病没带走，还加重了；也有一部分，说月子坐得很好，原来痛经，或者其他的妇科疾病就好了。古人观察到这样一个现象，所以流传了这样一个说法，存在的临床现象一定是有它的价值。从现在内分泌的角度，讲女性生理特点是什么呢？她来月经就是雌激素，我们前面讲了雌激素的作用，所以当她雌激素水平正常的时候，没有问题；低的时候出现闭经；然后当她怀孕了以后，是孕激素上升，雌激素被抑制，所以她不来月经了。怀胎十月的时候，其实这段时间是没有月经的。然后紧接着，到生完孩子以后，人体下丘脑有个调节反馈，一旦生完了以后，孕激素下降，泌乳素升高，她开始泌乳了。但是这时泌乳素升高，雌激素还是被抑制的状态，所以她应该还不来月经，这个时候是哺乳（期）。所以哺乳（期）正常情况，按照现代科学讲的8到10个月就可以，但是在这个过程中，她一般到8个月以后，她渐渐地雌激素水平上升，泌乳素水平下降，那这个时候就会渐渐来月经，渐渐就回乳了，这是个自然过程。大家试想一下，如果原来青春期的时候她有痛经，很痛，就算你药物不干预，她（怀孕）10个月雌激素被抑制，没有来月经，再加上（哺乳期）8到10个月，将近两年的时间她都没有来月经，而以前大部分又偏于血虚、气血不足、宫寒，这个时候在怀孕期间以及生孩子期间，那是家里人的重中之重，吃得又好，气血补得又好，这个时候她体质发生了一个明显的改变，再加上激素谱本身，这个时候雌激素被抑制，所以很多病在这个时候调养得比较好，确实有很多临床我们观察到的患者反馈，痛经后面没有了，甚至不用药物干预就没有了。这也给我们带来一个很有意思的现象，除了我们刚才讲的产褥期保健以外，女性在不同的期，不管大月子、小月子，然后包括围绝经期就是更年期，属于肾阴不足、雌激素下降的时候，在每一个期更替的时候，你去适当地围绕这个时间做对应性的养生保健，相对调理，往往有可能让你下一个阶段更平稳，（这）非常重要。

朱垚老师

主持人

所以刚刚说就是如果更年期调理好自己的身体，是不是可以让自己的身体有所改善？

后面会更平稳。我们临床观察到更年期的一个很有趣的现象，中医前面讲了，"女子七七，天癸竭，地道不通，形坏不能有子"，应该49岁断经是比较准的。按照人口学差异，前面到47（岁），后面到51（岁），理论上讲都可以不干预，如果月经乱了或者断了，顺其自然。这个时候调节心情就行。如果有很典型的更年期的症状，比如讲烘热、盗汗、情绪急躁，那你就使用适当的中成药，或者在医师的指导下用一些药物进行干预，让她平稳度过。一般正常情况用药干预一年，就能平稳度过，不会拖好几年，拖好几年肯定是有点儿问题的。在此之外，我们现在发现如果是月经断早了，认为是40岁刚出头，47岁之前，40到47这个范围如果不来了，其实应该用药让它来，为什么呢？它如果不来，你不用药干预，维持几年到47岁，那么到60岁以后，围绝经期之后，50岁断经以后，她可能内分泌紊乱的情况会比较重，容易产生内分泌疾病的易感体质，容易往这方面发病。如果是到50岁之后，51岁之后还来月经，我们临床观察，很多民间老百姓、女同志，说我56岁、58岁，还来月经呢，"青春不老，青春永驻"。但其实不是这样的，前面我们讲过，"女子以肝为先天，以血为本，经带胎产，耗气伤血"，你生孩子生得多的、流产流得多的、月经来得多的，包括哺乳时间过长的，以及你月经断得比较晚的，都是伤血。所以按我们现在的研究，中医讲的气血，在一定程度上讲，跟现代医学的免疫相对应，那么血虚久了以后，当时看不出来，等到60岁、65岁以后，进入老年期以后，就有可能出现血虚导致的免疫类的疾病高发。所以我们现在做的流行病学调研，就是在研究这些中医观察到的现象以及相关科研假说是不是存在。从临床反馈回来的信息，已经发现这个趋势，但是我们要做更进一步的研究。回过头讲，60岁左右或者更年期之后，以养血为主。如果有一些烘热、盗汗的情况，用一些滋阴养血、清退虚热、退火降火的药，让她平稳度过更年期。到60岁以后，对她的体质，对免疫类疾病的预防有很大的帮助。

朱垚老师

| 主持人 | 一定要在这个阶段好好地善待自己的身体。真的是这样，女性在更年期这个时候调养，重要到什么程度呢？可以这么说吧，生孩子坐月子坐不好就是影响健康，但是在更年期，如果调理不好，真的是要命，为什么呢？因为大多数的女性高发的，像子宫癌、乳腺癌、卵巢癌，都是在这个阶段高发的。跨过了这个阶段，到了70岁之后，这种疾病发病的就很少，所以在这个阶段一定要把自己的身体养好，对自己负责。再次感谢朱教授。 |

（2021年7月4日在江苏电视台参与的女性健康中医科普节目）

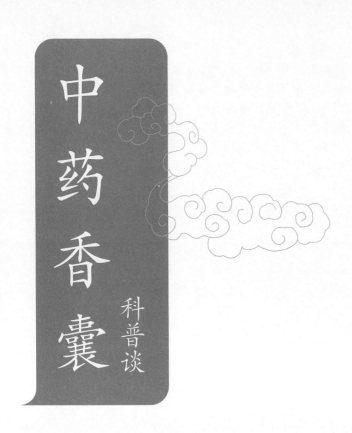

中药香囊

科普谈

中医在防治疫情中有很多种举措，其中佩戴香囊是自古流传下来的防疫的一个比较好的方法。应该讲，佩戴防疫香囊它最早可以追溯到《山海经》。到后来马王堆汉墓里面发现了一些香囊，里面就是由中药构成的。所以可以讲它这个历史比较久远。而且在后世医家，在宋元明清医家典籍里面都有记载，就是佩戴香囊以后可以治疗、防止各种瘟疫。

选取有两个标准，大部分的就是中医传统药物里面本身有防疫避秽这种芳香开窍作用的。再有一类就是本身这个辛香味比较大的，中医讲芳香类的药整体也都有避秽去浊的一个作用。所以在这种流行病，就像这种传染病流行的时候，或者是像这个普通的感冒，甚至像鼻炎，芳香开窍药其实都有作用。香囊它的用处不仅仅说只是防疫而已。

这个防疫香囊里面主要是选取了我们南京中医药大学国医大师周仲瑛教授推荐的防疫香囊方案。现在网上也能看到，因为周老这个方子呢是向全社会公开的献方啊。里面主要的成分就是这个藿香。藿香本身按中医传统讲，可以治疗霍乱。再有就是里面用到草果，中医传统其实它是个药食同源的药。这个香囊的中医作用，其实在前面讲了，它主要是通过把药物打成药粉，然后装在这个香包或者布袋里随身佩戴，香味缓慢释放，起到一个预防的作用。它比较适合于健康人群的预防，或者对亚健康人群起预防保障作用。

香囊一般最好随身佩戴，效果会好一点，小朋友（可以）挂在书包上。佩戴过程中有两点要格外注意。一个就是像孕妇慎用，因为中医传统讲的芳香类的药有一个作用就是通窍。一般我们建议怀孕的人群，就是孕妇，或者说妊娠期间最好不要佩戴，或者是谨慎佩戴，在医生指导下使用。同时这些药从药性上讲整体偏温，虽然患者不是口服下去的，但是长时间佩戴（可能有影响），比如像一些小朋友他可能体质偏热性，比如血热的，那我们中医讲血热的体质可能会出现手脚心发烫，本身基础体温就比较高，也会出现口咽干燥，喝水比较多的这些情况。这类的儿童佩戴香囊的时候也要注意，可以戴，但是如果戴的过程当中出现发热、发烫加重，也要谨慎使用，这两点要注意。

佩香疗法不管是中国自古几千年的使用，还是从现在我们实际观察的临床疗效，包括我们做的相关研究来说，是对老百姓的防疫很有价值的。

在选购过程中，我觉得不需要特别去判别。从使用阶段来看，原则上以前传统也就是三个月左右。所以这个季节变化时，当季如果有流感，那中医专家（推荐的），包括市面上推荐的一些方子，肯定是适合当季的。所以大家不需要特别去纠结，因为可以直接去买啊。也不可能说有上一季的存货，因为存货它是没有香味儿的，不会起到功效，一般也不太会卖。

（2021 年 10 月 29 日在新华网参与的香囊防疫中医科普访谈）

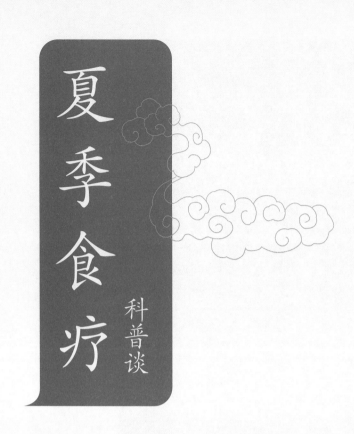

夏季食疗

科普谈

春意阑珊时，夏日款款而来。夏季，重在养心，补心。随着天气逐渐炎热，人们的饮食也越发清淡起来。一味清热祛暑的冬瓜，是此时节百姓餐桌上经常出现的菜肴。

琥珀冬瓜在《随园食单》里面就有记载，是由于袁枚在扬州的定慧庵吃到这道菜。里面的原材料其实也很简单。红曲米是用来泡水的，煮色用的。琥珀冬瓜呢，选用的冬瓜一定要是老一点的，因为太嫩的冬瓜煮制时间过久的话，它会化掉。我们在选用冬瓜的时候，取肉要取厚实的部分，冬瓜也要事先用凉水下锅焯水，这样让冬瓜里面的一些杂质去除掉。然后用凉水浸一下，镇一下，这样让冬瓜看起来更晶莹剔透。红曲米本身具有健脾消食、活血化瘀的功效，冬瓜也有利尿、解渴、生津的食养功效。里面加入少许的生姜是祛湿防湿。不过冬瓜做起来虽然简单，但里面包含了很多制作小技巧，比如炒制糖色。为什么用糖炒制呢？糖色炒制出来它的颜色更晶莹剔透，还有它的口感会更加香甜。炒制糖色的时候有几种方法，我们这边就用最基础的水和糖，就是 1∶1 的比例，用小火熬制，当大泡转为小泡，小泡中间消失掉，糖的颜色变成金黄色和金红色的时候就可以了。这个时候我们要加入开水，因为糖色在炒制时，温度是高温，如果加冷水的话，它会立马凝固住。古人说不时不食，所以根据不时不食，以及和夏季人体所需要补充的一些东西，我们加入了红曲、生姜来作为补充，然后复刻这种色如血珀的琥珀冬瓜。《随园食单》最核心最精华的部分就是《须知单》和《戒单》，其对原材料的使用、季节和制作方法是非常考究的。

厨师长

按照中医传统，像《本草纲目》，还有清代医家王孟英的《随息居饮食谱》里面都讲到，冬瓜吃了以后呢，它有清暑益气、利水消肿的作用，所以很适合在现在这个季节吃。甚至进入夏天以后，长夏以后，江南梅雨季节湿气比较重，也比较适合食用冬瓜。做法很多，琥珀冬瓜是其中一种。按照现在的这个成分研究，它里面本身营养成分比如膳食纤维含量很高，达到 0.8%。所以中医传统，冬瓜皮也有一些地方的专家把它用来减肥，开到这个药里面，跟薏仁等健脾利湿的搭配，吃了以后有减肥消脂的作用。冬瓜本身也有这方面的一些作用，再加上它里面含有维生素 E、维生素 C 这一类的，所以应该讲营养价值还是很高的。

朱垚老师

（2022 年 5 月 21 日在新华网直播参与的夏季食疗科普谈）

清明食疗

科普谈

| 解说词 | 每年第一次吃青团又被称为尝春。对江南人来说，只有吃过几颗青团，才算真的吃过了春天。 |

| 主持人 | 古人是十分注重节气的，清明是二十四节气之一，青团是这个时节赋予的一道时令美食。今天就让我们跟随镜头一起探讨青团的制作，了解清明时俗吧。 |

| 解说词 | 在袁枚的《随园食单》里，还记载了青团的做法：捣青草为汁，和粉作糕团，色如碧玉。将艾草取嫩叶洗净，锅中沸水放入艾草，待艾草颜色变成深绿后，即可捞出，过凉水，挤去多余水分，放入搅拌机，加适量冷水充分打碎。把糯米粉和少许淀粉倒入碗中，和面时，将艾草汁分次加入，慢慢调整面团的干湿度。将揉好的面团分成大小均匀的剂子，剂子团成丸子状，用大拇指按压出一个深坑，中间填入馅料，揉捏封口。将包好的青团满入蒸笼，用刷子均匀地刷上薄薄一层油，待水煮沸后再蒸上十分钟，一道色如碧玉、清香扑鼻、香甜软糯的青团就做好了。从色彩到口感，都充满着春天的气息。

几千年来，中国人依然遵循着清明祭扫、踏青的习俗，然而最早的民间祭祖日却非清明节，而是寒食节。因与清明节日期相近，寒食也因此成为清明节的重要习俗。清明时节，无论是大自然中的植被，还是与自然和谐共生的我们，都褪去了冬天的沉闷，迎来春的气息。咬一口青团，尝一尝藏在其中的春天。清明前后虽有祭祖扫墓的伤感，但更不乏万物生长的清新明丽景象。可以说，清明节的实质是通过缅怀先人来迎接更美好的生活。 |

（2021年4月4日在新华云直播参与的清明养生科普节目）

《随园食单》养生膳食

科普谈

解说词　美食是中国人过年的重头戏，每一道菜都蕴含着人们对于新年的期待和祝福。在冬末春初的时节，食用一些美味的食物，不仅能够满足味蕾，还能很好地补益身体。然而，说到中华民族的饮食文化，就不能不提到这位以毕生精力深入研究中国饮食文化的大诗人袁枚。他为后人留下的著作《随园食单》正是自己历经四十多年美食实践的产物。

每个厨师看《随园食单》，每个厨师都有自己的想法，然后我们看《随园食单》也有自己的想法。因为我们做的是"五季"，所以我们会更加契合地把季节性的东西融入里面。　**厨师长**

解说词　在适合过年吃的菜肴里面，羊肉总能占一席之位。羊肉不仅有驱寒助暖之功效，而且羊肉取"洋"的谐音，寓意"喜气洋洋"。那么清朝"吃货"袁枚又喜爱哪道羊肉佳肴呢？

黑蒜醋汁叉烧羊腩，《随园食单》里面就有记载，叫"烧羊肉"。　**厨师长**

解说词　袁枚写"烧羊肉"是切大块，"重五七斤"，然后用铁叉叉着放在火上烧。"味果干脆"的"烧羊肉"，也让袁枚终于明白为什么宋仁宗半夜想吃了。

很多人爱吃羊肉，但这个叉烧羊腩它要选羊肉肋排以外的这一层肉。我们用叉烧（这种）原来的烹饪技法体现出来，就是我个人觉得，从审美、从视觉上面可能让人更加有一种赏心悦目的感觉。从口味上面，它有羊肉那种香味、鲜味。　**厨师长**

解说词　黑蒜醋汁叉烧羊腩的做法，虽然对味道有所创新，但在烹饪技法上仍严格遵循古籍中的方法。

其实《随园食单》它是一本包容性特别强的一本书。为什么说厨师界封它为"圣经"呢？因为它不是刻意刻板地教你去做每一道菜。　**厨师长**

解说词　春节吃豆腐也是很多地方的习俗。豆腐因与"头富"音相似，所以被人们寄予了新年要"富贵"的希望。在历史悠久的随园菜中，也有一道与豆腐有关的经典菜肴——"王太守八宝豆腐"，出自《随园食单》杂素菜单，是清朝康熙时代的宫廷名菜。这道菜用了八类上好的配料做成，于是被赐名"八宝豆腐"。

真正的八宝还是根据地域性、节气性（来选用的），每个季节它的"八宝"定义是不一样的。冬季，我们选用冬菇、冬笋、海参、草鸡肉、芹菜、火腿、贝茸、鸡蛋等一些时令的食材。

厨师长

解说词

这道江浙名菜的烹饪诀窍在于必须用嫩豆腐，以纯鸡汤煨煮。要恰当掌握火候，当豆腐下锅加汤接近烧沸时，即移火烩，使豆腐熟而光洁，不起泡和蜂窝眼，鲜嫩入味。随着一批名厨大师历时数十载的挖掘，一道道传世古籍中记载的美味，终于从白纸黑字变成人们餐桌上的佳肴。

袁枚在《随园食单》的记录过程中，并不一味都是山珍海味，而是很多都是家常菜。比如像（南京）承恩寺大头菜等这些，很多都是随手可得的，或者地方特色。他能够把当时的这种上至官场，下至贩夫走卒，他们的一些饮食以及有价值的地方给生动还原出来。所以呢，我觉得在文化层面，《随园食单》对明清时期的饮食文化和当时的社会发展有研究价值。

朱垚老师

处暑食疗养生

科普谈

主持人　朱老师，您好。

您好。
朱垚老师

主持人　我们知道这个处暑节气是夏秋过渡的这样一个节气。那此时气候也呈现出非常明显的一种特征。在"秋老虎"和冷热交替之下，也容易出现很多的季节病的问题。那同时我们常常说这个初秋时节我们也可以开始贴秋膘了。那对于这些，您有什么好的建议呢？

确实是像主持人讲的，就是夏秋的季节转换，尤其像处暑这个节气（容易出问题）。中国的二十四节气，它的这个时间点跟物候以及大环境都是有相关性的，而且对人体的发病和人体的这个整体状态都有很大的影响。像处暑，顾名思义，到了这一天暑气就断掉了。处是处置的意思，就到这一天暑气就断掉了。但是其实往往到了这一天，中医讲有的时候是时至气已过，或者是时至气未至。所以其实要区别来看，今年就是到了这个处暑的节气，暑气还没有断，还很热，最近这段时间也是很热。本身应该讲它这个暑热之气还比较重，还不完全是到了秋天的"却道天凉好个秋"的这种感觉。所以应该讲还是要根据实际情况来。贴秋膘其实您讲的是我们中国传统的民俗，它一般是指因为到了冬天以后，天寒地冻，人体的这个御寒能力下降，特别像体脂率偏低的现在的一些女性，比较爱美，形体偏瘦。其实讲 BMI 是偏瘦的，这种体脂率比较低的到冬天就不耐寒。其实古人那个时候倒不是形体的问题，而是那时候营养条件不好。特别像贫穷人家，一年都吃不上多少次肉。所以可能本身这个体脂率偏低（的人），到冬天的时候，容易感寒的这种疾病就出来了。所以为什么在秋天的时候，还没有入冬的时候，（因为）这时候物产比较丰富，尤其像一些中国北方地区讲究"贴秋膘"，就这几天一定要吃大肉。立了秋以后，处暑了，这些时间都要吃一些大肉。大肉是什么呢？就吃了一些猪牛羊肉以后，使自己的形体丰满起来，皮下脂肪厚一点儿，这样冬天的时候可能更耐寒，不容易生病。它是这样一个道理。但时至今时今日，我们是否还要进行贴秋膘，那要根据当时的节气来看。
朱垚老师

主持人　就是还是要根据不同地区的具体的气候的现状来。

对。
朱垚老师

主持人　比如说像在咱们南方地区的话，可能还是比较炎热的。那这个时候如果过度地吃一些您说的大肉，那个浓油赤酱的一些东西，也不一定是很合适的。

对，是的。而且本身传统的牛羊肉也上火。因为羊肉温补之性最强，其次是牛肉，猪肉好一些。所以有的时候过度（食用），这个时候非得遵循吃得特别油荤的，一个本身身体不耐受，第二个容易内热重。

朱垚老师

主持人

除了贴秋膘之外，我们刚刚说了，那这个时候也是要润秋燥的。

对。

朱垚老师

主持人

秋燥也是这个时候的一个特征。那我自己就会感觉就这两天特别干燥，然后喉咙呀，就是会有一种比较干、很想喝水的感觉。包括鼻子啊，就是整个五官都非常燥的那种感觉。那这样的话一般会有什么样的调理方法？

按照我们中医传统《黄帝内经》里面讲的叫五季。就是这个春、夏、长夏、秋季和冬季，对应自然界的五种气候。五种气候像春天是以风为主，夏天是以热为主，到了这个长夏是以湿为主，秋天就以燥为主，冬天是以寒为主。秋天本身秋燥，确实是它这个当令之气，所以我们往往看到秋燥当令之气比较明显的时候，老百姓会出现口腔、眼睛、皮肤干燥的这些情况，而且喝水量也比平时多。在这个季节尤其要吃一些滋阴润燥的食物，对人体是有帮助的。这一类的食物其实很多，像我们平时耳熟能详的号称"水中人参"的百合，秋天吃百合就有滋阴润燥的作用。还有按我们中医学对这个物候的认识，其实当令之气生长的这些植物或者是花卉都有作用，比如像桂花。桂花其实除了芳香暖中以外，也有一定作用。像现在夏季还没完全退掉，夏天还没完全过去，莲子这些都有这样的一个作用。一般的百合可以做做甜汤。百合、银耳，这些都是有帮助的。

朱垚老师

主持人

就是现在时令生长的一些植物、花卉，其实把它（们）入馔，也是会有一些益处的。

对，是的。

朱垚老师

主持人

您刚刚提到了就是我们润秋燥的话，要选择一些滋阴益脾的，像这样的一些食材。那不管是中医也好，还是中国传统也好，都非常讲究吃啊，就是养生的过程中。如果您给我们建议的话，在这个初秋时节想要吃一些润秋燥的食物的话，您会建议哪些？或者您有哪些比较推荐的材料？

对的。因为我们之前做的课题组，就南京的这个《随园食单》专门做了研究。《随园食单》其实是清代才子袁枚的一个私家食谱。但是因为它是才子写的嘛，所以读起来别有风味，它这里面有很多关于药膳、食疗一类的食养的一些内容，而且也体现了当时中国传统的饮食文化，里面也包含了很多中医的养生文化。所以我们课题组当时对它进行系统研究以后，就按照我们中医传统的《黄帝内经》里面的五季养生，分为春、夏、长夏、秋季和冬季。像现在我们这个季节是长夏，特别在处暑这个季节，是从长夏往秋季过渡的时候。按照跟五脏的对应，实际上春天对应的是肝，夏天对应心，长夏对应脾脏，秋天对应肺脏，冬天对应肾脏。其实在这个时候，长夏的时候暑热湿热之气还没有完全退掉。秋天的时候呢秋燥，燥气又来袭，这里有一个燥热的兼夹过程。尤其像今年，立秋之后这个秋老虎，老百姓叫秋老虎嘛，还是比较热的。在这里对于脏腑来说既要健脾，然后利湿，同时清暑益气，对于这个燥气，也要通过这种补肺润燥的方法（降燥）。像刚才您讲的，我们在《随园食单》里面选了几道菜，推荐大家现在可以（尝试）去做。

朱垚老师

主持人　您刚刚说了《随园食单》讲了一个五时的养生，我注意到就是有春、夏、长夏，然后秋和冬。为什么这个夏天被辟出来两块儿呢？

它是这样的，我们老百姓传统讲是四季——春夏秋冬嘛，其实它是一个四元论，四元论就是大家比较公认的。还有就是在古代历法以及在我们中国传统《黄帝内经》里面，它是五元论。五元论用我们现在的话讲，实际上是一种五元论的结构，它是跟人体的五脏来进行对应。所以古人认为天人相应，各个季节天气变化的时候，人体也会发生相应的一些变化。像夏天的时候天气热，人体不管是在室内还是在室外（都发热），其实像今年热射病就特别多，也跟高温有关系，所以应该讲人不可能不受到这个物界变化的影响。在《黄帝内经》里面，它有一种划分方法，就是在夏和秋之间有个长夏。长夏有点儿相当于我们江浙这一带的梅雨季节，它以湿气为主，所以强调湿。长夏的饮食一般要利湿，清暑益气的同时要（以）利湿为主，这是它的特点——利湿健脾。而这个长夏为什么叫长夏呢？因为它既有夏天的热，同时也有自身的湿气。而且主持人有没有发现一个有趣的现象，就是二十四节气除以五是除不尽（整数）的。

朱垚老师

主持人　嗯。

对吧，25 可以除尽，24 是除不尽的，20 是可以除尽的。我们在做课题组的时候，在做这个课题专项研究（时），就发现一个很有趣的现象。我们写了好几篇论文，出了一本专著。发现什么呢？就是这个长夏，在中国古代历代的医家和文史学家，还有这个研究历法的，（长夏）它就有三种不同的分法。其中一种认为长夏对脾主化，所以应该是在每个季最后 18 天是长夏。还有一种认为是一年之后，最后那个季节是长夏。但是更多的专家，主流的观点认为就是在夏和秋之间这几个节气多一点，是长夏。大家可以想一下，如果是按四季来分的话，最后这个长夏第五季是比别的要多几个节气的，是这样一个情况。

朱垚老师

主持人

那您今天刚刚说了要给我们推荐几款《随园食单》当中的非遗菜。那这几道非遗菜，我想应该也覆盖了我们刚刚提到的那些初秋的养生的药。润秋燥也好，贴秋膘也好，或者就是我们处暑的一些时令的时俗也好，那第一款您给我们推荐的是什么菜呢？

第一个呢就是刚才像主持人讲的，秋天的时候贴秋膘。其实这个时候，像今年就不一定要吃得特别荤。我们推荐的第一款，就是《随园食单》里面的一个经典名菜，就是扁豆。它的传统方法是用肉汁来做，叫肉汁扁豆。本身它既能补充一些蛋白，同时也有清暑益气的作用，非常适合现在这个季节交替的时候吃。再一款就是《随园食单》里面记载的，叫做太兴孔亲家野鸭团。这个名字很有意思，我们在研究《随园食单》的过程中，发现它的菜名长到七八个字的，短到一两个字的，都有。像这个太兴孔亲家野鸭团呢，孔亲家指的就是袁枚的亲家公，这个亲家公姓孔，是当年的扬州的江都知县，后来（袁枚）跟他结了亲家。他家在太兴，擅长做这个野鸭团，就是拿野鸭肉把它做成这个肉团汤，很有特色。所以这个季节吃。（吃）鸭肉本身也是南京的一个地方习俗，南京是鸭文化之都，其实一年四季都可以吃。鸭肉按照《本草纲目》记载，它本身有补肾阴的作用，现在秋天（吃）也有滋阴润燥、补血益气的一个作用。秋天的野鸭团，这个鸭子可以做，这是一道很好的菜。最后还有一个甜品。甜品也是符合现在这个当令之气的，处暑的时候可以做，就是这个桂花莲子芡实米。芡实米又叫鸡头米，也是江南水乡的一个特色，它是睡莲的种子，也是一个很好的药食两用的食物。这个季节这几道菜应该讲还是很有特色，大家可以在家做了来品尝。

朱垚老师

主持人

那我们就先看一下您刚刚说的第一道菜，叫肉汁扁豆。它的做法啊，听起来也是非常适合在家里面做的一种家常菜。

对。

朱垚老师

主持人　　那我们现在来看一下，让我们的厨师来制作一下。

主持人　　朱教授，我们刚刚看了肉汁烧扁豆这道菜，那您刚刚也说了它是比较适合我们用来贴秋膘的一道菜。那其实您也说了，贴秋膘它是一个民间的说法。那有些人就会想说，那我这个时候多吃一点大荤大肉的东西，是不是就是把这膘给贴上了？那其实我们知道贴秋膘也是不能乱贴的。您对我们会有哪些好的建议，或者说有哪些习惯或者是关于贴秋膘的错误的认知，您给我们纠正一下。

对的。随着我们国家的发展，现在大家的饮食结构跟30年前，跟50年前，甚至100年前（比），其实发生了很大的变化。像我们长期从事临床工作，现在发现就是近一二十年，很多患者，包括甚至一些青少年儿童，形体偏胖的比较多，跟我们现在的营养条件好、饮食结构的改变有很大的关系。理论上讲，可能在今时今日这种情况下，在营养相对比较均衡甚至过剩的情况下，不一定要特别贴秋膘，这是一方面问题。尤其有的人形体偏胖，可能像现在讲体重指数BMI都已经超了，亚洲人（正常）为18~24，26是肥胖，有的人已经二十八九了，你还要再贴，其实没必要，他的体脂率已很高了。其次再一个就是我们从季节，中医讲三因制宜，因时、因地、因人养生来看，这个季节的时候，可能本身今年秋天也没有特别凉，冬天甚至是暖冬。往往在这个时候，就现在处暑这个节气，可能夏季的暑热还没过，在这个时候过度地吃这些大肉，因为我们中医传统有一句老话嘛，讲这个"鱼生痰，肉生火"，假如过度地吃牛羊肉，尤其前面我们讲的羊肉本身热性也比较大，甚至（吃）热性更大的狗肉，比如我们江苏沛县的狗肉，身体壮实的，吃了以后可能火热之气更强，更容易上火。尤其在秋燥的时候。燥字就有一个火字旁，对吧？夏天暑热又没有过，秋燥又来了，那这时候更容易上火，所以不能盲目地贴秋膘。要客观地看待这个问题，要根据自己的形体，我们中医讲的根据自己身体的情况，中医里叫做因人，辨证是因人而异。再有就是根据我们现在这个气，这个大环境情况，中医叫这个为因时。还有传统讲的因地，地其实分南北，可能北方天冷得比较快，这个时候（贴秋膘）是可以的，但是南方比如两广地区，比如港澳台，可能这些地方温度还比较高，这个时候再按照这个习惯肯定是不太适合的。其实我们在研究民俗的时候，就发现很多民俗其实是有地域性的，就在这一块儿，过了这一块儿，可能就没有这个习惯。所以包括广式凉茶，南方的江浙一带冬季进补用膏方，北方可能是用丸剂进补，都跟地域有关系，还是要科学地客观地认识这个问题。所以我们中医讲三因制宜，就是因时、因地、因人（制宜）。

朱垚老师

主持人 就像您说的，我们还是应该因时、因地、因人，就是根据自己的具体情况和我们所处的地区这样一个情况来进行季节性的进补。

对。

朱垚老师

主持人 我们刚刚说了这个贴秋膘的事儿。我想到这个初秋时节或者处暑时候吃荤菜这个习俗，然后我想到了在我们南京，处暑有这个吃鸭子的食俗。我又查了一下，其实不仅仅是南京，在北京好像也有这样的一个习俗。今天您刚刚给我们讲的这三道菜，其中有一道也是跟鸭子有关，用鸭子来入馔的。那我们在这个时候吃鸭子，是不是也是有讲究的？

对的，其实南京号称"鸭文化之都"，光是这个鸭子的做法就有十多种。可能甚至我们当地人也都没吃过这么多（做法）。比如像传统的盐水鸭、板鸭、桂花鸭、油烫鸭、麻鸭、酱鸭等等，还有烤鸭，应该讲做法非常多。李时珍也在《本草纲目》里讲了，认为鸭子夏天吃有补肾阴的作用。羊肉嘛，冬天吃补肾阳。都有补肾（的作用），但是可能夏天吃羊肉就非其所宜，有点儿容易上火。但是夏天和秋天吃鸭肉都是非常合适的，一年四季也都可以吃。因为南京这个地方本身资源丰富，鸭的资源丰富，也有饲养的，所以可能一年四季（都）可以吃上。有些地区不在水网之乡，它可能不产鸭子，所以会少一点儿。比如像北方，北京的这个烤鸭，它都是田鸭、旱鸭子，所以可能皮比肉更好吃，而南方的可能吃肉（更好吃）。其实这个鸭子在古代，尤其像野鸭子叫"凫"，鸟字头，下面（一个）"几"，叫凫。然后这个最早，吃鸭的文化是春秋战国时期就有了。我们研究《随园食单》，到了清代的时候比较盛行。从雍正（帝）那时候开始，皇帝吃饭，每天都要吃三只鸭子。而且在宫廷宴里的鸭子很多，有什么八宝鸭、全丝鸭、晶莹鸭，还有像燕窝炖鸭丝，很多种做法。所以其实鸭吃得还是很广的。南京现在是不同的制法，菜市场也可以随时买到，从超市里面买了以后回来可以做。所以应该讲鸭肉在这个处暑吃还是非常合适的，本身它偏于滋阴。而且鸭肉，中医传统讲尤其有这种益气养阴、补血的一个作用。它本身还有一定的补肾作用，从脏腑角度来讲，所以还是非常好的一个推荐。

朱垚老师

主持人 就是它既可以补肾，像您说的，就是有滋补的效果，同时也不容易上火，所以也是比较滋阴益脾的一种食材。您刚刚说我们今天要做的这道菜是叫孔亲家鸭团吗？

对，野鸭团。

朱垚老师

主持人　那这个是用您刚刚说的野鸭肉去煮。

对，野鸭肉。辅料里面用到一些像荸荠，就是这个马蹄。实际上荸荠也是中药。在清代医家王孟英的《随息居饮食谱》里面，他就讲到这个雪羹汤，就是认为荸荠有化痰的作用，化顽痰、老痰。拿荸荠来炖，配别的药食同源的食材。荸荠本身它有化痰的作用，也有滋阴润燥的作用。再有加香菇，香菇传统叫香蕈，现在药理研究，它有提高免疫的作用。香菇传统有健脾、补肾、解毒的作用。这几个药食同源的食材放在一起，都是非常好的，既是食材，也有营养价值。

朱垚老师

主持人　同时这个香菇啊，荸荠啊，感觉作为辅料来说，都是有提鲜的效果。

对。

朱垚老师

主持人　所以这道菜应该是又好吃，对我们的身体也非常好。那我们现在就看一下这道野鸭团的做法。

主持人　朱老师，我们刚刚看了前两道菜，实际上都是比较荤一点的，都是荤菜。一道是肉汁扁豆，还有一道是那个野鸭团。然后我注意到您给我们推荐的第三道菜，它是一道甜品，叫做桂花莲子鸡头米。这个鸡头米，我想其实很多人跟我一样都不是很熟悉。我们经常听到鸡头米，其实它就是芡实。虽然经常听到这个名字，但可能我们在家里面做得不多。您刚刚也介绍了，它是滋阴润燥的一道菜。那能不能请您给我们科普一下，我们在这个时候为什么会选用鸡头米和桂花莲子一起来作为一道甜品的制作原料呢？

鸡头米呢，其实是老百姓对这个食材的称呼，江浙一带也有叫鸡头果的。鸡头果实际上是睡莲的种子，它那个小的种子很硬。所以我记得在我们小的时候，大家玩打竹炮，就是拿芡实的种子，叫鸡头果，放在里面，然后推，它很硬。实际上它入药的时候，中医叫芡实。芡实其实有很多作用，我们药典上也记载了，芡实本身有补肾、涩精、止遗、健脾、利湿的作用。我们南京中医药大学的首届国医大师周仲瑛周老，他有一张经典方，也是古方里面的，叫加减水陆二仙丹。在宋代的古方水陆二仙丹的基础上，用这个方子加减以后，来治疗一些女性的妇科病、男性的男子遗精等等。水陆二仙丹这张方子其实最早只有两味药，水陆二仙嘛，一个就是水里面长的，就是睡莲的种子——芡实，另一个就是山上、树上长的金樱子。金樱子、芡实就是两味药。它们本身有涩精止遗（的作用），对女子白带过多，男子白浊、遗精等等都有很好的作用，补肾作用很强。老先生在这个方子上加减用药，治疗一系列的肾脏性疾病，效果都很好。其实从这个药就能看出来，

（鸡头米）在我们中医临床上既是一个非常好的药用的药，同时它也是食材。像江浙这一带民俗里面，我们考证在苏州本身就有这个习惯，它既产芡实，同时苏州民俗里面也有芡实打鸡蛋，就是拿这个大的芡实煮了以后跟鸡蛋打在一起，口感也非常好。我们在做这个课题研究，在《随园食单》营养价值研究课题里面，我们就看到在清代的时候，大才子袁枚他的私家食单里面就记载了芡实的做法，也讲到这个季节吃芡实是有帮助的。然后我们在做传承研究，这个非遗传承里面就做过桂花莲子和芡实（就是鸡头米），放在一起相当于是一道甜品。它实际上是蒸熟的，口感也很好。桂花呢，本身大家知道八月桂花香，秋天本身就是桂花的季节，当令的季节。桂花它本身也有疏肝理气的作用。我们中医传统的花类药都有疏肝理气的作用，比如像玫瑰花、绿梅花、白菊花，但是也各有差别。像我们国医大师周老的三花饮，比如像玫瑰花，玫瑰花有养肝血、调经的作用，绿梅花有疏肝理气、解郁的作用，杭白菊除了疏肝理气以外，还有养肝明目的作用。这里面桂花本身除了疏肝理气以外，还有和胃止痛的作用。因为桂花是黄色，所以传统讲有入脾胃，和胃止痛的作用。所以桂花配上莲子，莲子是指莲子肉，莲子肉本身也是我们中医传统讲的药食同源的食材。本身莲子肉既健脾又补肺，刚才我们前面讲的，在秋天这个季节补肺有润燥的一个作用。正好长夏之气往后延，暑湿还有，所以莲子也有健脾利湿的作用。莲子本身是水里面长的，再加上睡莲的种子，就是芡实，所以整个这道菜应该讲，对肺、脾、肾三脏都有补益的作用。

朱垚老师

主持人　都兼顾到了。

对，其实从中医意义上讲是非常好的，既是餐后的甜品，同时也对人体有一个调补作用。

朱垚老师

主持人　嗯，就可以说是一道非常适合现在去吃的时令的甜品。

对。

朱垚老师

主持人　那我们现在就看看它的做法吧。

主持人　朱教授，我们刚刚看了这三道非遗菜，然后讲了这么多，也提到了一个药食同源的问题。其实刚刚的这三道也可以说是药膳吧，其中也蕴含着很多我们的中医文化、中医知识。刚刚开头也提到了，不管是什么样的季节，其实我们都会有一些就是相对应的季节性的小方，可以开给我们一些来咨询的市民。比如说有的时候，就是盛夏的时候，我们也会有一些三伏贴呀，或者是秋冬时候的膏方啊。这些都属于时令性的一些方子。

对。

朱垚老师

主持人

那像在处暑节气的话，我们是不是也有这种类似的方药？

也有，其实我们在学校做很多年我们国医大师周仲瑛教授的这个学术思想研究和传承过程中发现，我们周老呢，他经常会给患者除了用药以外配合开一些茶饮方，其实很方便，很多茶饮方简便效廉。比如像以前我们在做节目的时候讲过，女同志经常喝的。我们周老认为，女子如花。古代中药里面就有很多花药，就比如像三花饮，女同志可以长期喝。再有就是像高血压、高血糖、高血脂，我们老先生会开一些三叶饮，比如像桑叶、罗布麻叶、银杏叶，有降压、降糖、降脂的作用。像这个节气呢，我们是推荐，也是我们以前通过系统研究，包括大数据挖掘以后，就发现老先生他补肾的时候会用一些子类的药。所以现在这个节气，按照春夏秋冬四季对应着生长收藏，如果对应五季就是生长化收藏，入秋以后呢，渐渐到了秋收冬藏的季节。这个时候前面我们讲过，既要用一些健脾的，同时要用一些润肺的，还要用一些补肾的。我们推荐老年人用一些这种口感比较好的代茶饮，像三子饮。比如现在这个季节可以用白莲子，就前面我们刚才的食材里也用到这个，（用）白莲子泡茶喝。再有桑葚子，桑葚子本身有收涩、补肾，同时也有益气固表的作用。再有就是枸杞子，枸杞子在我们中医传统古籍里面，药典里面都讲到了，它是偏于滋阴的，本身还有补肾阴的作用。所以像现在这个季节，这三种本身比较好的果实类的，泡了以后口感比较好，没有什么特别大的味道。如果再想口感更好一点儿，再放点儿冰糖也可以。这个（茶饮）泡完了以后，还可以把它吃掉，对身体是有帮助的。

朱垚老师

主持人

那如果您给我们推荐的话，会有哪些汤剂或者是丸药是比较推荐我们现在去吃的呢？

就正常情况下，像刚才前面讲的像三子饮，大家也可以去泡，代茶饮。我们中医传统在这个季节，为了防止进一步出现秋燥，会用一些滋阴润燥的。像我们传统方剂里面有沙参麦冬汤。沙参麦冬汤其实不单是中医传统滋阴润燥的方剂，补养肺胃之阴的，它本身口感也比较好。单独拿沙参麦冬代茶饮也可以，也可以把它稍微用养生壶煮一煮，也是很好的。还有，如果这个季节出现一些干燥比较明显，除了眼干、口干，甚至出现腔道的这种阴液不足，我们中医讲出现便秘，可以用我们讲的增液汤，清代医家吴鞠通的增液汤也可以。增液汤也不难喝。增液汤是小方，就三味药，里面有玄参，玄参也偏于补肾阴的；然后生地，偏于养阴、养血的；然后再加上麦冬。煮了以后，作为小方在秋天的时候滋阴润燥。增液汤偏于补肺胃之阴和肾阴，所以应该讲这些都是非常好的。还有就是我们讲的中医传统的这个经方，1800 年前东汉医家张仲景的《伤寒杂病论》里面，经方里面，有（个）小方子，两味药的，就是百合地黄汤，就是百合和地黄，我们建议天气热，用生地，还有凉血的作用，煮一煮代茶饮，这些口感都非常好，也是小方。在秋天的时候，就现在处暑这个节气，暑热未退，秋燥已来，还有滋阴润燥的一个作用。

朱垚老师

主持人　谢谢朱教授的精彩科普。今天我们不仅仅是听朱教授给我们非常详细全面地科普了在这个处暑节气的一些中医上的养生要诀，那同时我们也学到了三道又健康又好吃的菜肴。今天大家不妨晚上下班之后回去，根据朱老师给我们的这些建议和刚刚（分享的）烹制的小贴士，大家烹制起来，一起度过一个健康又舒适的处暑节气。本次直播到此结束，谢谢关注，再见。

（2022 年 8 月 18 日在新华云直播参与的处暑食疗养生中医科普节目）

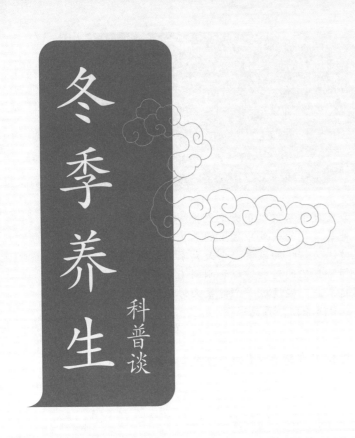

冬季养生

科普谈

问题　冬季该如何养生呢？

按照我们中医的观点，春夏秋冬对应生长收藏，如果按五季有长夏则对应生长化收藏，所以到冬季的时候阳气潜藏进入人体，在这个时候冬天跟五脏对应，按照肝心脾肺肾，冬季与肾对应，传统讲以固护肾阳为主。所以这时候最常见的，大家可能会有的一个误区就是冬天适不适合户外大量的剧烈运动。其实按我们中医来讲，可以运动，但是有时候外面温度太低，大量运动毛孔开泄，阳气过于开泄以后呢，再加上出汗，风寒湿一吹，可能会引起自身的一些问题、疾病。所以冬天建议，第一，锻炼就不宜出汗太多；第二，如果有条件，就室内锻炼，会相对好一些，户外锻炼尽量要赶到白天，太阳升起来以后，正常的像光合作用（比较强）、氧气含量比较高的时候，不宜在天亮之前，或者是夜晚。

朱垚老师

问题　在进补养生过程中有什么注意事项吗？

冬季进补，其实这个传统讲的"入冬进补，开春打虎"，古人非常注重冬季进补。因为中医传统它有很多补益气血的药，或者是以此衍生出来的药膳或者食材，大部分的偏温。你在别的季节吃完容易上火，冬季的时候本身天寒地冻，这个时候哪怕吃一些热量比较高的食物或者一些偏温的药膳，吃下去不但起到补益作用，而且不容易上火。所以冬季是进补的一个非常好的时令，而这个时令呢，中国老百姓传统讲的进补都是以食物为主，以吃为主。这个时候按照我们研究的一些民俗，立冬以后，小雪、大雪以后，其实老百姓有很多民俗都是以吃为主。但这里面大部分围绕两类，一类就是讲的像这种高蛋白饮食，比如肉类的像灌的腌制品，像小雪腌肉、大雪腌菜，像这种腌制品；包括像羊肉锅，台湾的四物鸡，本身补血的这些，然后还有大陆的各地的，像安庆的瓦锅鸡等等，这些都是进补比较好的佳品。尤其还有羊肉这一类的，冬季属于温补、补肾阳的。还有一类就是像主食里面热量比较高的，比如像冬季很多地区有这个习惯，就是在小雪或者立冬的时令吃乌米饭。实际冬季进补，一个就是讲因时而异，再有我们中医常常讲因人而异。总的原则是可以适当吃一些大肉，高热量的，包括像一些主食，也是以这一类的热量比较高的为主，相对会好一些。

朱垚老师

问题　从中医角度来说，寒冷的冬天如何正确保暖？

现在时令的话，其实老百姓的这种民俗里面就包含了中医养生的一些观点，像传统讲的这个，还没有到冬天的时候，到秋天的时候，有"春捂秋冻"（的说法），对吧？实际就是指春天的时候，衣服不能脱太快，因为之前天寒地冻，经过一个冬天，地面比较寒，温度比较低。你脱太快了，虽然相对来说空气温度高一点呢，（但）脱太快以后寒从脚下起，容易受凉。按照一年四季的这个道理，冬天主要固护阳气，以保暖为主，一般出去的时候特别在温度低的时候，大家肯定要做好防寒保暖。比如像戴帽子、围脖了，因为我们人的颈部有很多穴位，比如像颈部后面的风池、风府等穴位，在冬天的时候吹了风，容易出现脖子的僵硬，或者是吹了风以后出现头痛，这些对人体的还是有影响的。再有呢，有些女性可能体质偏寒，所以像一般的正常情况，她本身（即使）不是冬天的时候，可能还会有痛经、宫寒这一类的。所以像这些（人）可以贴一些脐贴或者暖宝宝。平时也要保证手脚的这个温暖，比如戴手套这些。真要是没有戴又在户外活动，如果凉的话，要搓一搓手，促进血液循环，尽量避免因这种长时间的暴露而冻伤等等。因为一旦形成冻疮，有时候反复也比较难以处理，所以一般就是以固护阳气、冬季保暖为主。

朱垚老师

（2020 年 12 月 11 日在新华云直播参与的冬季养生中医科普节目）

春季养生

主持人　春捂到底怎么捂？来看看春捂的正确打开方式。一年四季中气温变化最无常的季节就是春季了。大家有没有这种感觉？这个时段经常是刚脱掉秋裤，发现降温了，重新穿上保暖衣；中午又升温了，阳光普照。俗话说，"春捂秋冻不生杂病"，很多人不以为然。其实从科学健康的角度来说，捂一捂是有必要的。中医内科医生教你如何捂出健康。

问题　什么叫春捂？为什么需要春捂？

春天的时候呢不能把衣服脱得太早，适当的要保暖。因为这个按我们中医医理讲的就是经过冬天以后呢，它地面的温度还没有上来，寒从脚下起。虽然有的时候春天天气稍微有点回暖以后小阳春，但是有时候会温差比较大，春寒料峭嘛，所以有时候脱太快了，容易出现一些风寒类的感冒，或者导致免疫力下降和其他的一些疾病。
朱垚老师

问题　什么时候开始春捂是最合适的？春捂一般要捂多久？

一般正常情况下，它按照这个节气的划分，春捂的话呢，应该是这个立春开始就要注意。按照传统的九九嘛，到了立春以后，基本上到了九九的后半程。像前不久这个惊蛰之前，"二月二，龙抬头"之前就是九九的最后一天了。然后，立春之后就应该开始注意，因为这是季节交替的时候，本身就容易出现外感风寒。到什么时候截止呢？这个其实没有定数，但一般理论上讲，到了三月以后，尤其在惊蛰之后，后面天气渐渐回暖的日子比较多了。适当地可以在温度确实高的时候，随着温度及时增减衣物，也不一定盲目地说一直要春捂。
朱垚老师

问题　春捂该怎么捂，哪些部位需要重点捂？

这个春捂的部位，其实问得很好了。就是一般正常情况，按照我们中医讲的，不管是成人还是小孩，他这个保暖的时候，一般是肚腹要暖，手脚要凉。在春天的时候，第一个，整体衣物不能减得太快。第二个，一般尤其像有脾胃系统疾病的患者，正常情况胃脘部脾胃要保暖；有肠道疾病的患者，下腹肚脐以下这些都要注意保暖；有一些女性本身体质偏凉，容易痛经的，这个少腹部我们讲肚脐以下也要注意保暖，所以肚腹部要注意。再有就是后背部颈部，像这些地方我们中医传统讲风池、风府，很容易受凉。春天脱得太快，前面一天还围围巾，第二天出去爬山就把围巾拿掉了。吹风了以后就会出现颈项强直了，或者有时候受了风寒以后，就开始出现发热、发烧的这些症状。所以一般像颈部、后背、肚腹部这些需要保暖，四肢呢这些地方问题不大，（它们）本身也比较耐寒。
朱垚老师

（2022年3月10日在新华网直播参与的春季养生中医科普节目）

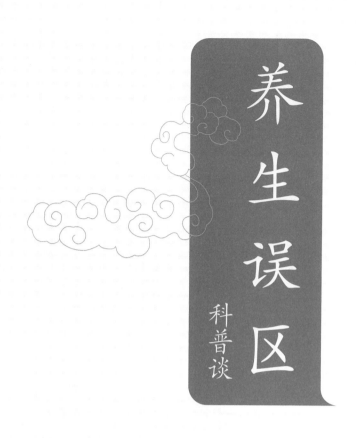

养生误区
科普谈

中医是我国的传统医学，但很多人对中医的理解存在不少误区，比如认为中医就是吃中药，养生都是老年人的事等等。其实这些想法都是一些误区。让我们一起来看看医生是如何解释的吧。

问题

当代年轻人对中医了解不是很多，很多人觉得中医即养生，那从专业的角度来看，到底什么是中医呢？中医属于哪种学科呢？

中国老百姓认为中医就是养生，其实是一个误区，为什么这么讲呢？因为其实跟现代医学相比较呢，它把整个疾病的发生发展以及治疗预后，分成三部分。对于疾病发生之前，西医学叫做预防医学。其实这个部分中医学自古就有，如养生防病等，它这个部分有点相当于预防医学。再有发生以后，西医对一些疾病的治疗，像现在讲，西医可能外科这块儿比较强，很多都主张外科手术。我们中医主要内科这一块比较有特色，所以有的时候通过针灸、中药的干预来治疗疾病。这个是治疗学部分。而对于疾病之后，康复学部分，其实西医和中医它都有关于康复的（方法）。所以我们中医传统有一个理念叫做治未病。这个"未"是没有发生的意思，就是指未发治病。这个治未病的理念，它其实是包含了我们中医学传统讲的"未病先防"，那就是所谓的养生和预防医学的范围。"已病防传"就是得病了以后，防止它进一步地再出现并发症和一些转归。再有就是"病后防复"，是疾病之后，防止它再复发，属于康复医学的范围。所以中医学其实不仅仅是养生，养生只是其中一部分。

朱垚老师

问题

有人觉得中医治疗周期长，疗效慢，那什么类型的疾病适合看中医呢？

传统治疗极危重症包括传染病应该讲还是很有疗效的。大家有时候觉得中医可能只能治疗慢性病，这其实是一个大的误区，它对于一些急性病往往效果也很好，只要辨证对应的话。

朱垚老师

问题

当代人愿意看中医，是因为觉得西医中的很多药存在一定的副作用，而中医不会有副作用，这个想法正确吗？

中医学其实有毒性药物，我们一般正常情况特别像一些国医大师、名老中医，他们治疗一些急危重症或者疑难杂症、恶性病的时候，也会用到一些毒性药。但是有比较严谨的用法，而不是随便乱用的。而中药大部分是药食同源的，所以安全性还是非常高的。实际上应该讲呢，其实很多东西是大家对中医的一个误区。中医传统它为什么要组方？组方的过程，我们有中医药大学，都有方剂学这门课，它就是教学生如何组方以及组方的特点。就是讲有些药物可能多少有一些毒性，但是它治病的时候需要用到。可以通过别的药物来减毒增效，减轻它的毒副作用，增强它的疗效，把它的毒副作用压在最低的一个水平，甚至完全没有毒副作用的释放，主要突出它的药效。

朱垚老师

问题　很多年轻人认为中医养生是老年人的事，显然这个想法是不对的，那中医里有哪些适合年轻人的保养药方呢？

一定程度上讲中医这个养生的概念，它是养护生生之气，其实相当于现代医学的预防医学。尤其在城市工作节奏比较快，很多年轻人熬夜了，工作压力大了，甚至出现一些情志心理上的疾病，最后身心同病导致一些内分泌失衡的情况了，一些女性月经出现异常了，这个病我们看得都很多。所以其实并不是说年轻人现在年轻扛得住，我就不需要养生。养生其实是一种健康的理念，就是在你没有发病之前，去预防疾病，然后去把身体调到一个最好的状态。

朱垚老师

问题　最后一个问题，传统概念里，中医都是岁数很大的医生，像您一样年轻有为的中医比较少。在您的工作中，会有人因为您看着很年轻质疑过您吗？对于"中医越老越吃香"这句话，您有什么想说的吗？

那其实临床疗效是中医第一生命力。任何一个医生，不管什么层级的，都要为患者尽力而为。就像我们自己十几年前上门诊的时候，对第一个患者印象很深，她是乳腺炎发烧来的，我们给她开了几服药，她吃了以后退烧了。后面她不但自己来看病，还带着家里亲戚来看病。所以我们觉得通过这些事情，也反映出患者有的时候不单纯就是把年龄来作为选择医生的标准，可能更重要的是你能否解决问题及实际疗效。可能不同医师的水平高低不一样，但是这种对患者认真服务的态度精神应该是要秉承，用这样的信心去给患者做治疗。

朱垚老师

（2021 年 11 月 8 日在新华云直播参与的养生误区中医科普访谈）

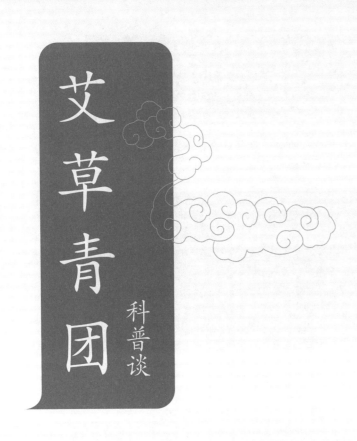

艾草青团

科普谈

主持人

青团是江浙一带在清明的时候流行的一种传统美食，到现在已经有几千年的历史了。我们也请朱老师跟大家分享更多的关于青团的知识。

青团本身也是中国传统的特色小吃。我们最近也是把很多中国传统的民俗进行整理，就发现里面很多呢有我们一些专家从医药的（角度）指导过的痕迹。比如像清明时节，传统吃青团也是江浙这一带的民俗。它本身选的这个材料一般是用艾草。艾蒿，传统讲艾也是中医传统的经常用的一个，既是药材也是食材，所以青团是以它为食材的一个很典型的代表。在清代医家袁枚的《随园食单》里面有提到关于青糕、青团的制作，但是里面有的没有完全写，就讲到用这个青草了。对，"捣青草为汁，和粉作糕团，色如碧玉"。他就（用）这么一句话讲了这个问题。因为实际上袁枚的这个《随园食单》呢，成书年代是在清代，所以当时已经有这样的习俗了，而且是蔚然成风。在中国传统认为这个东西跟清明节祭祖有一定关系。有很多传说，有的认为是跟祭祀古代的先人有关，这个用大鱼大肉就很不合适，因为先人很多就讲究节约，所以就用一些艾草，或者其他的一些绿叶子的这些。然后把它取汁了以后，和这个糯米（粉）来做，有的有馅，有的没有馅，久而久之就形成这样的习俗。其实我们现在看啊，在这个节气有这样的习俗，其实对老百姓身体是有帮助的。中医传统我们考证过，春天立春的那一天，吃春卷是从南北朝时期就开始流行的，那个时候吃春卷叫五辛盘，就五种辛辣刺激的东西，吃了以后，升发人体的阳气，可以提高免疫力，至少保证你在流行病发作的时候，比如春季不怎么得病，所以那时候叫咬春。小朋友，你有没有谁在家乡做过青团？

朱垚老师

小朋友

做过。

主持人

你用这个模具做的是什么呀？

小朋友

做青团。

主持人

青团在你们那儿也叫青团吗？

小朋友

清明果。

是有清明果的传统说法，因为（它）是在四月四清明前后，既可以用来祭祀先人，同时也是有保健防病作用的一个膳食食疗，是很好的一个民俗食品。他们当地叫清明果，有的叫艾草团子，有的叫青草团子，很多叫法。而且这个模具做出来看着就像《随园食单》传统上说的青糕。

朱垚老师

主持人　清明时候的一些食俗啊，它通常可能会偏这种冷食。因为我们知道就是清明节和寒食节离得很近。我们不仅会在这个时节去祭祀祖先，也会出去踏青、春游。

中医传统讲的，为什么这个时候要出去踏青？其实也是有民俗的，同时也有中医的道理。《黄帝内经》里面记载，冬天的时候，冬三月是阳气收敛，整个体内浊腐之气比较强。所以到春天的时候，很多民俗和习惯都是为了提高人体免疫。其中有一个叫春三月的时候要发陈，所谓发陈呢，《黄帝内经》原文里面就讲到了"广布于庭"，（意思）就是要多出去走一走。同时，我们中国传统的民俗里面，像吃春卷，立春的那天吃春卷，叫咬春；四月四这一天吃青团，叫尝春。它其实都是把一些对身体有帮助，能够提高免疫的这些药食同源的做在食物里面，形成民俗性的特色的这些小吃，对大家的身体健康有帮助。春卷你有没有吃过？春卷好吃还是青团好吃？

朱垚老师

小朋友　青团。

主持人　你为什么喜欢吃青团呀，是因为它黏黏的软软的，对吗？

口感不一样。因为其实在南方，春天大部分都传统叫（吃）五辛盘。它起源于南北朝时期，有五种辛辣的，比如像什么葱、蒜、韭菜、香菜等。虽然现在（春卷）馅料有改良，可能有些小朋友吃的话，特别是像他这种小小朋友，那个面皮炸了以后，还比较硬，不像青草团子，糯米做的。本身糯米有补脾胃的作用，口感也比较好，特别是做成这种甜口的甜馅的，小朋友吃起来会比较好。你知道青团为什么颜色是绿的吗？颜色绿的，又叫青团，是因为它里面有艾叶，中医传统叫艾蒿。艾叶本身是一个药食同源的药。像这个季节，我们中医传统讲艾叶有几种作用：一种就是讲它有温经散寒的作用，同时有止血安胎的作用，所以妇科里面用得很多。比如像中医传统经典方胶艾四物汤，（就是）专门止血安胎的，还有一定的止咳平喘的作用。现代药理研究（发现）还有抗过敏、消炎等作用。所以古人就把艾叶榨成汁，然后跟糯米（粉）和了以后，在这个季节吃，也有消炎、抗过敏、解毒、提高免疫的各种作用。

朱垚老师

主持人　而且从风俗上来说，好像艾草还有一些驱邪的作用。

对，四月四吃青团，五月（初）五后面就到端午了，正常情况是挂艾叶、艾蒿。（端午节）吃粽子嘛，它也有这样的作用。

朱垚老师

主持人　　　　　朱教授，刚才我们了解了青团的一些文化，还有历史的一个沿袭。
那关于清明时节，有没有什么知识要跟我们网友分享一下？

清明其实是中国传统的几个大节之一。因为像刚才主持人讲到的，寒食节跟它合并了以后，比如像以前是为了纪念介子推的，但两节合并了以后，它渐渐成为寻常老百姓祭祖的一个重要节日。但实际我们考证过，也很有意思，其实大家想想看，这个祭祖上半年下半年都可以，为什么非得放在上半年？因为你看在南京地区，它就是冬至的时候是大节，也有烧纸祭祖等习惯。正好这清明呢，前面过了惊蛰，百虫而出，所以是祭祖的这种大活动，然后全家一起出动，让你也出去活动活动。所以古人设置节日，包括清明都是为了一个主题。不管这个节气是什么东西，或者做什么样的活动，都是为了让你更健康。

朱垚老师

（2021 年 4 月 2 日在新华云直播参与的清明习俗中医科普节目）

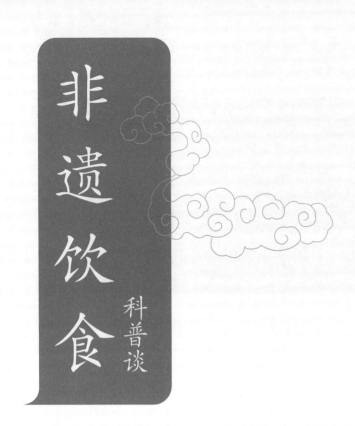

非遗饮食

科普谈

问题　　　　做《随园食单》当中的非遗菜式研究的灵感源自哪里？

《随园食单》是我们南京文化之都必读的 24 本传世名著之一，而且也是这里面唯一一本跟食疗养生有关的专著。这本书是清代才子袁枚的一个私家的食记。我们是做临床、教学、科研，课题组有这样一个成果叫"五季随园食单"，系统地向大众推广《随园食单》的一些饮食特色。

朱垚老师

问题　　　　研究中不仅围绕药膳制作本身，还对中医药食同源、五季养生的概念进行科普，科普的意义是什么？

我们中医学其实不管是治疗，还是平时的养护，它都讲究一个大的原则，叫三因制宜。三因制宜里面就讲到因时、因地、因人，就像我们中国人的饮食习惯，春夏秋冬各不一样。其实传统的《黄帝内经》里面，把老百姓讲的四季实际上是分为五季，即春、夏、长夏、秋、冬，分别对应着外部环境的五种不同的气候，不同的季节采用不同的食养方法。随着我们课题研究的深入，把《随园食单》它的食养价值进行系统挖掘以后，我们觉得更有必要按照原书本身就带有的中医学的三因制宜的原则来进行划分。在这里面，我们就按照五季来把这个食单重新划分。推荐大家在不同的季节可以做《随园食单》里面的这些不同的菜式。

朱垚老师

问题　　　　作为中医师，在日常问诊的过程中，会不会推荐患者以药食同源的理念来调理身体？

药食同源，对于我们来讲是中医学的特色。往往都是在患者患各种疾病之后，中医学都有一些特色的膳食护理方案，涉及我们中医学的食疗和药膳两部分。食疗，可能它这个食物本身带有一定的治疗作用，药食同源是其中最典型的。临床上经常也会根据患者的身体状况推荐一些。夏天可能湿气比较重，就建议患者多吃一些健脾利湿的食物。在做完这个相关的《随园食单》研究以后，我们可以直接拿来对患者进行推广。

朱垚老师

问题　　　　您和您的爱人都是中医师，在家里是否也会根据《随园食单》来烹制美食呢？

我爱人她本身也是临床专家，也是课题组成员。我们自己平时做菜的时候，也会受到我们研究的影响。去年过年的时候，我们家的年夜饭里面有一半的菜式其实是按照《随园食单》的菜式做的，我们也希望在进一步深入研究的时候，可以把《随园食单》里整套的菜式推出来，让更多的老百姓可以去尝试、去做。这样既是文化的传承，也是中医养生的这种体验的推广。

朱垚老师

（2022 年 8 月 17 日在新华云直播的《随园食单》膳食养生中医科普访谈）

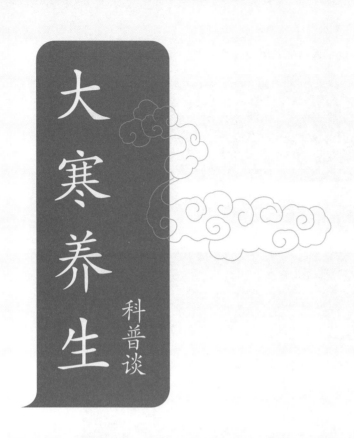

大寒养生

科普谈

大寒是二十四节气中最后一个节气，也是冬季的最后一个节气，是一年中最冷的时候。每年1月19至21日交节。大寒过后，人们将迎来新的节气轮回，不久后就是万物生机勃勃的春天。那么在这个节气该如何养生，又该吃些什么？让我们一起看看吧！

问题　　　每年大寒的温度比小寒高，那为什么还要叫大寒呢？

大寒小寒（都）是中国传统的二十四节气（之一），它其实跟我们中医学的五运六气都有很大的关系。古人观察，这个二十四节气其实是包含了自然界的气候的一个变化。按我们中医讲，这种阴阳的相生相长的关系，重阴必阳、重阳必阴。所以到了小暑、大暑之后变成处暑，然后温度开始渐渐降低了；到了小寒、大寒之后呢，就温度开始回暖了。所以传统来讲，根据中国气候、物候来说，一般北方是小寒这天其实是最冷的，南方实际上是到大寒这一天，相对来说温度最低。大寒一般在1月20号前后这个时间点。它背后也体现了我们中医传统讲的这个"重阴必阳、重阳必阴"的规律转换。二十四节气，12组，实际上是对应的，就反映了一年四季阳气的生、长、收、藏。我们中医里讲到四季就是生、长、收、藏，它其实指的就是自然界的阳气以及人体的阳气这种春生、夏长、秋收、冬藏，实际上它是有这样的一个变化规律的。经常会感觉好像大寒应该比小寒更冷，但实际上，这个不管是从实际情况来看，或是温度来说，还是从地域，南北的差异来说，应该在南方大寒可能更偏冷一点，而且是最低点。然后大寒到了之后，基本上全部开始回暖了。

朱垚老师

问题　　　大寒时节需预防哪些疾病？该如何饮食养生？

大寒时节，我们中医讲的养生其实比较注重人体的固护阳气。尤其到冬天天冷的时候，不管大寒还是小寒，其实温度都是全年最低的时候。这个时候，容易出现很多方面的疾病。但凡是我们中医讲伤及人体阳气，也就是因为寒冷导致的这类疾病都会加重。或者是这种体质，偏于阳虚的患者，在这个时候，也会容易出现一些疾病的倾向。所以在这里，它主要按照我们中医传统《黄帝内经》上面讲的，一般认为秋冬养阴。秋冬季本身比较燥，所以这个时候，既要服用一些调理性的药物，像冬天江浙沪这一带主要是膏方，偏于滋阴的这种，同时也要固护阳气。比较突出的像饮食上面，这个冬季偏补肾，一般黑色的食物多吃一点，像黑米、黑豆、黑芝麻、黑木耳、黑枸杞、乌鱼、乌骨鸡这些。就大寒的这个季节，天气已经很冷了，不管是第一冷还是第二冷，都会很冷。所以这个时候主要强调御寒、抵御疾病的问题。这个时候，多吃一些高热量的饮食。像江浙沪这一带，汾酒浸鸡。浙江呢，它还有三两半专门炖鸡料。这三两半，其实也是中医传统的药材，黄芪、当归、党参、牛膝，这些都是偏于温补的。这个时候加强温补的作用。南方还有像吃一些糯米饭、八宝饭等等。大家往往选的这些都是高热量的主食，对大家是有帮助的。这个时候的季节特点，虽然我们现在生活条件比较好了，但是中医传统讲养生和饮食，它是因时制宜的，不同的时间还是（以）顺应自然为主，所以（冬季）一般还是吃一些高热量的饮食，相对来说会好一些。至于刚才讲的疾病，这么多年临床观察，发现基本上按照我们中医内科里面，心肝脾肺肾五脏所主的病，除了肝脏的病可能在这个时候不是特别突出以外，心系疾病，心脑血管的，比如像中风、心梗，天气冷的时候血管收缩还很容易发。再有就是脾胃系统的，特别是老寒胃、萎缩性胃炎，这个时候吹风受凉也容易加重，甚至出现胃出血、胃溃疡的一些情况。再有呼吸系统则更常见，像一些感冒、肺炎、咳嗽、哮喘、慢支等等都容易加重。最后还有一些肾脏性疾病。肾脏病按中医讲它是寓真阴涵元阳，也是一个阴阳并补的内脏。所以正常情况像这个肾阳不足的，比如一些腰椎间盘突出的病人，天气凉了以后也会出现症状。包括一些本身有慢性肾炎的，就是在这个大寒时节都会出现一些加重变化，这些都要注意。总的来说，一方面防寒保暖，一方面进食一些高能量、高热量的食物，都是有帮助的。

朱垚老师

（2022 年 1 月 20 日在新华云直播参与的大寒养生中医科普访谈）

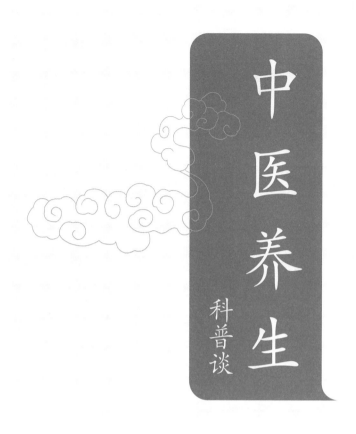

中医养生

科普谈

3 月 17 日是中国国医节，中医历史源远流长，博大精深。现在的年轻人总觉得自己年轻力壮，认为中医养生离自己很远。中医养生并非只是老年人的事。下面听听专家怎么说吧。

问题　您是怎么看待有人认为"中医养生离年轻人很远"的？

在现代医学的划分里面，其实中医养生更相当于现在医学里面的预防医学。预防医学就是中医讲的治未病，未病先防，同时也包括一部分就是保健医学。从现代医学的分科上包含（这）两个层面。对于年轻人，整体国民素质、体能各方面总的来说还是上升的。生活和起居的饮食调养，再有适当的像现在我们讲运动保健处方，比如像我们国家体育总局推荐的我们称之为"1568"，就是易筋经、五禽戏、六字诀、八段锦。这些其实在锻炼身体的同时，能够有效地改善机体的抗疲劳能力，来预防疾病的发生。不能说是老年人才去做养生，年轻人不需要。年轻人，尤其像城市里面的（年轻人），工作强度大，有时候工作压力大，经常熬夜加班，更应该把自己的身体调养好，从饮食规律、起居等做起，也包括运动方面。

朱垚老师

问题　哪些中医方法是针对年轻人的呢？

一是年轻人的工作强度大，反而老年人生活比较规律，饮食比较固定，年轻人工作压力大，饮食不规律，生活起居也不规律，有的还经常熬夜，所以在一定程度上讲更需要通过一些手段去有效地干预。比如像常见的清暑益气解毒的绿豆，健脾养心利湿的红豆，健脾利湿的薏仁米。再有像一些降压的玉米须、桑叶，补肾的桑葚等等，其实这些不胜枚举。不仅仅是枸杞，它知名度比较高，是因为传统讲的枸杞本身有补肾的一个作用，而且女同志吃它有美容养颜的一个作用。所以在《本草纲目》四时枸杞丸里面就记载：把枸杞一年不同季节的这个成分，如花、叶、子、皮、根、茎打成粉以后，作为美容保健之用。在现在快节奏的工作当中，大家还是要适当地注意自己的饮食规律。尽量避免比如像错过饭点了，或者是经常饥饱无度。再有饮食上面要注意节制，不能肥甘厚味，吃得太辛辣刺激，吃重口味的，有的时候也会导致内分泌失调。还有就是尽量地生活起居有规律，不能总熬夜，尽量地能保持自己的作息规律。如果是从事夜班的一些工作，也尽量在夜班许可的情况下，保证一定的充足睡眠，这样对身体是有帮助的。

朱垚老师

（2022 年 3 月 17 日在新华网参与的中医养生科普访谈）

睡眠养生

科普谈

解说词 天气闷热，很多人在室内开着空调或风扇入睡。不过睡觉时不管多热，大家也会倔强地拿着被子遮住肚子。从小长辈都告诉我们"肚脐眼容易进风，不盖的话容易着凉"，真的是这样的吗？

问题 为什么即使再热，不盖被子睡觉，身体就会容易感到不舒服？

按我们中医学传统讲的，睡眠的机理是到了晚上的时候阳气入内，阴气出外。现代医学观察，人体进入睡眠以后，会出现这种体温下降，呼吸节律减慢，包括体内的一些激素水平也降到比较低的位置。人体的阳气在我们中医学上它是有防御作用的，在这种情况下，当阳气入内，阴气入外以后，防御其实是下降的。所以这个时候盖被子对我们（来说）是为了保持基本的体温以及正常的晚间的气血，包括对脏腑的运行是有帮助的。

朱垚老师

问题 长期不盖被子睡觉会怎样？

从我们中医的医理角度，客观地来讲，不盖被子最大的一个特点就是有时候晚上起来以后，人本身体温下降，卫外功能下降，很容易出现感冒。而且进一步，如果开着空调的时候又不盖被子，太凉的话，人可能出现一些风寒外感的情况，哪怕在夏天，人也会出现风寒外感的情况。

朱垚老师

问题 如何正确合理地盖被子睡觉？

其实严格意义上讲，它没有一个标准。应该讲，除了因时、因地以外，最重要的是根据每个人的体质。适当地哪怕你搭点被角，你护住神阙这个肚脐的位置，也是有帮助的，防止它受凉，因为这个位置是很容易受凉的。

朱垚老师

（2022 年 8 月 31 日在新华云参与的睡眠养生中医科普访谈）

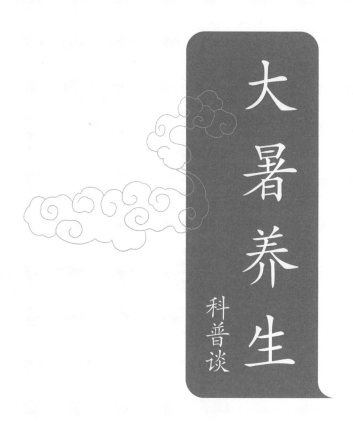

大暑养生

科普谈

主持人 大暑节气素来有饮伏茶、晒伏姜的习俗，在一日三餐当中也有着很多的时令讲究。那么，在夏日炎炎的时节，我们应该如何正确地饮用伏茶呢？在一日三餐当中又应该吃哪些清热解暑的膳食呢？今天我们就来到了南京中医药大学，跟我们的朱垚教授一起解锁一份美味又解暑的盛夏食单。朱老师您好！

主持人好。 **朱垚老师**

主持人 我看到您在面前放了一些中药的药材，也放了茶壶，您今天是准备给我们先煮上一壶茶吗？

是的。刚才也讲到伏茶，伏茶其实是中国传统的民间习俗，在三伏天的时候，由一些清暑益气的中药材搭配。各地的伏茶有所差别。中医讲究不管是养生还是医疗，还是饮食保健，讲究三因制宜，要考虑到因时、因地、因人。就像伏茶，它可能在北方，同样到夏天的时候，三伏天都比较热，但北方相对比较干燥，那在伏茶配方里面，不一定有利湿、化湿的药食同源的食材。在南方，可能除了热以外，还有湿气比较重，所以它的配方有可能不太一样。今天带来的也是我们南京的陈氏瘰科非遗伏茶。尤其在南京这个地区，本身也是"火炉"城市，每到夏天的时候格外的热。今年三伏天入伏以后，持续高温，像它这个非遗伏茶用了以后清解暑热，清心火、清肝火以及清肺火，这是上焦的，对这三火有比较好的作用，同时有滋阴润燥的作用。 **朱垚老师**

主持人 就是说其实伏茶它不是一个固定的配方，而是根据全国各地不同的气候特征、地理特征，会有一个因时、因地制宜的变化。

对，是的，这也是中医的一个特色。用现在的医学话讲，叫做个体化治疗。各地的伏茶，其实也是各地的中医名家在经过多少年在当地生活，对这个物候、气候以及当地易发病（进行）研究然后来配制的。今天这个就是我们南京陈氏瘰科的非遗伏茶。 **朱垚老师**

主持人 就是说，不管它的配方怎么变，它都是有益于我们夏季在伏天的时候进行解暑、清热这样功效的。

对。 **朱垚老师**

主持人 那我看到您也摆出了几味我们这个伏茶当中的药材，请您给我们介绍一下。

放在最前面的这个是我们讲的冬桑叶。冬桑叶又叫霜桑叶，传统的道地药材桑叶并不是一年四季都能用的。所以很多老百姓以前说桑叶他要自己去采，其实并不是这样。中药本身它有炮制有净制，而且它采收的时气不同决定了它的药效不同。所以这就是我们常说的"三月茵陈四月蒿，五月六月当柴烧"。到了一定时令以后，它都没有药效了。我们中医传统讲的桑叶有清肺热、敛肺止咳的作用，选取的时节一般是在霜降或者立冬前后，所以叫做冬桑叶或者霜桑叶。桑叶主要是清肺热的，旁边这个实际上是跟它同一植株，是什么？

朱垚老师

主持人

桑葚。

对，是用的桑葚，中医叫桑葚子，老百姓叫桑果子。夏天有鲜果。鲜果桑葚本身既能补肾，因为按中医理论呢，认为种子类的、果实类的有补肾的作用，那既能补肾同时也能益气养阴敛汗。像一些小朋友出汗比较多的，可以用一些桑葚，它既可以敛汗、止汗，又可以滋阴补肾，促进小朋友的发育。因为夏天出汗比较多，所以这个伏茶里面，用桑葚既能养阴，同时又能敛汗，能起到一个比较好的作用。再后面是我们很常见的我们中医传统讲的夏枯草，也是我们南京非遗陈氏瘿科里面经常用到的。因为现在甲状腺疾病高发，比如像甲亢啊，甲亢的患者本身就是甲状腺机能亢进，火热比较旺盛，那到了夏天的时候可能更难受。夏枯草传统是治疗甲状腺疾病的一个专方专药，同时也是药食同源的药材。这些大部分都是药食同源的。比如像我们耳熟能详的，像现在的凉茶里面，其实广式凉茶里面，夏枯草就是它主要的一味药。国家市场监督管理总局认为，它既是药物也是食物，长期饮用对人体没有什么影响的，它主要是清肝火的。夏天本身天气炎热，再加上有时候上火着急，容易发脾气。所以不管是甲亢的患者还是普通人，在夏季可以用夏枯草作为茶饮方。广式凉茶里面它也是一味主药。旁边这个是菊花。菊花其实是我们中国传统的茶饮。这个菊花分为很多种，有槐菊，有黄菊花，包括有雪菊如天山雪菊，还有亳州的菊花，这个道地药材里面还有杭州的菊花。一般地选白菊花比较多。白菊花传统的杭州是道地产区。八大行药里浙八味里面就有这个杭白菊。杭白菊主要我们中医讲的，白色的有入肺、清肺热作用，同时菊花本身也是清头面之风。我们国医大师周仲瑛周老一般治疗这种头晕目眩，夏天的暑热上蒸会用到菊花。现在药理研究也（表明菊花）有明确的降压作用，菊花也能养肝明目，是夏天非常好的一个茶饮搭配。

朱垚老师

主持人

这几味药材实际上各自担任着自己不同的职责。

对。

朱垚老师

主持人 实际上我们整个的伏茶的方子里面有多少味药呢?

整个伏茶方子里面一共有12味中药。陈氏瘰科的这个非遗伏茶,它有12味中药。里面既考虑到夏天的时候本身火热之气,中医叫火日炎上,就很容易出现上焦的肺热,然后又肝火偏旺,同时又出现心火的情况,甚至脾胃还有浮热。考虑到中医里面有清肝的、明目的,有润肺、滋阴、降火的,有清心火的、养心血的,所以整体包含12味药。在夏天饮用有清暑益气的作用,而且口感相对也比较好。

朱垚老师

主持人 就是它不仅仅是适合我们在夏天去喝的,同时,它喝起来应该也是比较爽口的。

对,是的。

朱垚老师

主持人 那我们现在就把它们冲泡一下。

好的。

朱垚老师

主持人 我们一般在煮伏茶的时候,对于每一味中药它放多少剂量是有讲究的。

对对,因为本身伏茶它有传统的做好的茶包。今天涉及展示,正常情况是在现场夹。中药里很多药食同源的作为茶饮方,特别像花类的,还有叶类的,花、叶、子、皮、根、茎,根茎类的相对少一点,比如像这里用到麦冬可以多放一点,而这个就是花类的,其实放几颗就够。比如我们中医传统清心火的莲子心有清心安神的作用。还有我们传统讲的金银花,金银花本身现在药理研究里,具有比较广谱的一个抗菌作用,对于夏季的各种感染,包括各种炎症都有比较好的作用。所以像煮伏茶的时候,应该讲根据实际情况(决定)用量。我们讲的因人制宜,如果是形体偏胖,平时就是痰湿体质,然后也容易着急上火的,高血压、高血脂的这种,这个量可能就稍微大一点。尤其是以清热的药为主的,就要多一点。如果是形体偏瘦,中医传统讲瘦人多阴火,它这种偏于滋阴的,像麦冬、天冬就可以多放点,包括桑葚,它们有各自的一些特色。所以今天我们主要就是初步了解一下,品尝一下伏茶的口感。

朱垚老师

主持人 根据每个人的不同体质,然后在剂量上面有些变化。

> 对，也可以有些变化。伏茶其实平时冲泡也可以，煮也可以。我们今天实际上是以冲泡的形式，大家平时在家也可以进行，就是稍微用养生壶煮一煮，效果会更好一些。类似于这样，泡完了以后，稍微煎煮过以后，里面药物成分析出更多，这个清暑益气滋阴的作用会更强一些。
>
> 朱垚老师

主持人

我已经闻到了一股淡淡的药香。

> 是的，待会儿可以品尝一下。
>
> 朱垚老师

主持人

朱老师，我还想问您一个问题。就是我们经常会说夏天要喝伏茶，有的时候还要贴三伏贴。

> 对。
>
> 朱垚老师

主持人

这些东西是不是就像您刚刚说的因人而异，那有一些特殊的人群是不是在服用它的时候会有一些讲究，比如说老人、小孩或者是孕妇？

> 对。其实中医不管饮食保健，或是说各种特色养生疗法，还是说是临床用药治疗，它都讲究因时、因地、因人，三因制宜。人体的差别是不容忽视的，比如像我们讲的这个伏茶，它偏于滋阴降火为主的。那么如果患者本身有一些消化道的疾病，比如中医讲的这种偏于脾肾阳虚的，容易出现腹泻，稍微受凉一点就容易出现腹泻。夏天的时候别人热，他可能都不上火，也不怎么出汗的。这一类，伏茶非其所宜，就不太适合用。对于小孩，其实我们传统讲的很多小朋友体质偏热，很多小朋友的这种热性体质，夏天出汗就更多，当然是可以的。对于老人家，这个倒问题不大。您刚才讲的孕妇，其实孕产人群的话，一般都不建议特殊地用一些药物，哪怕药食同源的。但是如果就是孕妇本身体质偏热，像我们中医里面传统讲产前宜凉，产后宜温，即产前用凉药，产后用温药，这是因为孕妇的基础代谢率高。怀孕期间，我们讲两个胎心，胎儿本身也有胎热，孕妇她就更容易怕热。伏茶其实也没有什么太大问题。但是如果孕妇以前有过宫寒或者是先兆流产这种病史，那就不建议用。伏茶主要是针对体质热性的人群，阴液不足，中医讲的脏腑之气——脏气，这个火热之气偏强的这一类的情况是可以的。像您刚才讲的晒伏姜，我们中国北方地区，盛产生姜。认为三伏天这个阳热之气比较强，所以它跟着我们中医讲的做三伏灸，在头伏、中伏、末伏三个庚日，在肺俞穴上，用一些阳热性的药物，化痰利湿的，可以去除顽痰老痰。冬病夏治，这样患者夏天治疗过，到冬天的时候不太容易发。所以晒伏姜其实跟它的原理是一样的。因为人的体质大体来分其实就两种，一种是偏热性质，

一种是偏凉性体质。凉性体质的人到了三伏天，刚才讲了别人是出汗，他可能连汗都不出。但是这种体质的比如像女性，她还可能出现痛经这一类的，尤其吃了一些冷饮之后。所以晒伏姜，那我们中国传统讲的冬吃萝卜夏吃姜，伏姜其实就是晒了以后，得这个夏天的这种阳热之气，热性更大。再配上北方有些偏方，比如配上一些红糖一起来晒制。晒制了以后，相当于是做红糖姜茶来煮了喝，这样也能起到暖宫的作用。所以其实它也考虑到夏天的天时因素，以及不同人体质不同的问题。对，所以民俗是包含了中国传统的智慧，中国传统的养生智慧，也有很深的中医道理在里面。只是现在研究这方面的专家相对比较少一些。

朱垚老师

主持人　不知道我理解的对不对啊，是不是就是说比如我们体质比较热的人比较适合喝这个伏茶，体质比较寒凉的人就适合吃伏姜？

对。伏姜其实也是红糖姜茶的一种，晒过以后，它就是稍微冲泡，或煮了以后，也有这样的一个作用。

朱垚老师

主持人　除了饮伏茶、晒伏姜，还有一个叫吃烧仙草。这个烧仙草，它是什么呀？

烧仙草呢，其实也有很多典故传说，它主要是从南方比如福建、两广地区开始流行的。尤其像两广，还有台湾地区，烧仙草传统又叫凉粉草，因为它煎煮过了以后，会形成天然的凝胶、凝冻，有点像凉粉一样，所以有些地方叫凉粉草。夏天这个仙草可以清热、解毒、利湿、清解暑气，然后也有一些健脾、润肠的作用。一般两广地区有各种各样的做法，有拿它做药膳的，也有直接炖了以后，用它做成凝冻、凝胶（的），有点像现在的果冻。

朱垚老师

主持人　那种甜品。

对对，做成甜品的也有，这也是传统的养生智慧和民俗。

朱垚老师

主持人　那都是我们大暑节气比较有代表性的各地的饮食风俗。我看这个茶是不是泡到这个程度就可以喝了？

对，可以倒一点尝尝，可能味道还不是太浓郁。

朱垚老师

主持人　不是很浓郁。我要是煮的话，会好一些。

对。尝尝看。

朱垚老师

| 主持人 | 我觉得这个中药的味道还是挺浓的。 |

| 嗯，有点儿。有点药味，它要煮了以后会更好一些。 | 朱垚老师 |

| 主持人 | 那我们喝伏茶的话，比如说喝的时间有没有什么讲究？ |

| 一般正常情况传统伏茶，它又叫三伏茶，"三伏"一般指头伏、中伏、末伏。天气最热的时候，它主要是用来清暑益气的。其实也是江浙一带的特色，因为真到两广地区，以凉茶为主。也是由于本身地气比较热，伏茶有清火热之气，所以一般是入伏就开始喝。这两年特别像今年，南京地区温度比较高。以往中医叫中暑，现代医学叫做热射病、日射病，那已经有热射病的这个病例报导，也是我们附属医院收了南京今年第一例。所以其实也是在这，就是希望大家夏天的时候，尤其是户外工作的，要注意防暑降温。中国传统的伏茶，没事可以泡一泡，可能比单纯喝茶叶清解暑热之气（效果）会更强一些。 | 朱垚老师 |

| 主持人 | 在一天当中我们什么时候喝比较好？就比如说饭前喝，（还是）饭后喝，早上喝，还是晚上喝？有没有什么讲究？ |

| 嗯，有一定讲究。正常情况像夏天的时候，它一般到了午后，一天最热的时候是在午时。我们中医讲午时就是十一点钟到下午一点，这个时候是阳热最旺盛的时候。现在的物候学、气候学研究，可能更高的温度出现在大概是一点到三点这个时间段。所以总的来说，中午这个时间段到下午两三点钟，阳热之气比较旺盛，不管是在室内还是室外工作，可以选择吃完午饭以后，有个半个小时，40分钟以后，稍微煮一煮或者泡一泡伏茶，就有清暑益气的作用。早上刚起床，它阳气没有生发起来，所以你看大家夏天的时候都是早上出去锻炼，太阳没出来的时候，它这个时候天人相应，本身温度也不是太高。清暑益气、清解脏腑火热，应该是放在午后这个时间段，会好一些。 | 朱垚老师 |

| 主持人 | 就吃完饭之后然后歇一会，再饮茶比较好。 |

| 是的。 | 朱垚老师 |

| 主持人 | 刚刚喝这个茶的味道感觉是带一点甘甜的。 |

| 对。 | 朱垚老师 |

| 主持人 | 然后还有一点就是我不知道我感觉得对不对，有一点点薄荷的那种清凉。 |

朱垚老师： 对。

主持人： 这个是跟它里面的什么药材有关？

朱垚老师： 跟它里面的金银花有关。就是包括这个用到莲子心、连翘了，这些都是相关的一个因素。因为这一类的药，里面有一些挥发油成分，本身是清暑益气的，口感相对比较好一些。

主持人： 今天朱老师给大家介绍了伏茶的配方，如果您也是在江淮一带、江南地区的话，那您也可以根据这个配方在家里进行，煮茶也好，或者是泡茶也好，在饭后过半个小时、40分钟，喝一杯伏茶是非常好的。那刚刚您给我们介绍了我们饮伏茶的这个习俗讲究，还跟我们讲了晒伏姜和烧仙草。

朱垚老师： 对。

主持人： 这些都是习俗。刚开头讲到了，不仅仅是大暑节气的这些食俗，在整个盛夏时节中，在三伏天过程中，我们在饮食上面也有很多的讲究。

朱垚老师： 对。

主持人： 那夏季一日三餐我们吃什么东西比较好？对我们的身体比较好，可以去解我们的暑热和燥气，我想我们中医上一定也有很多的讲究。

朱垚老师： 是的。

主持人： 那今天您是不是还要给我们介绍几道比较有代表性的适合盛夏的药膳呢？

朱垚老师： 对，因为按我们中医讲的，《黄帝内经》里面的理论，把一年分为五季。除了春季，夏季，还有长夏和秋季、冬季。其实像现在三伏，它是落在长夏的季节。它对应着我们中医传统讲的外五气，春、夏、长夏、秋、冬分别对应风、火、湿、燥、寒。长夏这个季节，其实暑气本身，按中医典籍里讲的，就是属于天热下逼、地湿上蒸、湿热交汇于中，这个时候往往就容易出现一些火热、内热的症状，同时湿气也比较重。所以这个季节除了前面讲的一些民俗以外，一些药膳食材搭配大部分都是以清暑益气、健脾利湿为主的。今天后面几道药膳，主要就是围绕这一块，不管是养生粥品，还是一些菜品，还有一些凉拌菜、热菜，它们都有一些特点，跟食材搭配是有关系的。

主持人　　　　今天第一道要给大家介绍的是什么？

第一道就是我们前面讲的主食，我们中医讲的五谷以补五脏之气。像粥类的，夏天的时候，特别适合今天推荐的像绿豆、百合、薏仁这些，煮南瓜，做南瓜粥。我们传统叫做百绿薏瓜粥，它本身就是有健脾益气、利湿消暑的作用。因为这几个都是我们中医传统讲的药食同源的食材。那百合本身有滋阴、润肺、清肺热的作用。绿豆，夏天的时候大家没事也会煮绿豆汤，本身就有清解暑热、解毒的作用。传统讲绿豆也有解百毒之用，豆子也有补肾的一个作用。像这个薏仁，有健脾利湿的作用。现在药理研究发现，它还有一定的抗肿瘤作用，是非常好的一个药食同源的食材。南瓜呢，我们中医传统讲它本身颜色黄的，入脾胃的，又偏于甘甜，所以本身就有健脾的作用。夏天的时候，本身暑湿之气重了以后，湿气困脾，就容易出现脾虚的症状，脾虚乏力。用南瓜、薏仁做粥，应该讲这样的粥，大暑时节吃比较适合，也适合这样的一个时令。

朱垚老师

主持人　　　　那咱们这道粥的名字叫什么？

它是以这百合和绿豆为主，叫做百绿薏瓜粥。

朱垚老师

主持人　　　　那我们现在就去看看朱老师刚给大家介绍的这道百绿薏瓜粥是怎么做出来的，一起看看。

今天大家看到的我们做的这道菜是大暑时节推荐的药膳之一，叫做香兰沁鸭丝。鸭肉，本身南京是鸭文化之都，鸭肉在《本草纲目》里面记载的本身（在）夏天有补肾滋阴的一个作用，然后配合香菜和玉兰片。玉兰片就是我们讲的春笋。切片以后，玉兰片本身也是一个非常好的配料。笋子在夏天的时候有清暑益气、利湿通淋的一个作用。香菜本身也是常见的配料，在中药里面它是药食同源的药之一，又叫做芫荽、胡荽，相传是从这个西域传来的。而香菜本身有防汗解表的作用，对于夏季的时候暑湿外感，它有一定的疗效，本身的香气也比较特殊。香兰片鸭丝它对于鸭肉有一定的要求，我们一般选南京当地的瘦鸭。这个菜夏天吃的时候，整体有清暑益气、补肾、健脾、滋阴的一个功效。配料里面也要用到生姜，生姜呢我们传统中随手可取的药食同源的一个食材。它这里面传统讲"冬吃萝卜夏吃姜，不劳医生开药方"。生姜本身有温中止呕、散寒解表的一个作用。常规生姜也能解鱼蟹之毒。夏天的时候对于受了寒凉的阴暑，包括过食生冷（食物）以后伤及脾胃之气，用一点生姜在里面调味佐餐是很有帮助的。

朱垚老师

下面给大家带来的是传统的南京的一道特色菜，叫金陵素什锦。金陵素什锦既有冬天做的，热的，也有夏天做的，凉拌的。金陵素什锦其实既是南京的食俗，在夏天吃也有清暑益气的这样一个作用。它里面用到的一些食材，其实不单是药食同源的食物，同时它这里面也有一些非常美好的意义。我们传统讲的好的谐音和彩头，比如像夏天常见的这个莲藕，因为里面是通心的，所以传统藕被认为彩头是路路通。我们中医传统讲，藕本身有凉血的一个作用，凉血止血。再有用到的笋，传统讲彩头是节节高，一节一节的节节高。其实笋本身也有清暑益气、利尿通淋的一个作用。还有用到像黑木耳，黑木耳中医讲有补肾的一个作用。现在药理研究发现，它里面含有铁蛋白，对补血养肝也有作用。还有荠菜、芹菜，那彩头一个是洪福齐天，一个是勤俭节约。实际上芹菜，像现在讲的这种白芹、水芹，有老百姓讲药芹，它有一定的降压作用。荠菜，我们国医大师周仲瑛周老，他临床常用的中药里面就有一味叫荠菜花。所以荠菜夏天吃的时候，不但清暑益气，而且利尿通淋，对尿路感染有很好的一个作用。再有就是豆芽，豆芽其实在老南京的什锦菜里面，不管是热菜还是凉拌，都非常重要。豆芽因为发黄，黄豆芽也好，绿豆芽也好，有点淡淡的黄色，又配上白色的梗，传统叫金钩如意，取万事如意的彩头。夏天还会配上一些五香豆干，本身中医讲豆子也有补肾的作用，五香豆干传统有五福临门之意。夏天这样一道凉拌的素什锦，既能清暑益气，也有对我们保健养生、预防疾病起到很好的一个作用。集美食与养生为一体，也体现了我们中医的养生和餐饮的一些智慧。下面就由我们的厨师长来给大家演示。

朱垚老师

主持人 好的，谢谢朱老师。您刚刚给我们介绍了这几道非常具有代表性的药膳，它们不仅涵盖了我们经常吃的主食，也涵盖了荤素搭配，也有我们夏天爱吃的凉拌菜。

对，再配合一些茶饮方。所以夏天呢，还是主体要注意避暑降温。我们中医提倡食用健脾利（的食物），注意防止湿气、湿热过重。

朱垚老师

主持人 那不管是药膳也好，还是我们一开始给大家讲的伏茶也好，其实大家如果有这些食材，有时间也不妨按照我们朱老师的讲解，在家里面尝试着做起来。炎炎夏日，我们不仅要吃得美味，也要吃得健康。本次直播到此结束，谢谢关注。再见。

好，谢谢大家。

朱垚老师

（2022 年 7 月 19 日在新华云直播参与的大暑养生中医科普节目）

季节交替中医养生

科普谈

主持人

各位电视机前的同学们，大家好，欢迎来到《我的大学》。我是本节课的课代表，曹漪。随着处暑的到来，酷热的夏天也已经到了尾声。这段时间呢，咱们南京的天气是暑热中夹杂着些许的凉意，这时因为气候湿热，昼夜温差较大，各类细菌病毒的滋生也就比较快。那在季节交替之际，我们需要注意些什么？

今天我们就邀请到了南京中医药大学的朱垚教授，和我们大家聊一聊夏末初秋之季如何来防病养生。欢迎朱教授来到《我的大学》，先跟观众朋友打个招呼吧！

大家好，主持人好！

朱垚老师

主持人

欢迎朱教授来到《我的大学》，先给大家介绍一下朱教授，朱教授是中医博士，南京中医药大学的副教授，师从国医大师周仲瑛教授，门诊跟师 12 年。先后参与了"973 国家重点基础研究发展计划项目""十五、十一五"国家科技攻关项目，获得江苏省中医药科技进步一等奖 1 项。

今天非常荣幸请朱教授来到我们的演播室，那我会关于这样一个夏秋之季的交替，气温波动比较大的情况之下，要注意的一些问题来做一个交流和请教。

现在到中午的时候，我们就会觉得很热，有时候一天会觉得忽冷忽热的。中午热得要命，可能还会出一身汗，可是等到早晚的时候，就觉得很凉。在这种时候，其实人是非常容易生病的，那在这个过程当中，比方说，我们穿衣服应该怎么注意一下？

主持人讲的这个问题，其实我们中国传统的民俗里面就有，很多民俗民谚就专门讲到过，"二八月，乱穿衣"就是很典型的例子。二八月，其实指的是阴历的二月和八月，就是现在这个时节——9 月份的时候。因为今年没有闰月，所以到八月十五就比较早。这个时候天气变化温差比较大，可能中午的时候没有下雨，或者没有多云的情况，温度就比较高，但到了早晚又偏凉。温差比较大的时候，特别是老年人，或者免疫力比较低的人群，有时候衣物增减不及时就很容易感冒、受凉。

还有一句老话——"春捂秋冻"。"春捂秋冻"其实是有一定普适性的，80% 的人群是要"春捂秋冻"的。但是也有部分，比如讲免疫力特别低的人，本身夏天他都怕冷，到秋天就不要特别"冻"了。

春天的时候，为什么要捂一捂，不要脱衣服脱得太早，就是由于它地面的地气偏凉，"小阳春"的温度可能已经升高了，但是脱太早以后，人很容易因为气候变化而受凉。

而秋天的时候为什么要"冻"呢？实际上是因为大多数人经过一个夏天，体质偏热，地表温度也偏高，这个时候虽然也有点凉了，但不要着急加衣服加得太多。衣服太多了的话，容易出现一些热性的疾病，或者是到了秋季以后，本身秋季燥。"燥"这个汉字，很有意思，偏旁有个"火"，指偏于燥热的意思。秋季有可能也会出现一些热性的、燥热的咳嗽等等这些情况，所以不建议加衣加得太快。但是我们具体还是要根据个人的耐受性，及时增减衣物。热的时候，该脱就脱一些，冷的时候，就要及时穿上。

朱垚老师

主持人　那刚刚其实说到了"春捂秋冻"，另外还有一个叫"白露身不露"，好像过了那个节气之后就不能穿凉鞋了，得包裹起来，那这是一个什么道理呢？

按传统讲，这个时候露水降下来了，天气开始进一步转凉。古人穿长袍或者长袖长衣倒还好，但我们现在发现很多女性，尤其比较爱美的年轻女性喜欢穿一些露腿的、露膝的，甚至露背的衣服。按中医学来说，其实在一定程度上，尤其在深秋以后或白露以后，就不太符合中医养生了。因为那个时节还穿凉鞋的、穿拖鞋的人，足踝上如照海穴、三阴交等全部暴露在外面，很容易受凉，正如老话说的"寒从脚下起"。

如果本身就偏于宫寒、容易痛经的女性，不一定因为吃一些生冷的东西而痛经，光是天气凉了之后的变化，就很容易出现痛经的情况。

现在很多衣服虽然很时尚，但是也对身体造成不好的影响，比如露脐装、露背服。露脐装会把神阙穴、关元、气海等穴位暴露出来，容易中交受凉。露背服则会把风池、风府暴露在外，空调再一吹，也容易受凉。所以传统讲"白露不露身"，到了这个季节以后，不建议穿得太少，需多加注意。

我们前面说要辩证地看这个问题，根据每个人的体质，去判断穿衣问题。但是总的大方向，也就是80%的人群是适合这个民谚的。特别到白露以后，就要注意不能穿得太短。

朱垚老师

主持人　其实"身不露"，主要还是要保护我们人体的这种关键的穴位，是吗？穴位受了风寒，可能就特别容易受凉或者生病。

对的。

朱垚老师

主持人　要提到秋天还有一个词，经常会说到的，"贴秋膘""润秋燥"。我们在民间来说，可能会在饮食上做一些注意。那您觉得秋天的时候，应该在饮食上注意些什么呢？

传统的"贴秋膘"的民俗，我们考证过，其实在北方更多，南方的虽然也有，但是相对比较少。北方纬度比较高，入了秋冬季，气温降得比较快，所以我们中医学上说，按照四季"春夏秋冬"，对应着人体的阳气"生长收藏"。到了秋冬季的时候，体温随外界的温度下降而降低，为了御寒，特别是偏瘦的，不管女性还是男性，到了冬天之后不耐寒。我们考证它这民俗里面讲的"贴秋膘"，就是指入秋以后就赶紧多吃点大肉，增加的皮下脂肪，那冬天的时候就相对耐冻抗寒。

这些谚语也是有一定道理的，但是需要辩证看待问题。我们中医讲无论养生也好，还是治病也好，都需要遵循中医的一个大原则——"三因制宜"。"三因"就是因时因地因人，比如"因时"，春夏秋冬有不同的养护方式，会考虑到时间点的问题。就像我们临床看病，同样的感冒，春天的感冒和冬天的感冒和秋天的感冒是不一样的。夏天可能是暑湿感冒，秋冬天可能是风寒感冒，到了春夏，它可能偏于风热感冒，所以其实还是有区别的。

"因地"说的是中国因为幅员辽阔，南北方地域差得比较大，北方的像一些高寒地带，纬度高的地方，气温下降的比较快。南方可能还是穿短袖的时候，北方可能已经下雪了。所以养生也好，治病也好，要讲究因地制宜。我们在临床上看高血压，山东人的高血压和广东人的高血压，一个是形体偏胖，一个形体偏瘦，人的饮食结构和体质有很大差异，所以它的治疗肯定不会一样。

所以我们回过头看，中医学的治则治法和饮食养护里面，"三因制宜"是非常有价值的，你不能忽略"因时因地因人"这三方面的差别。所以为什么讲"贴秋膘"需要辩证看待，要是在南方，天气可能还偏热，甚至到了两广地区，像海南、三亚，这些地方可能长年偏夏季这种状态，温度比较高，你让他再吃一些热性的食物，肯定是不行的。我们中医讲"鱼生痰，肉生火"，吃这些热性的、大肉的食物，可能反而不舒服。所以"贴秋膘"，也是根据地域性、时间性和个人的差别来辩证看待的。

朱垚老师

主持人

所以一方水土养一方人，要根据它这一方水土的气候特点，饮食的特点来决定的。说到我们江南，说到我们南京，在这个地方，我们在秋天的时候，在饮食上，结合本地的这种特色，我们应该注意点什么呢？

南京本身就是南北交汇的，在国内偏中部地区，四季还是比较分明的，尤其像今年，今年的南京是"正时正气"。中医讲的节气，和老百姓讲的是二十四节气一样。

周老在省中医院建院之初，就把节气和发病的关系写到大病历中。现在的医生写病历，也需注明疾病发病的时间。老百姓连喝茶都知道明前和明后是有区别的。发病跟节气有很大关系，中医学非常注重节气。早在《黄帝内经》里面就有关于"五运六气"之说。用现在医学的话，相当于"时间医学"，所以不同的时间点有很大差别。

像我们传统讲的，到了春天可能应该"温"，但是这个时候天还很冷，还是冬天的温度，中医学里面叫做"时至气未至"。就是到了这个时间点，气还没有到，所以这个时候也容易出现"时气不振"，出现传染性疾病。

还有一种就是"时至气已过"。到了春天却热得像夏天一样，温度已经很高了，也容易出现传染病。今年基本上是"正时正气"，到了处暑就下雨，温度很快降下来了，而且是典型的"一场秋雨一场凉"，温度持续下降，所以暑气断掉了以后，相对来说，下半年都是正时正气。

中医理论上讲，如果下半年正时正气，判断秋天的时候，有可能"燥气"比较重，所以今年燥咳比较多。燥咳多的情况下，如老百姓讲的"润秋燥"，可以用一些冰糖、雪梨炖川贝，或者用银耳、莲子炖一炖，有滋阴润燥的作用，号称"水中人参"的百合也是非常好的食疗。

朱垚老师

主持人 其实在饮食上，您刚刚提到的我们秋天多吃些可以润燥的东西，肯定能减轻我们一些症状，避免一些情况的发生，能够更适应这个季节，那其实在这个季节里头，秋天有的朋友长年坚持运动的，他可能还坚持游泳。秋天还有一个"秋后少游水"的说法，这个讲究又是什么呢？

入秋以后，秋收冬藏，人的阳气潜藏，所以卫外功能下降，而且天气渐渐转凉，所以不管吃西瓜也好，喝凉水也好，还是游泳也好，现在温水泳池可能好一点，但是也跟人体有将近十度的差异，有些皮下脂肪薄的，不耐寒的，游泳以后明显会怕冷。

夏天的时候，有的人会到野外去游泳，一个不卫生，第二个存在安全隐患，更重要的是，温度比较低。入了秋以后，不管在哪儿游泳，实际上是容易伤及人体阳气，特别是脾胃功能差的，可能更明显。所以锻炼也要根据实际情况，就像传统的说法，立秋之后，特别白露之后就不再游泳了。

有一些人有长年健身习惯的，比如一些人冬泳了很多年，这个不是不可以，人体也有它的适应平衡，如果真有这样的习惯的，也是可以的。不过冬泳在一定程度上讲，对人体体内热量和脂肪的消耗是很明显的。我们看很多文献、报道，有的跨海峡的去冬泳以后，体重明显下降，短时间之内除消耗能量以外，热量大量的消耗。所以中国传统的养生还是强调因时而异，什么季节做什么事。

朱垚老师

主持人　要因时而动。我就想起秋天的时候，我们还有一个日子，九月九重阳节要登高。那像王维的《九月九日忆山东兄弟》里"遥知兄弟登高处，遍插茱萸少一人"。是不是我们秋季比较适合的运动，是去爬山呢？

这个是非常值得提倡的，因为中医传统《黄帝内经》记载，秋天气温下降以后要"容平"，就是说按照人体的阳气生发，"春生夏长秋收冬藏"，这个时候要把阳热之气降下来。而且爬山以后视野比较开阔，可以看到很多地方，像南京比较出名的栖霞山、栖霞寺，包括幕府山等。幕府山好像还有登山节，提倡大家去爬山。中医讲的"天人相应"，看到这些落叶、枫叶的美丽景象，也会对人体有调节作用。中医上说心情好了以后，情志治疗，疏肝解郁，一些甲状腺及乳腺结节都跟肝气不舒有关，所以我们在门诊经常会建议工作压力比较大的病人，周末都出去放松放松，多去玩一玩。特别秋高气爽，情绪比较好，也加速人体的阳气潜藏。爬山是非常好的，一边是游玩，一边有一定的运动量，所以从古到今都是一个比较好的习惯。

朱垚老师

主持人　那还有一个我很关心的，因为以前我们会有时候说，到这个季节，你要早睡早起，或者是晚睡早起，它都是根据不同的这个季节来的。那我们在秋季的时候，我们应该早睡早起吗？

主持人问的这个问题很好，其实在大家传统的观念里面，认为早睡早起肯定是很好的，但实际上我们在研究《黄帝内经》时发现，有的时候比如像夏天白天长的时候，要求大家早起晚睡。后来我们仔细研究了以后，发现《黄帝内经》里面它对人体的正常作息，其实背后就是一个核心的判断标准——"天人相应"。根据太阳出来的时间，日出而作，日落而息。如果是夏天的时候，白天长晚上短，你就响应这个天时的环境，活动的时间稍微长一点。然后到了秋冬季，白天短晚上长，就早睡晚起。所以传统说，入秋以后是早睡晚起，必待日光，意思就是早点睡晚点起床，必须等到太阳出来才行。

朱垚老师

主持人　刚刚提到了这样一个作息时间的。随着季节的变化，也有不同的要求。那接下来想请教朱教授的是，在这样一个秋季的到来的时候，不同的人，比如说本身都有一些基础性的疾病，肺部的呀，心血管啊，脾胃的呀，那我们针对这种不同的人群的状况，我们请您建议大家在这个季节应该注意些什么？比方说，我们这种肺部有疾病或者是有这种隐患的人，他在秋天的时候，特别容易把它这个病根或者是什么给它引出来了。

是的，主持人讲的很对。我们跟随的周仲瑛教授，是我们学校的老校长，也是省中医院老院长，而且也是我们全国中医内科教材的主编，他们在早年编写中医内科教材的时候，就是按照五脏的系统，肺系、心系、脾胃、肝胆和肾系，外加气血津液、肢体经络，就涵盖了内科的常见病。

内科常见病，其实就是我们老百姓常见的最多的，所以肺系的疾病其实本身按照《黄帝内经》的理论。到了秋天，本身就容易"燥邪伤肺"，肺气容易受到影响。所以很多和肺气相关的，有基础性疾病的患者，比如呼吸系统的咳嗽、慢支、哮喘等等，都有可能到秋冬季加重。秋季可能还没有那么重，但是已经出现肺燥的情况，有些燥咳就已经开始了，到冬季发的更厉害。中医上来说，哮喘有一个宿根就是浮痰，在人体内很久排不出来的浮痰，到了秋冬季，遇到寒气以后感寒而发，到秋冬季时喘的比较明显。

这种病的治疗，除了急性期发作的时候，中医有对症的治疗以外，在一些缓解期，比如秋冬季发作厉害，一般到夏季温度高的时候就自然缓解。对于夏季缓解期的时候，中医传统采用"三伏贴"。这两年三伏贴使用频率高，就是因为它的特殊性，夏季的时候，贴"肺俞穴"，专门治疗老慢支、咳痰喘，效果还是可以的。这里面就存在老百姓讲的"冬病夏治"的问题。

呼吸系统的这些疾病，到了秋冬季，特别是正时正气，像今年温度降低的时候，就很容易出现一些早发的症状。比如支扩，可能秋天干燥，咳痰咳血就会加重，像一些本身肺气虚的、慢支、咳痰喘，秋燥以后，可能喘的厉害。哮喘有浮痰的，天气再冷点就容易刺激气道而引起发作。所以按中医讲，呼吸系统在秋季的时候，可能首当其冲受到影响。

朱垚老师

主持人

所以在这个季节里头还是要特别注意，就像我们这种职业，我不知道是我个人的缘故，还是因为我们这种经常会用到嗓子，像我周围的同事也会有这种，我们在这个季节的时候，特别怕受凉，最好把脖子保护起来，在外面一吹风，好像嗓子就容易受到伤害。

是的，因为中医传统讲咽喉部、鼻部跟肺脏相连，中医有一个特殊的疾病，受凉了以后，突然说不出话，中医叫做"失音"。"失音"很有意思，中医传统耳鼻喉科包括内科，把它分为两种。他认为人体的肺本身像一个大罩子，罩在人体，从外形看像一个钟的形状，管理人体的发音和呼吸。我们中医传统认为，就像这个钟，你敲钟，它会响，但是他突然不响了，有两种可能。

一种是这个钟敲破了，已经形成不了回声共振了，它就不响了。中医里面很形象地称之为"金破不鸣"，因为肺属金。还有一种，就是钟里面塞上东西，堵了以后，敲它也发不出声音，中医称之"金实不鸣"。所以一个是虚证，一个是实证，但总的来说，受了风寒以后是很容易引起它。风寒侵蚀了以后，对肺脏的影响而导致它发音的问题，所以主持人可能会经常就是说遇到这种问题。到秋冬季，至少系个丝巾，把脖子保护好，防止受凉，也不要喝太凉的冷水。

朱垚老师

主持人　要喝温热一点对吧。那其实也有很多心血管疾病的朋友，可能也在秋天的时候，尤其是你看温差比较大的情况。这些对他来说是个考验。

是的，其实这一类的也非常常见。很多病，到了秋季，由秋入冬，马上后面温度降下来以后，很容易发病。最近我们南京中医药大学的附属医院，省中、省二中、市中医院，很多脑病中心的人就开始多了，包括心血管的心内科，按照现在医学，冷热收缩以后，老年人的血管弹性差，有时候遇冷刺激以后会导致局部出现梗塞，很容易出现一些脑梗、腔梗，还包括一些心脏的问题，不稳定性冠心病，这时候往往也容易出现。所以天气凉了以后，对血管的刺激是非常大的，这时候要注意及时保温。还有前面讲的，不能一大早太阳还没出来，温度还比较低，就跑出去锻炼，也很容易出问题，所以一定要注意。

这些在临床上其实非常多见，最常见的像一些冠心病、不稳定性心绞痛、心脑血管疾病、脑梗、腔梗、缺血灶等等。这个时候血管再收缩，缺血灶的情况更明显，出现这种头晕、心慌、胸闷、胸痛，一旦出现这种症状要及时去就医，平时自己也要注意养护。

朱垚老师

主持人　其实在这样一个从热变成了冷的季节当中，脾胃不舒服的人，他可能也是在饮食上特别容易出问题。

是的，脾胃系统疾病在这个季节也比较多见，最常见的秋季腹泻，有的时候秋季腹泻，小朋友也会腹泻。中医有一些方法的，比方说，贴肚脐（脐疗法），还有沐浴洗澡的方法，也可以缓解。但是，秋季的时候，因为寒温不太平衡，有的时候忽冷忽热。大家这个时候衣物要有增减，同时大家饮食上面要注意，不要贪凉，吃一些冷的东西，可能对胃肠有刺激。而且我们临床观察，像一些萎缩性胃炎的患者，就老百姓讲的"老寒胃"，稍微吹点风，受点凉，胃马上就不舒服了，吃冷饮以后也加重。所以到了秋季以后，也主张"宜温不宜凉"。太凉了可能会加重胃病的发生，这些都要注意。再者就是有的时候，饮食不洁，会出现一些细菌性胃肠炎等等，这些都要注意防控。所以秋季是一个内伤病和外感病高发的季节。

朱垚老师

主持人

所以在这种变化当中，人的身体它要调节，它要适应这个季节的一个更替。在这种时候很多方面都是要特别注意的，就像我们前面提到的衣食住行，各方面可能都得随着这个季节变换做一些调整，来适应季节的变化。

另外还有一种，我就发现天气冷了之后，有的人比如说关节不太舒服的人，下雨他这个反应就会特别明显。

是这样的，我们临床看很多风湿、类风湿关节炎的患者在天气转冷的时候，或者是天阴的时候，下雨的时候，症状就会加重。其实从我们中医的医理上讲，称风湿和类风湿性关节炎，我们中医称为风湿痹症。痹症就是指关节的疼痛，古人在中国古代，在很多典籍里面以及我们国医大师周老先生编的内科教材里面，明确有提痹症是一个独立的病，分为风寒湿痹和风湿热痹。风湿热痹有点相当于现在医学中的痛风性关节炎，就是高尿酸血症。肉类的、海鲜、啤酒等高嘌呤的食物吃多了以后，代谢不掉，脚趾关节、掌指关节出现红肿热痛，中医叫做风湿热痹。而受凉吹风，气温下降以后比较明显的，现在医学中查的血沉、类风湿因子等偏高的这种关节疼痛，感寒加重，受凉会加重的这种，中医传统叫做风寒湿痹。这一类本身主要从病机学角度，讲和"风、湿、寒"三者有关系，到了秋冬季很容易出现这种加重的情况，所以也要注意。

朱垚老师

主持人

另外，我想补充一个，就是在前面。我们提到这个秋季饮食当中，需要注意的问题。因为我们有一个说法"冬吃萝卜夏吃姜"，夏季的时候，我们吃姜可能比较多一点，那过渡到秋天以后，也有个说法——"秋不食姜"。这个说法又是怎么来的？

这个在我们中医的医理中是一句完整的话，前面叫做"夏不食韭，秋不食姜"。老百姓说韭菜是好东西，又叫"起阳草"，有补肾阳的作用。我们中医传统的韭菜是个食物，但是入药用的是韭菜籽，韭菜籽本身有补肾温阳的作用。国医大师周老治疗很多男科疾病会用韭菜籽，如肾虚精缺精冷的患者，会用"五子衍中丸"等。

老百姓喜欢拿韭菜炒鸡蛋，包饺子，阳热之性、火热之性比较旺盛，所以传统中医学中，如前面我们讲的"用寒远寒""用热远热"，夏天的时候，不吃热性食物。所以传统认为"夏不食韭"，夏天时不吃韭菜。

那秋天为什么不吃姜呢？生姜大家都知道，如果感冒受凉了，搞点姜汤喝，马上就好了，都不一定吃药，这个是中国人传统的中医饮食里面的中医智慧。姜本身发汗解表，一年都可以吃。但是秋天的时候吃姜，发汗解表以后容易加重肺燥的情况，往往有可能会引发肺燥咳嗽。所以古代有这样的医谚，"夏不食韭，秋不食姜"，这是根据节气来判断的。

朱垚老师

主持人 今天谢谢朱教授给我们讲解了这么多关于秋天应该注意的，在饮食、生活起居以及运动等各个方面应该注意的内容。其实健康养生也不是一件特别困难的事情。只要适应一个四季的自然法则，根据自己的身体状况来找到重点，坚持正确的方法就可以。当然在这里还是要提醒一下，大家如果身体出现了不适状况的话，你也要到医院去及时就医，不要耽误了治疗时机。

好了，非常感谢朱教授做客"我的大学"。同时也感谢观众朋友收看，我们下次节目再见。

（2022 年 9 月 16 日在南京电视台参与的季节交替中医养生科普节目——《我的大学》之专家谈）

祖先的生命科学与生活智慧

我这次给大家在这儿做的一个知识分享，叫做"祖先的生命科学与生活智慧"，因为在中国不可能有人没有接触过中医，中医学其实应该讲是中国传统的医学，那我们今时今日，包括我们现在的科学研究得比较深了，就是觉得它是我们中国很特殊的一个生命科学，而不单单说是从医学的角度，涉及的面非常广非常广。所以这一次给大家讲两部分吧，一部分是关于我们这个传统中医一些约定俗成的俗语，包括中医典故里面包含的一些生命科学、一些道理，然后今时今日呢，大家用科学的眼光重新去审视它，再有就是关于我们生活里面的一些智慧。

首先开篇呢我们选一些比较亲和性的，没有做这种特别强的专业性的内容。一个就是我们经常说我们中国是炎黄子孙，其实好多人都不知道，炎帝、黄帝这两个人应该是我们中医学的鼻祖、开创人。中国医药学，并不是因为大家传统讲的炎帝、神农氏教大家种植了这些，其实神农最出名的尝百草，他是以身试法，相传日遇七十毒；再有黄帝轩辕氏，大家知道很多关于他的传说，但是我们中医最大的一部典籍，传说讲上古三部奇书，《周易》《黄帝内经》《山海经》，《黄帝内经》这个奇奇在什么地方，是经过 2500 年，我们现在还用它上面的方子治病，效果非常好。这个在西医看来是不可能的，西医 5 年前的指南可能就要更新了，所以我们觉得很多东西要反复去研究，真的很有意思。

首先就是中医中药到底是什么，因为中医学我们发现它跟很多学科有交汇，比如讲心理学、社会学，还有人文等等，包括哲学，所以应该讲大家哪怕现在已经进入大学阶段，只要不是医学专业的，我们觉得可能对它的认识都不太清楚，既然不清楚那就涉及对它的科学性和科学价值的一个认可问题。我们觉得其实中医学和西医学在一定程度上讲都是针对人体的问题的，对吧，因为不管大家出现头疼脑热了、腹痛了、肚子疼了或者其他一些问题，也包括现在的这个新冠疫情，然后你总是要发现这个问题，你总要去解决的是吧。所以中医学呢，中医中药应该讲呢，就是我们以中医中药的这种中医学的这个传统视野，去发现问题的方法以及解决问题的方案。中医学是怎么发现问题的？现代医学发现问题主要靠几个，一个用我们医学的话讲是靠主观的症状，比如说头晕，这种头晕是主观症状，他不跟你说你不知道的，还有就是客观体征，比如像血小板减少、过敏性紫癜、皮下出血，然后肝硬化腹水、腹部肿大，这些你是能看见的，他装装不了的。所以应该讲呢，这个西医对疾病的诊断，靠主观的这个症状，客观的体征，然后包括物理和化学的手段，就是现在科学的全部移植进去，比如这个物理的手段，像从一开始胸片到现在的这个 CT、磁共振、Pet CT、Pet 磁共振，发展是不断的进步，一直看到微观层面；化学主要是生化这一类的，比如讲他的尿液、血液的一些检查，包括像现在做这个核酸检测等等，都是生化的一些手段，所以它对疾病的认知和发现问题的方法依赖于现代医学这一套。中医学比较特殊，中医学它主要是什么，主要是针对我们中医学传统的诊病技巧，就是老百姓经常讲的望闻问切，中医叫做四诊，通过医生自己的眼睛去看，医生自己的嘴巴去问，问患者问题，然后闻还包括什么，还包括这个两部分：一部分用鼻子去闻，一部分用耳朵去听，都是闻。在中国古代，大家知道这个词有两种意思。但大家觉得这看病能用鼻子闻吗？你们可能还没遇到过，其实看病，中医、西医都拿鼻子闻的，我们以前在急诊，来了一个病人，这个病人是有机磷中毒，农村的，喝了那个农药，他这一股蒜臭味，你要给他阿托品，打阿托品；如果来了一个嘴巴、浑身上下都有烂苹果气味的，这有经验的急诊科专家一看，就是糖尿病酮症酸中毒，他那是酮体散发出来的味道。

应该讲不管是中医、西医，它其实都分两部分，一个诊断学部分，就是发现问题，只不过我们中医学用的是中医传统的望闻问切的四诊的这种方法；再有一个就是治疗学部分，西医的治疗学它可能外科手术比较强，因为我们现在做医学的哲学理论研究，就发现西医它是白箱理论，它把人体看作一个白箱，还原论，不断把它切开再打开，不停地往下分。在中国古代哲学里面就讲，这个再往下分无可分，无穷尽也，根据你现在的到什么纳米了甚至到量子了，甚至再往下还有更细的，但是按我们中医学，它是系统论，系统论它不完全按照还原论的这种方法，所以没有走上像西医的这种实证医学、这种白箱理论，它是黑箱理论。中医学其实它既然发现这个问题了，它解决这个问题的方法，不是开刀，不是打针，不是吃药，中医学主要是什么，按我们中医讲主要是食灸针药这四个环节，为什么写这四个环节呢？唐代的医家孙思邈就讲过，凡大医治病，必先食疗，食疗不效，而后命药。为什么？食物的安全性是很大的，你像我们中医传统有很多食物既是食物又是药物，它有很强的治疗作用，比如像薏仁米，然后绿豆、红豆，对吧。大家对中医的理解特别是对中药的理解有个误区，觉得是药三分毒，其实中药很多你吃一辈子没问题的，比如红豆、赤豆、绿豆，除非量特别大吃出药性来。然后中医传统讲是一灸二针三用药，什么意思呢？就是任何疾病的治疗它有一个过程，上来先是灸，所以传统讲百病灸为先，很多的时候通过灸法就能改善，这种没有透皮；然后到针，针刺以后，这个透皮以后，我们现在好多搞针灸的老师已经研究到分子机制，就看对他内分泌机制、神经受体有哪些影响，确实针灸能治的病也非常多，不仅仅是说止痛、通络、定痛。到针灸也不能改变的时候就用药。大家看这个过程，从物理的到化学的，对吧？从特别安全的，到逐渐开始有一定的风险的，所以这个里面其实是有它的一个治疗过程的。

下面讲我们中医学里面最大部头的《黄帝内经》（简称《内经》）。这2500年前的医学，但是据考证没有那么长时间，因为从文学家考证，从它的成书的这个风格来讲，应该是在东汉到西汉时期、两汉时期成书的，但是为什么叫《黄帝内经》呢？这黄帝是这个中国传统先人，所以这部书就是中国祖先，托系黄帝所作，包括《神农本草经》也是，所以这个《黄帝内经》里面很有意思，它上半部叫《素问》，下半部叫《灵枢》。素问是什么意思呢？素问就是平素的问答，这全部就是黄帝和他的医官岐伯之间的问答，黄帝问一些问题，岐伯来作答，所以里面讲了很多，而且里面的一些基础理论奠定了我们中医学几千年的发展，到今时今日，把这些基础理论还都编到我们中医学的《中医基础理论》教材里面。而且《内经》虽然不是专门教你怎么治方的，但是《内经》里面有十三张方子，叫《内经十三方》，这十三张方子我们是亲眼见过效果的，这多少年了，几千年下来了，我们国医大师周老在临床有一张方我是见过奇效的。《内经》里面有一张方，叫做四乌鲗骨一芦茹丸，就两味药，按照四比一的剂量，它都告诉你了四乌鲗骨一芦茹丸，一个是乌鲗骨，就是我们讲的海螵蛸，就是乌鲗的这个壳子，芦茹就是茜根，然后按照四比一的剂量，专门治疗女性的血枯经闭。所以我们周老在临床治疗很多闭经、月经不来的，用这个四乌鲗骨一芦茹丸，用上去马上就来，所以后来我们就发现这个几千年的方子还能用，那它的科学价值是不是要去研究？我们觉得真的是很值得，这都是重大课题，所以《黄帝内经》应该讲是中医学最大部头的一部。

然后再有一个《神农尝百草》，神农尝百草应该讲是中医学最出名的典故，相传神农不但教大家种地、各种植物的引种，解决老百姓的温饱问题，关键还给大家治病。相传神农尝百草日遇七十毒，就是一天中毒七十次，那大家说怎么没有死掉呢，这么厉害？有两个版本，一个版本说神农不是自己吃的，他养了一个宠物叫水晶狮子，我们下面找了一个，不知道是不是？就是透明的，据说神农是先给它吃，吃完了以后，它肚子发黑就是毒草，肚子发绿、发红那就是有药用价值的。那我们心想这有虐待动物的嫌疑，对吧？还有另外一个版本，讲神农尝百草日遇七十毒，得茶而解。所以中国是最早使用茶的国家，茶作为一个很特殊的饮品，本身有解毒的作用，所以中国人为什么动不动喜欢喝茶，而且茶本身呢，我们在门诊上经常有老百姓问，但凡开了中药以后，老百姓问的几个高点击率问题——朱老师，我吃药期间能不能喝茶？大家知道，吃中药能不能喝茶，你要看用什么药，因为茶其实按照中医传统讲，红茶是暖胃的，黑茶是解毒、降脂的，绿茶是清头目、降压的，有解毒作用。当然茶本身都对药性有一定的影响。所以常规来说，这个茶不能太浓，但是淡一点是可以的，而且要看里面用什么药。如果是喝绿茶，你用的是热药，对药性肯定是有冲突的，它有寒热的属性问题。

再有伊尹制汤液，神农尝百草很多人知道，但伊尹制汤液大家可能不太清楚。到现在大家对中药的印象可能还停留在，老中医搭个脉，胡子不长都不找他看，然后搭完脉以后给你开张方，这方必须书法手写的，紧接着这方子出来以后就去煎药，自己拿个砂锅去煎，煎完了特别苦的一碗。我告诉大家绝对不是这样的，我们门诊所有的从大人到小孩，来了以后，基本上第一次来、第二次返回来复诊的时候，先不讲疗效，第一句话就说："朱老师，你这个药是我喝过最好喝的药，跟凉茶差不多，基本上喝不出苦味。"所以我们有一个课题是专门研究如何去掉中医药汤药里面苦味的这个机理。但是中医药汤药里面苦味有很多原因，比如像糖基化终末期产物等等，包括很多的，你本身用的一些药它是清热解毒的，比如说黄连、黄芩、黄柏，这三黄本身就是苦的，那很难去掉，但常规的一些药并不是苦的，像大家感冒发烧，那就是喝一些小柴胡、正柴胡、板蓝根，你喝还是有点甜味的。中医传统老八剂，丸、散、膏、丹、酒、露、汤、锭今时今日在临床还在用，汤剂排第一，因为不同剂型在我们中医古代认为有不同的疗效，比如讲"汤者，荡也，治大病除之"，就是病情症状比较重的时候必须用汤剂。然后这个"丸者，缓也，调理用之"，比如像大家讲的，全国老百姓集体的安慰剂六味地黄丸，其实六味地黄丸疗效是非常好的，不存在安慰，只是你用得对还是不对，你用对症了六味地黄丸能治大病。而汤药相传是伊尹发明的，可能有同学对文史比较感兴趣，伊尹是谁？相传是商代的宰相，其实原来是个奴隶，但是靠着两把刷子成功地完成了人生逆转。一个是什么？一个是做得一手好菜，相传伊尹做菜特别好，他的历届领导都喜欢吃他做的菜，他就一路升上去。其次再有一个什么？就是因为他做菜熬得一手好汤，用现在话讲煲得一手好汤，就是因为他做这个汤，他就发现很多药食同源的做成汤以后，成分都在汤里面，而这个汤有治疗作用，所以相传汤药就是他发明的，所以他是一人之下万人之上，宰相厨师嘛，发明了这个汤液。而且这本书是有的，叫做《汤液理疗论》，相传是伊尹写的。很可惜这本书遗失了，只在后来历代医家的古籍里面提到他的名字，但是找不到这本书，很可惜，但是相传伊尹是医生的始祖。

然后再有，我们讲扁鹊见蔡桓侯，有的说是齐桓公，后来考证不是一个人，实际上只是一个小诸侯，但是这个是最出名的、经典的，叫望而知之，我们讲"望而知之谓之神"，大家可能以前文学里面也学过这个，这是因为太史公把它记载在《扁鹊仓公列传》里面了，所以一下就出名了。可能有的同学学过这篇课文，《扁鹊见蔡桓公》，这个其实就是望而知之，没有搭脉，大家知道整个过程中没有搭脉，先是两眼去看，一看说是在皮肤，然后人家领导就觉得，我没病，你才有病！对吧，就是想卖弄自己医术，结果过了两天看不行，说是进入胃肠了，然后他还是说，我没病，他有病，没办法跟自己臣下讲。等到第三天说是进一步进入脏腑了，最后到第四天不讲了，第四次看掉头就跑，为什么？因为病入骨髓了嘛，不是膏肓啊，膏肓是另外一个问题，最后认为进入骨髓就掉头就走，后来没几天发病了，然后找人去找扁鹊了，扁鹊已经走了，所以这个是最经典的故事。你看整个过程没有问诊，没有脉诊，就是切诊，也没有闻诊，全凭看，所以后来扁鹊就被历代医家捧为神人，这个非常厉害，就通过望诊就能判断。其实我们今时今日看，就算撇开我们中医学不谈，现代医学，如果是肾脏病病人，大部分脸是发黑的；如果是肝病的病人，那大部分脸色是发青的，它也存在面部的问题。

再有我们讲，华佗也是我们中医历代名家之一，这个人是外科圣手，我们后来讲中医为什么走上内科道路，中医的内科专家很强，像我们国医大师周老是内科专家，强到什么程度？他一个内科专家，外妇儿、眼耳鼻喉、骨伤肛肠的病他都能看，别的专科看不好的，到他这儿来他开一副方子马上就好，到这种程度。中医刚才我们讲了，它的理论是系统论和黑箱理论，不打开这个黑箱的情况下通过控制论、输入输出的变量看它到底有没有作用，然后判断内部的一些情况变化，这使中医走上内科的道路；西医是白箱论、还原论，所以它最后走上外科的道路。大家看我们军区总医院、人民医院很多外科比较强的专家，他是儿外科也能开、妇外科也能开，你让他切这种子宫肌瘤他也能切，所以实际上都一样，然后颅脑的、心胸他也能，只是专家他的分科现在越来越细，但是总的来说，中医和西医是两条路。所以我们那时候内部在一起学术交流会的时候，我们老开玩笑讲，可能就是因为华佗，中医再也没有一家敢往外科走，因为什么？大家知道华佗相传是要给曹操开头风，曹操说是你想谋害我，然后把他给杀了，当然很可惜。把他放在监狱的时候，据说当年全世界第一个外科治疗时用于麻醉的麻沸散是华佗发明的，在他的《青囊书》里面，结果他把这个《青囊书》交给狱卒，狱卒不敢留，把它给烧了，所以《青囊书》到现在也遗失了，很可惜啊。麻沸散应该讲是记载最早的麻醉药，所以我们当时讲选择刮骨疗伤，这刮骨疗伤到底是关羽比较勇猛，不嫌痛，跟我们刘伯承少将一样，还是说是用了麻沸散以后没有知觉，这个很难去讲，但是总的来说，华佗也是中国医史上非常出名的一个人物。

再有呢大家对中医了解最多的《本草纲目》，李时珍写的一个《本草纲目》，这个人相当执著，大家知道他父亲李月池也是当时的名医，但是他学医就有点像我们小时候看的《霍元甲》这个片子，从小的时候他父亲不让他学，李时珍当时也是，他父亲觉得他没这个天赋不要学了，让他好好参加科举考试，去考这个秀才，考举人去，当官去，结果他就偷偷地跟着父亲学，晚上自己看他父亲的医书。后来有一天他父亲不在家，有一个重病人到他们家，他给随手开了张方子，把这个病人给救了，救了以后病人回来感谢的时候，他父亲才知道，觉得这个还是他自己的孩子，龙生龙、凤生凤，没办法，所以后来还是教他。教他以后，那李时珍对于我们中医界最大的贡献是什么？最大的贡献就是花了27年走遍名山大川，写了举世闻名的《本草纲目》。当时《本草纲目》出来了以后，李时珍到全国各地找人印，没人肯给他印，结果到最后他已经走了、不在了，他儿子捧着这本书到处找人印，最后南京有一个姓胡的出版商倾全部家资帮他去印这书，还是有风险的，结果印出来以后一下就卖火了，一发不可收拾，甚至影响到国外，到什么程度？大家知道，包括达尔文的进化论你们去找，他后来都引过《本草纲目》，但是那时候名字不叫《本草纲目》，它是中国的《植物大全》，实际上是《本草纲目》，所以《本草纲目》对世界的这个发展有很大影响。尤其今时今日，我们现在也在研究它里面很多药物的一些描述和它的特性，以及它里面也有记载一些方药，效果还是很好的，比较全面，这也形成我们中医的特点。从神农尝百草到《本草纲目》，中医学为什么叫本草啊，神农尝百草这个也是古代托系神农的一本书，称为我们中医的四大经典之一，叫《神农本草经》，这里面一共365味药，其中有252味都是草药，《本草纲目》里面1800多种，它这里面也超过一半都是草药，所以实际上中医传统的叫本草嘛，是因为它是植物药比较多，然后里面还有一部分动物药，还有一部分矿物药，各占到一部分，但是总的叫《本草纲目》。而且就从那之后大家知道，门纲目科属种的生物学划分就是这么来的，最早的讲纲目，纲举目张这个成语，什么叫纲举目张？纲是指渔网上面那根长的经线，你把网撒下去，里面有鱼了，你一捞上来，纲一举，它底下的那个渔网就像眼睛一样，目嘛，纲举目张这个成语就这么来的。所以提纲挈领，这个纲目其实它的初意是这个。

然后再有就是我们最近的一个，我们屠呦呦屠老师很厉害，这也是我们中医界的一个骄傲。她当时青蒿素获得诺贝尔奖这个事情给中医学还是争了很大光的，但是因为种种原因，各方面权衡嘛，所以大家看她那个诺贝尔奖发言的时候，她讲得非常精准，她说这个青蒿素是中医药送给世界的礼物。屠老这个事情我们是知道的，为什么呢？她在中国中医科学院，中国中医科学院是我们中国中医药科研的国家队，屠老当时是他们所里的老所长、老研究员，几十年就潜心研究青蒿素。但是最早大家知道青蒿素，大家看这个历史，我们国家以前抗美援越，跟美国在越南战场打仗的时候，因为那个地方纬度比较低，水湿地带有蚊子，蚊子传播什么啊，传播疟疾，导致双方战斗力减员，结果在那场战争中很有意思的是，谁先发现有效的抗疟药让战斗力恢复，谁就能占领战场的主动地位。所以当时美国用的是金鸡纳树里面提取的那个奎宁，奎宁实际上现在已经不用了，副作用很多。但是屠老那时候最厉害的是什么呢，我们跟同学讲，讲来讲去，不管我们医学的同学还是非医学的同学，要学屠老读书的精神。当时我们国家就因为抗美援越这个事情要治疗疟疾，全国38所中医院校还有一些科研院所全部参与。我们南中医在全国大家知道最出名的是什么，最出名的是我们的古籍，但是呢我们这么好的文献条件，我们药学院的学生，一些老师也参加，结果我们没发现青蒿素，屠老发现了，为什么？人家读书读得好。她读书的时候就读到《肘后备急方》，《肘后备急方》是古代的一个葛仙人葛洪，大家去茅山还有他炼丹的地方，它里面有博物馆。葛洪在他的《肘后备急方》里面，写了专门治疗急症的各种方子，为什么叫《肘后备急方》？这个很有意思，古人都是大袖子，他没有口袋，他那个袖子里面倒缝着口袋，所以把那个，用我们现在话讲这个就是掌上红宝书这种小册子放在肘后这个大袖子、这个口袋里，所以叫《肘后备急方》，很有意思。《肘后备急方》里面记载了很多治疗疟疾的药，青蒿只是其中一个，然后这一个，但是原句这么写的，就是"青蒿一握"，就一把，"以水两升，然后绞汁，尽服之"治疗疟疾，我们学校老师也看到了，结果我们没拿诺奖，很可惜。所以我每次跟我们学校学生讲，读书一定要仔细，你看屠老读完了以后发现问题了，什么问题？这里头从头到尾没有加热，没有加热，它又不是说中医传统的煎煮，它以水两升绞汁，最后低温纯提发现能提出来，温度一高破坏了，就这点，人家读书读到这个份上就出来这东西了。最早，是她最早发的文章，所以后来我们就讲读书很重要。而且青蒿在我们临床的使用，像以我们国医大师周老为首的这些专家，他都是青蒿后下，为什么后下？自古传来就是后下，我们中医有一个对它的学术概念，认为所有后下的药是取，药都有四气五味，是取它的气分，就比如芳香类的薄荷，就现在研究的是薄荷脑、薄荷油，然后像什么砂仁，还有青蒿、青蒿素这些，所以古人认为取其气分的药都是后下，你下早了它就没有药效了。有些是要先煎的，像矿物类的煎久了成分才能出来，所以我们现在发现中医很多古籍里面记载的煎服法非常有临床道理，只是我们以前没有深入研究，现在发现大部分后下的药都像青蒿、薄荷油这样，是挥发油成分，还有沉香，你一旦把它煎早了以后，全部都挥发了，就没有药性了，所以其实古人观察的是它临床最本质的生命科学，还是很有价值的。我们习主席跟我们学校也有很深的渊源，2010年6月20日的时候，习主席当时在澳大利亚，正好我们学校当时在澳大利亚开设了一个中医孔子学院，跟墨尔本理工大学联办的，就在我们中医孔子学院揭牌的时候，习主席讲到"中医药学是中国古代科学的瑰宝，也是打开中华文明宝库的钥匙"。所以我们当时就用了这句话，确实是，因为我们现在发现很多中国传统的文化、文字以及生活起居习惯里面都包含了很深的中药知识，只是我们现在在这个环境中，就像鱼在水里面，你不知道水是什么东西，这个很有意思，这就是我们现在要做的工作。我举几个例子，不详细讲，因为时间限制。比如我们讲的病入膏肓，相传是晋文公当时得了病，梦见两个小孩儿进入他身体，说是在他身体内，然后他生病了，接着又做梦，梦见那两个小孩说不行了，有个名医要过来了。哪个名医？秦国的一个名医，叫医缓。所以传统讲名医缓和，和缓之风，一个医缓，一个医和。医缓这个医生最出名的，姓什么不知道，反正叫缓，医缓，最出名的就是病入膏肓跟他有关系。后来那两个小孩说是这个名医要过来了，我们得躲起来，躲哪儿？一个说膏之上，一个说肓之下，实际上就是我们讲的心包络和心尖部，所以膏的问题，病入膏肓，就是认为这个病比较重。后来那个医缓过来给晋文公看，说不行，一搭脉说你这已经病入膏肓了，在药力所不能到达的地方，针刺也不行，用药也不行，没有治了，然后晋文公还是赏赐了医缓，说这个跟做的梦里面讲的一模一样，真是名医。所以病入膏肓后来就指病很重，大家不要笑，这是真的，这个不是讲故事是真的，在临床上这种事情天天在发生。就像相传扁鹊当时救胡国太子，胡国太子当时已经都出殡了，但是看着这棺材还滴血嘛，说是没问题的，一边按摩导引，一边针灸，再加内服药，一灸二针三用药，结果几天救回来了，后来人家说起死回生，扁鹊自己很谦虚，他说真要死了我救不了，就因为他没死，因为死了以后不滴血了，血都凝住了。所以这个起死回生，后来有扁鹊再世，包括攘内安外、良药苦口、十指连心等等，这些其实跟我们中医都有关。

下面我们简单讲讲我们祖先跟我们讲的生活智慧。还是《黄帝内经》这本书，我们选了一段，讲"色味当五脏，青当肝酸，赤当心苦，黄当脾甘，白当肺辛，黑当肾咸"。什么意思？我们当时研究五行，发现五行它也是一种模型结构，只不过是以五数来解释各种多维度现象，这种是超越二元论去解释的，五元论它可以解释更多维度。后来我们就发现，我们中医里面五脏的相关，五行的话木火土金水，不是老百姓讲的金木水火土，木火土金水是相生的关系，木生火、火生土、土生金、金生水，隔一个是相克的关系。所以人体的五脏，肝、心、脾、肺、肾，对应五色是青、赤、黄、白、黑，所以它这个里面就讲到五色五味对应五脏的问题，五味酸、苦、甘、辛、咸。在我们日常生活中最简单的，不同颜色输入不同脏腑，不同味道输入不同脏腑。在你没生病的时候，体质有偏颇，可以通过饮食来调节，这就是我们讲的大医治病，必先食疗，食疗不效，而后命药；紧接着当有病的时候，那我们现在医学讲营养学，中医学讲药膳食疗，这个时候你辅助用对应的食物，它能加速病情康复，这个都是大科学，古人就有讲。所以在这里面大家看，我们中医学把一年分为五季，它也是按照五行这个模型、数理模型理论分的，老百姓讲春夏秋冬，那我们中医学在夏和秋之间还有个长夏，长夏实际上相当于现在我们老百姓讲的南京这个地区的梅雨季节。梅雨季节，就是以湿气为主，像2021年冬天就是正时正气，冬天比较寒、比较冷，秋天比较燥，你看今年正时正气，好多燥咳的，所以今年秋天的时候燥咳的我们都推荐自己在家冰糖炖雪梨，这个是管的；但是去年和前年，它不是正时正气，雨水比较多，秋天的咳嗽往往是痰湿咳嗽，你冰糖炖雪梨它就不管用。所以为什么，老百姓自己不知道这个道理，你或有中或有不中，蒙对了你觉得这个好好用，然后赶快推荐给所有的朋友都用；紧接着蒙不对，你觉得什么东西，骗人的，中医的食疗根本一点用没有。因为你自己没有辨证，你没有得到理论指导下的辨证，你也不知道当时的节气。所以古人是很有意思的，很多东西我们要深入研究。西医学认为时间医学是存在的，1978年时间医学大会第一次讲到时间医学，但中医学2500年前就有了时间医学，比如为什么夏天的时候你会拉肚子？哮喘、冠心病它为什么不在夏天发？夏天也发，少。时间对人体会产生很大的影响，时间和空间，这个是中医学的特点，不同疾病它对应不同的食物，夏天的时候就要吃些利湿的，这个是它的特点。所以同时五季又和五脏对应，春天对肝、夏天对心、长夏对脾、秋天对肺、冬天对肾，这个是它对应，所以不同季节要补不同的脏器，补脏器提高脏腑功能，用现在的话讲叫什么？中医讲就是补气，比如补肝气、补心气、补脾气、补肺气、补肾气。气是什么东西？中医传统的这个"气"字底下是个"米"，是什么意思？大家知道繁体字里面一个米，就表示你现在能在这儿，不管是朱老师在这儿在给大家讲还是大家坐台下听，那个是谷气，人类赖以生存的后天之本，脾胃为后天之本，必须吃谷物。五脏里面讲什么，《黄帝内经》里面讲五谷以补五脏之气，所以要吃谷物。我们现在写的气不带米字的，古代也有，那个叫清气，是鼻子吸进去，所以为什么现在科学讲人体赖以生存的一个是食物，一个是空气，再加水，实际上水和谷物、固体和液体，其实我们古人对它是在字里面有描述的。所以刚才讲了，五脏对应五色青、赤、黄、白、黑。所以问题来了，如果现在是秋天大家要补肺脏，应该吃什么颜色的食物对大家有帮助？同学讲得不错，秋天就是白色食物，像山药，中医讲补肺脾肾之气，现在研究有预防感冒、提高免疫的作用，大家到食堂多吃点山药是有帮助的，秋冬天的时候。百合能改善睡眠；银耳促进排便，它也是中医讲肺与大肠相表里，都有它的机制的；梨的本身是什么，润燥止渴；还有白柚是提高食欲，酸甘化阴的，我们讲促进消化的。再有，那冬天吃什么食物对我们有帮助？按照刚才讲的青、赤、黄、白、黑，对肝、心、脾、肺、肾，对春、夏、长夏、秋、冬，冬天吃什么？吃黑的补肾，所以一般冬天多吃点黑米、黑豆、黑木耳、黑芝麻、黑枸杞。枸杞有黑枸杞啊，以前有红枸杞，红枸杞偏于补血。枸杞还有一个传说，当年张骞出使西域的时候，发现一个女的拿个鞭子抽一个老太太，说怎么西域人跟我们中原人完全不一样，一点不礼仪文明，打老人家，后来那女的就说不是，她说别看这老太太满头白发，是我重孙女。然后张骞吓一跳，说怎么是你重孙女呢？那你怎么长得这么如花似玉？看起来20多岁。她就讲了我们家传有一个好东西，让她吃完了以后可以长生不老，容颜永驻，结果让她不吃，你看老得比我还老。然后张骞说那这个东西我还能带回中原地区引种啊？问她是什么东西，她说这个东西一年四季有四个名字，春天是天明精，夏天叫仙人杖，秋天是枸杞子，冬天是地骨皮。后来这个在《本草纲目》里面记载，叫四时枸杞丸，就是把枸杞一年四季不同的东西打成丸子，吃了以后有美容养颜的作用。我主持一个课题研究中医药抗衰老的，后来我们发现里面补肾是一个非常好的抗衰老的机制，所以大家看为什么日本人，这些从中国遣唐使当时过去搞过去一个纳豆，就是发酵的豆子，我估计可能带回日本以后沤烂了，紧接着发现这豆子能吃，纳豆激酶，所以日本人研究了很多，它有抗衰老的作用。就按我们中医讲什么，五谷补五脏。这个稷、黍、麦、稻、菽，然后菽就是指豆子，本身对应肾脏，而且黑豆尤其补肾。所以传统讲什么，这个豆子本身就是抗衰老的，所以按照我们中医讲的什么，这个豆类的或者补肾的药都有抗衰老的作用，其实还是很有价值的。黑枸杞应该讲补肾作用尤其强，红枸杞主要偏于养血，这两年用得比较多了。

最后未来医学，其实今天跟大家讲了很多，这个是个人的一些科研的分享。我们既在临床做研究，也研究传统中医药文化，同时也带团队做中医药大数据。我们希望有朝一日也能做出像大白这样的对吧，虽然我们现在做的也包括人工云脑辅助系统都是其中一部分，我们觉得今时今日中医学已经不是像大家想的那样的一个概念，并不是说一碗苦汤药，尤其急危重症中医药也非常有疗效。所以今天在这跟大家做一个简单的分享，好，谢谢大家！

（南京中医药大学朱垚副教授 2021 年 11 月 28 日在东南大学吴健雄书院做中医科普讲座）

中医的科普与
科普的中医
（编者跋）

我第一次接触系统的中医专科医学学习时，导师布置的第□□是让我完成一种疾病的中西医治疗的科普宣传。豆腐块般□□要把疾病的来龙去脉阐述清楚并且浅显易懂，这着实让我□普小白抓狂。通过几天的学习，我由浅入深地认真研究了这□□化繁为简地将疾病医学术语转换成为大白话，撰写完成专病□□那次经历，使我了解了医学科普的重要性、中医科普的重要性、□解读中医理论的重要性。

□后廿余年里，我与同道专家先后成立了"膏茶坊""学术青年□科研 TalkTalk"，开展了"中医药科普进小学""中医药科普进□□"中医药科普进大学""中医义诊义教健康行"，创办了"小学□□社团""传统国学社"，组织了"一起上山去采药""探寻国医堂""中□博物馆之旅""亳州道地药材之旅"，开设了"中医非遗研学班""非□直播课""诊籍故事会"等多种形式的中医药科普活动，并做了很多□医药科普的形式创新与探索。

我们坚持中医文化创新探索的尝试，坚持正确、积极、认真、科学的宣传宗旨，秉承易懂、易接受、易运用的理念，借助互联网的新技术，运用大众喜闻乐见的方式，改变大众对中医的刻板印象，让科学的中医知识走进大众生活。

中医不是老旧古黄，中医也可以时尚阳光；中医不是故步自封，中医也可以开怀广纳；中医不是老年养生，中医也可以青春守望；中医不是呆板木讷，中医也可以生动活泼。

探索的路上，可能不是一蹴而就、一帆风顺，但探索的步伐永远不会停止，探索者也会越来越多，那就是中医的未来，中医科普的方向，中医药文化之光……

陆　明

2022 年 9 月 28 日于南京中医药大学思园